その〈脳科学〉にご用心

脳画像で心はわかるのか

BRAINWASHED

The Seductive Appeal of Mindless Neuroscience

サリー・サテル &
スコット・O.リリエンフェルド

Sally Satel &
Scott O. Lilienfeld

柴田裕之 訳

紀伊國屋書店

その〈脳科学〉にご用心

——脳画像で心はわかるのか

BRAINWASHED

The Seductive Appeal of Mindless Neuroscience

by Sally Satel and Scott O. Lilienfeld

First published in the United States by Basic Books, a member of Perseus Books Group.
Japanese translation rights arranged with Perseus Books, Inc., Boston, Massachusetts
through Tuttle-Mori Agency, Inc., Tokyo

本書を、学者であり、紳士であり、ナチュラリストであった、
ジェイムズ・Q・ウィルソンに捧げる。

その〈脳科学〉にご用心　目次

●本文中の（ ）と［ ］は著者による注、〔 〕は訳者による注を示す。
●行間の（1）は著者による注で、章ごとに番号を振り、原注として巻末に付す。
●『 』で括った書名については、邦題がないもののみ原題を初出時に併記する。

装幀　児崎雅淑（芦澤泰偉事務所）

序

脳科学の時代にあって見失われる〝心〟

こんな見出しを見たことがあるだろう。「愛情を感じている脳」「神を意識している脳」「嫉妬している脳」「幸福感に浸っている脳」……。そして、こうした見出しには必ずと言っていいほど、鮮やかな彩《いろど》りの脳の写真が添えられた記事が続く。瞑想をしている仏教僧や、コカインを欲しがる中毒者、ペプシコーラではなくコカ・コーラを選んでいる大学生などの脳をスキャンした画像だ。マスメディアは、いや、どうやら一部の脳科学者までもが、人間の行動の神経基盤なるものを嬉々として担ぎ出し、何もかも説明しようとする。バーナード・マドフが起こした巨額の投資詐欺事件も、私たちの卑屈なまでのｉＰｈｏｎｅ崇拝も、政治家の身持ちの悪さも、保守派による地球温暖化否定も、人工的に肌を小麦色にすることへのこだわりさえも[1]。

脳はキャンパスでももてはやされている。どれだろうと一流大学のキャンパスマップを見ればいい。

脳科学が研究所や医療センターはもとより、ロースクールやビジネススクール、経済学部や哲学部にまで進出しているのがわかる。近年、脳科学は他の多くの学問分野と合体して、神経法学、神経経済学、神経哲学、神経《ニューロ》マーケティング、神経金融学などの新たな研究領域を生み出した。さらには、神経美学、神経歴史学、神経音楽学、神経政治学、神経神学といったものまで誕生している。そのうえ脳科学は、英文学科という思いもよらぬ砦《とりで》にまで入り込み、そこでは教授たちがジェイン・オースティンの小説の一節を読んでいる人の脳をスキャンするのは、文学の持つ力を探る創意豊かな研究なのか、精神分析やポストモダニズムに愛想を尽かしたこの分野に新風を吹き込むための、藁《わら》にもすがる思いの試みなのかを議論している。[2]

どう見ても、脳は今、注目の的だ。かつてはおおむね脳科学者と神経学者の独占領域だった脳科学は、今や大衆文化の主流に入り込んだ。脳は新たに生み出されたばかりの文化的所産として、絵画や彫刻、タペストリーの題材となり、美術館や画廊に展示されている。ある科学評論家は次のように言う。「今、ウォーホルが生きていたら、もっぱら大脳皮質を取り上げたシルクスクリーンを次々に制作していただろう。マリリン・モンローの隣には扁桃体《へんとうたい》の版画が掛かっていたはずだ」[3]

脳を研究すれば、人類がこれまで立ち向かったうちで最も深遠な謎、すなわち人間そのものという謎を解決できるかもしれないという展望に、学者や研究者たちは何世紀にもわたって魅了されてきた。だが、脳がこれほど盛んに大衆の想像力を掻き立てたことはいまだかつてない。この熱狂を強力に後押ししているのが「ｆＭＲＩ（機能的磁気共鳴画像法）」という脳画像法で、わずか二〇年ほど前に実用化されたｆＭＲＩスキャナーは、脳の活動を測定し、毎日のように新聞の科学欄を飾る、今や時代の象徴とも言える色鮮やかな画像に変換する装置だ。

　脳画像法は、心の生物学的作用を探る手段として、脳科学に文化の中で確固たる存在感を与えた。ある科学者が言うように、脳画像は今や「科学のシンボルとして、ボーアの原子モデルに取って代わりつつある」[4]。脳画像法は脳を解読することを暗に約束していることを思えば、他人の頭の中を覗いてみたがっている人のほとんどが幻惑されてしまう理由も容易に理解できる。有権者の意見を操作したいと願う政治家も、消費者が本当に買いたいものを知ろうと知恵を絞るマーケター（マーケティング戦略立案者）や、絶対確実な嘘発見器を手に入れようとする警察や検察、誘惑の力を測ろうとする中毒研究者、精神疾患の原因を突き止めようとする心理学者や精神科医、依頼人には悪意も自由意志さえもないことを証明しようと闘う被告人側弁護士も、こぞって脳画像法に飛びつく。

　だが、そこには大きな問題がある。脳画像法にはこうしたことが何一つできないのだ――少なくとも今のところは。

「これが政治を考えている脳だ」

　作家のトム・ウルフは、ｆＭＲＩ導入からほんの数年後の一九九六年に、この画像法について彼一流の先見性を発揮し、こう書いている。「朝早く起き出して、二一世紀の目も眩《くら》むばかりの曙を拝む気のある人なら、誰もそれから目を離したがらないだろう」[5]。そして今や誰一人、視線を逸《そ》らすことができない。

だが、なぜ私たちは虜《とりこ》になっているのか？　まず、当然ながら、スキャンするまさにその対象、すなわち脳そのものが理由として挙げられる。脳は、既知の宇宙のどんな構造よりも複雑な、自然界の最高傑作であり、それを模して作られたいかなる電子装置の性能をもはるかに凌《しの》ぐ認知能力を備えている。脳内には約八〇〇億の神経細胞（ニューロン）があり、その一つひとつが他の何千ものニューロンと連絡を取り合っている。左右の耳の間に収まったこの一三〇〇グラムほどの宇宙には、銀河系の恒星の数を上回る接続がある[6]。この複雑極まりない神経の殿堂からどのようにして主観的感覚が生じるのかは、科学と哲学における最大級の謎だ。

さて、脳というこの神秘の存在と、画像（この場合は脳スキャン画像）には強い影響力があるという単純な事実とを結びつけよう。人間の五感のうち、最も発達しているのが視覚だ。それには確固たる進化上の理由がある。私たちの祖先は、重大な脅威は目で感知した。食べ物の在りかにしても同じだ。視覚は生存を助けたため、世界は見た目どおりのものであると信じる反射的傾向が生じたのだろう。この誤謬《ごびゅう》を、心理学者や哲学者は「素朴実在論」と呼ぶ。このように私たちは、自分の知覚は信頼できるものとばかり思い込んでいるため、史上屈指の、見事なまでに見当違いの説が二つ生まれた。世界は平らであるという説と太陽は地球の周りを回っているという説だ。人は何千年にもわたって、天空は目に映るままのものであると信じてきた。だが、ガリレオが十分承知していたように、目は人を欺きうる。太陽を中心とするコペルニクスの宇宙モデルは、「感覚を蹂躙する」と、ガリレオは一六三二年刊の『天文対話』（上下巻、青木靖三訳、岩波文庫、一九五九／一九六一年）に書いている。天動説は、目が私たちに語ることのいっさいを踏みにじるのだ[7]。

脳スキャン画像も見た目どおりのものではない――少なくとも、マスメディアが喧伝するものとは違う。活動中の脳をリアルタイムで捉えた写真ではないのだ。科学者は、さっと脳の「内部」を覗いて、脳が何をしているかを見て取るわけにはいかない。じつは、まだらに彩られたこれらの美しい画像は、人が文章を読んだり、顔写真のような刺激に反応したりといった課題を実行しているとき、最も活発に働いている脳の領域を表しているにすぎない（活動量は酸素消費量の増加を指標とする）。スキャン装置に内蔵された高性能のコンピューターは、酸素濃度の変化を例の色鮮やかな斑点に変換し、課題に取り組む人の脳内で、とりわけ活性化している領域を示す。科学者は詳しい情報に基づいた推測はできるものの、脳スキャン画像の派手な斑点を見て、人の心の中で何が起こっているのかを断定するのは非常に困難なのが、画像法の最大の泣き所だ[8]。

脳画像法は新しい科学で、じつのところ、まだ揺籃期を抜けきっていない。このような駆け出しの分野では、「事実」とされるものが短期間で覆ることもありうる。したがって、研究結果を揺るぎない知識と見なすのは愚かしい。そうした結果が、潜在的な影響力もまだろくにわかっていない科学技術から生じたときにはなおさらだ。優れた科学者なら誰もが心得ているように、もっと明確にするべき問題点や、磨きをかけるべき説、完成させるべき技術が尽きることはない。それにもかかわらず、科学は謙虚さを忘れて、いとも簡単に図に乗りかねない。マスメディアはそんなとき、これは見物《みもの》とばかりに、客席の最前列に陣取ることが多いようだ。

　二〇〇八年のアメリカ大統領選挙シーズンが幕を開けたころ、カリフォルニア大学ロサンジェルス校の脳科学者たちが、誰に投票するかを決めていない、いわゆる浮動票投票者の動向を占おうとした。彼らは、浮動票投票者が候補者の写真やビデオに反応しているときに、脳をスキャンした。それから、スキャンした脳の活動を有権者の本音に読み換え、ワシントンに本拠を置くFKFアプライド・リサーチという企業の政治コンサルタント三人とともに、この結果を「これが政治を考えている脳だ」と題する記事にまとめて「ニューヨーク・タイムズ」紙の論説欄に発表した。[9] 紙面には投票者たちの脳スキャン画像が掲載され、ヒラリー・クリントンやミット・ロムニー、ジョン・エドワーズらの候補者の画像を見せられたときに「輝いた」領域が、濃いオレンジと鮮やかな黄色の「ホットスポット（局部的に活動が盛んな箇所）」として示されていた。執筆者たちは、これらの活動パターンに、「選挙の行方を決めかねない有権者の印象」が露呈していると主張した。これらの印象のうちには、浮動票投票者の心にまったく訴えられない候補者が二人いることを示すものがあった。その不人気の政治家とは誰か？　ジョン・マケインとバラク・オバマで、最終的に大統領指名候補となる両人だった。

　これまた広く世間に伝わったのが、ユニヴァーシティ・カレッジ・ロンドンの脳科学者たちが二〇〇八年に発表した「憎悪の神経相関」という研究だ。彼らは被験者に、憎んでいる人（たいていは、別れた恋人や仕事上のライバル、悪評高い政治家）の写真と、これといった感情を抱いていない人の写真を持ってくるように求めた。そして、憎んでいる人の写真に対する反応（写真が引き起こした脳の活性化パターン）を、これといった感情を抱いていない人の写真に対する反応と比べることで、激しい憎しみと相関する神経活動を特定できたと主張した。驚くまでもないが、この研究に飛びついたマスメディアによる報道の多くが「脳の『憎しみ回路』発見」という見出しを掲げた。

研究を発表した脳科学者の一人セミール・ゼキは、たとえば殺人の容疑者が被害者に強い憎悪を感じていたかどうかを見極めるために、いつの日か脳スキャン画像が法廷で使えるようになるだろうと報道陣に語った。[10] だが、待ってほしい。たしかに脳画像データは、人が憎んでいる相手の写真を目にして、おそらく軽蔑を感じているときに、脳の特定部分の活動が盛んになることを明らかにしてくれる。とはいえ、そこには問題がある。スキャン画像で明るくなった領域は、憎しみだけでなく、他の多くの情動によっても活性化する。憎しみに相関する神経回路として特定可能なものを構成するようなかたちで接続された脳の領域の集合が、新たに発見されたわけではないのだ。

大学の報道担当部門も、マスメディア受けするリリースで扇情的に詳細を喧伝することで悪名高い。被験者が神について考えると、脳のこの場所が明るくなる（「宗教中枢発見！」）とか、愛を司る領域を研究陣が見つけた（「脳内で愛を発見」）といった具合だ。脳科学者たちは、ときおりこうした研究を蔑《さげす》んで「斑点学」と呼ぶ。被験者が「Ｘ」を経験したり「Ｙ」という課題を行なったりするとき、脳のどの領域が活性化するかを斑点で示す研究を茶化した呼び名だ。あらためて言おう。素人は、ｆＭＲＩなどの脳画像装置が思考や感情をそっくりそのまま読み取るわけではないという事実を、つい忘れてしまう。これらの装置は、脳の血管の酸素濃度を測定することによって、人が考えたり、感じたり、あるいは物を読んだり、計算をしたりしているとき、脳のどの領域の活動が盛んになっているのかを示してくれる。だが、そこで明らかになったパターンから、人が選挙の立候補者や納税についてどう感じるかや、恋に身を焦がしているとき何を経験するかを自信たっぷりに推断するのは、あまりに飛躍が過ぎる。[11]

　通俗的な脳科学を槍玉に挙げるのがわけもないことは承知している。それにもかかわらず、あえて俎上に載せるのは、その手の研究が過剰なまでにマスメディアで報じられ、脳画像法から何を知りうるかに関する世間の認識がそれに左右されるからだ。手練《てだ》れの科学ジャーナリストなら、活動中の心そのものをスキャンで捉えられると主張する記事を見たら眉をひそめる。真摯なサイエンスライターはみな、質の高い脳科学研究を正確に記述することに心血を注いでいる。事実、不満の渦がすでに起こりつつある。「神経マニア」「神経過信」「神経誇大広告」「神経ナンセンス」をはじめ、幾多のレッテルがこれ見よがしに使われてきた——ときには、苛立ちを覚えた脳科学者自身によっても。だが、大学がプレスリリースでマスメディアの目を惹こうと鎬《しのぎ》を削っている世界で取り上げられ、大衆向けに書き直されるのは、刺激的な内容（「心理学者たちによれば、男性はビキニ姿の女性を物と見なす」の類《たぐい》）の研究である場合が多い。[12]

　そうした愚かしい脳科学の問題点は、脳科学そのものではない。この学問分野は現代科学における屈指の知的成果であり、そこで使われるさまざまな装置には驚くべきものがある。脳画像法の目標は途方もなく重要で、心底人を魅了する。その目標とはすなわち、実体を持たぬ心と物質的な脳の間の、説明し難い溝を埋めることだ。だが、心と脳の関係は複雑極まりなく、十分理解されていない。したがってその関係は、現時点の証拠ではとうてい正当化できない安易な結論を喧伝するマスメディアや、血気に逸《はや》る一部の科学者、神経起業家《ニューロンアントレプレナー》によって、大げさにもてはやされやすい。そうした風潮に懐疑的なイギリスのスティーヴン・プールの言葉を借りれば、これは「時期尚早の推定」の発作ということになる。[13] こと脳スキャン画像に関しては、百聞は一見にしかずなのかもしれないが、その一見に必ずしも理解が伴っているわけではないのだ。

　脳科学の濫用のうちには、面白おかしく、本質的に無害なものもある。『脳とビジネス――優れたリーダーの脳科学』といった神経経営学の書籍の新たな流行を例にとろう。この手の書籍は、「脳内の不安中枢が、ＰＦＣ［前頭前《ぜんとうぜん》皮質《ひしつ》］とＡＣＣ［前帯状《ぜんたいじょう》皮質《ひしつ》］を含む思考中枢と接続していることを承知しておくように」と、神経質なＣＥＯ（最高経営責任者）に助言する。驚くまでもないかもしれないが、脳科学の流行は、育児市場や教育市場にも及んでいる。親や教師は、「脳の体操《ブレインジム》」や「脳に適合した教育《ブレインコンパタブル》」、「脳に依拠した育児《ブレインベースト》」をはじめ、効果が立証されていない何十というテクニックの格好の標的だ。このような通俗的なテクニックはたいてい、まっとうな助言を脳科学の研究成果で飾り立てたり、その体裁を改めたりしただけのものであり、実際の内容に目新しいところは何もない。ある認知心理学者がこんなあてこすりを言っている。「自分の考えをわかってもらえないですって？　そんなときには、ニューロプリフィックス〔「神経を意味する接頭辞」という言葉をもじった、架空の薬の名前〕

が効果抜群で、たちまち説得力が増します。効き目がなければ、代金はお返しします[14]」

だが、実社会の問題の帰趨《きすう》がかかっているときに脳スキャン画像を深読みすると、由々しき事態を招きかねない。法律を考えてほしい。人が罪を犯したときの責任の所在は？　咎《とが》めるべきは加害者か、それとも加害者の脳か？　これは無論、選択肢の設定を誤っている。もし私たちが生物学から学んだことがあるとすれば、それは、「私の脳」と「私」という区別が虚偽であるということだ。それでもなお、行動の生物学的な根源が特定できれば（そして、目を奪う色鮮やかな斑点として脳スキャン画像で捉えられれば、なおさら好都合なのだが）、吟味の対象となっている行動は「生物学的」なものに違いなく、したがって「生まれつき組み込まれて」いる、故意ではなかった、あるいは制御できなかったと、素人があっさり思い込むのも無理はない。刑事訴訟で弁護士が、依頼人に殺人を犯すように「仕向けた」生物学的欠陥を示しているという触れ込みの脳画像に頼る例がしだいに増えているのは、少しも意外ではない。

将来を見据え、刑法の劇的な変貌を予見する脳科学者もいる。その一人、デイヴィッド・イーグルマンは、「いつの日か、多くの種類の悪行は基本的に生物学で説明できることがわかり、いずれは、お粗末な意思決定を、糖尿病や肺疾患といった身体現象と同様に考えるようになる」ときを楽しみにしている[15]。そんな時代が到来した暁には、「被告人は非難に値しないと判断する陪審が増えるだろう」とイーグルマンは予想する[16]。だがそのような判断は、脳科学のデータから導かれる正しい結論なのだろうか？　なにしろ、最終的にあらゆる行動を、それと相関する検知可能な脳活動にまでたどれるのであれば、やがて私たちは、「私を責めずに私の脳を責めよ」という犯罪論に基づいて、厄介な行動のいっさいを考慮の対象外にできることになりはしないか？　誰一人、責任を問われなくなるのではないか？　こうした重大極まりない問題をじっくり考えて正しい答えを引き出すにあたってカギを握っているのが、脳と心の関係をどう理解するか、だ。

新たなグランド・ナラティヴなのか？

心は脳なしには存在しえない。本書の著者二人も含め、現代の科学者の事実上全員が、「心身一元論者」であり、心と脳は同じ物質的な「もの」から成ると信じている。身震いするような恐怖から甘い郷愁まで、主観的な体験は一つ残らず脳内の物理的事象に対応している。これは、斬首によって苦もなく実証できる。機能する脳がなくなれば、心ももはや存在しない。だが、心はニューロンと脳回路の活動から生じるとはいえ、心を生み出す物質と同一ではない。この主張には、神秘的なところや心霊現象を示唆するところはいっさいなく、心身「二元論」、すなわち、心と脳は異なる物理的材料からできているといういかがわしい説を裏書きする意味合いもない。そうではなく、単に、細胞レベルに当てはまる物理法則を使って、心理的レベルの活動を完全に予想することはできない、という意味だ。たとえて言うなら、このページに書かれた文章を理解したければ、単語の「中身」を無機化学者に託して分析することができる。彼らなら、インクの分子構造を正確に突き止められるだろうから。とはいえ、どれだけ化学的分析を行なったところで、それらの単語の意味を理解するうえでは何の役にも立たない。まして、同じページの他の単語との前後関係から何を意味するかなど、わかるはずもない。

科学者たちは脳を、まるごと一つの器官から、それを構成するニューロンへ、ニューロンに含まれるタンパク質へ、遺伝子へ……という具合に還元し、脳の構成の複雑さを大幅に減じてきた。この階層的な図式を利用すれば、最も基本的な要素を皮切りに徐々に階層を上にたどり、人間の思考や行動がどう展開するのかをさまざまな説明のレベルで知ることができる。この階層制で下層の一つを占めるのが神経生物学のレベルで、脳と脳を構成する細胞から成る。[17] 遺伝子がニューロンの発生を指令し、ニューロンが組み合わさって脳の回路を形成する。情報処理（計算）と神経ネットワーク・ダイナミクスがその上に来る。中層には、思考、感情、知覚、認識、意図といった、意識ある精神状態が位置する。私たちの思考や感情や行動の形成に強大な役割を果たす社会的背景や文化的背景は、この階層制の最上部を占める。

ところが、脳に依拠した説明を過度に重視すると問題が生じる。心理学的説明や社会学的説明もないがしろにしてはならないのだ。ガラス張りのエレベーターで高層ビルを昇っていくと、眼下に広がる都市の様子をさまざまな視点から眺められるのと同じで、分析のレベルを変えるごとに、人間の行動について異なる見識が得られるからだ。[18]

このアプローチの要《かなめ》は、各説明レベルが与えてくれる情報の有用性が目的次第で変わってくるのを承知しておくことだ。この原則は、治療介入においておおいに重要になる。アルツハイマー病用の医薬品開発に取り組んでいる科学者は、説明のレベルの下層で仕事に励み、この病気に特有のアミロイド斑や神経原線維錯綜の形成を予防する化合物の開発にあたるかもしれない。だが、いさかいを起こした夫婦の相談に乗る結婚カウンセラーは、心理のレベルに取り組む必要がある。このカウンセラーが夫婦の問題を理解するために、二人の脳をｆＭＲＩで検査したりしたら、無益どころか有害になりかねない。互いに対する彼らの思考や感情や行動という、介入が最も有効であるはずのレベルから注意が逸れてしまうからだ。

　こうして話は、脳スキャン画像など、脳から引き出されるデータの画像に戻ってくる。私たちはこの手の情報から、人が考えたり感じたりしていること、あるいは、自分を取り巻く社会的世界から受けている影響について、何が推断できるだろう？　ある意味で、脳画像法は、脳と心は等しいかどうかを巡る古来の議論を再燃させる。神経に注目することで、人間の心理を完全に理解することなどはたして可能だろうか？　哲学者の言うこの「難問《ハードプロブレム》」は、あらゆる科学的探究における厄介な謎のうちでも際立っている。その答えの輪郭すら定かではない。並走する神経生物学の言語と精神作用の言語は、いつかは共通の言語に収束するのだろうか[19]？

　多くの人が収束すると考えている。脳科学者のサム・ハリスによれば、いずれ脳の探究によって心は――そしてとりもなおさず人間の本性も――余すところなく解明されるだろうという。最終的には、脳科学は人間の価値観を規定するであろうし、また規定すべきだとハリスは言っている。イギリスの脳科学者セミール・ゼキと、法学者オリヴァー・グッドイナフは、「ことによるとわずか数十年後には、公正さに関する脳のシステムや、対立に対する脳の反応の仕方についての知識が十分得られ、それが国際的な政治・経済上の対立を解決するための決定的に重要なツールを提供してくれるかもしれない『至福の』未来」の到来を歓迎している。ほかならぬ脳科学界の巨人マイケル・ガザニガも、「私たちの脳に組み込まれた」倫理に基づく、「脳依拠の人生哲学」の出現を願い、「私たちが脳にもっと意識的に従って生きることに合意できれば、多くの苦しみや戦争や対立が排除できるだろう」と述べている。[20]

これでは、脳科学者のことを、「霊魂の神秘に仕える新たな神官、かつ、人間の行動全般の説明者[21]」と見なす人がいるのも当然だ。いつの日か私たちは、政府の官僚《ビューロクラート》を一掃して神経官僚《ニューロクラート》を後釜に据えるのだろうか？　脳科学者たちは詳細にはろくに触れない（脳科学がどのように人間の価値観を決定したり、世界平和を達成したりすることになるのかは明言しない）が、野心的な予想には事欠かない。一部の専門家の口ぶりからは、脳科学がまるで新たな遺伝学であるかのように思えてくるほどだ。つまり脳科学は、人間の行動の事実上いっさいを説明し、予想するために無理やり引っ張り出された、最新のグランド・ナラティヴ（包括的な物語）であるような気がしてくる。その手の物語は遺伝子決定論に始まったわけではない。それ以前には、B・F・スキナーの徹底的行動主義があった。スキナーは、報酬と罰の観点から人間の行動を説明しようとした。さらに時代をさかのぼると、一九世紀末から二〇世紀にかけては、人間は無意識の葛藤と衝動の産物であるという前提に基づくフロイト主義が幅を利かせていた。これらの考え方はそれぞれ、私たちの行動の原因は、私たちの思っているものとは異なることを示唆していた。神経決定論は、人間の行動を説明する新たなグランド・ナラティヴとして、この系譜に連なろうとしているのだろうか？

危うい神経中心主義

本書の著者の一人は精神科医として、もう一人は心理学者として、通俗的な脳科学の台頭を複雑な思いで見守ってきた。一般の人々が脳科学にこれほど興味を抱いてくれるのを目の当たりにして喜ばしく思っているし、数々の新しい神経生理学的発見が期待できて胸を躍らせてもいる。その一方で、マスメディアによる報道内容のほとんどが、科学のお目付け役であるブロガー「ニューロスケプティック（神経懐疑論者）」の言葉を借りれば、「卑俗化した脳科学」であり、複雑な行動に対して、安易で過度に機械論的な説明しか提供しないことには落胆を禁じえない。私たちは二人とも、現代の脳画像技術が登場した当時はまだ学生だった。最初の主要な機能的画像技術（ＰＥＴ、すなわち陽電子放射断層撮影法）が出現したのが一九八〇年代なかばのこと。それから一〇年もしないうちに、魔法さながらのｆＭＲＩがヴェールを脱ぎ、ほどなくして心理学と精神医学の研究における花形となった。実際、多くの大学院の心理学課程で、画像技術の専門知識は学生に不可欠となりつつあり、その知識があれば、国から研究補助金を獲得したり、大学で教職に就いたり、一流の学術雑誌に論文を掲載してもらえたりする可能性が高まる。今や多くの心理学科が、脳画像法の専門技術を新規採用時の必要条件としている。[22]

脳は、科学における最後の辺境と言われており、私たちの見るところ、それはもっともだ。とはいえ脳に依拠した説明には、ある種の本質的優位性が与えられているらしく、人間行動の説明法としては他のいっさいを凌ぐという思い込みが多くの方面にあるように見受けられる。私たちはこうした思い込みを「神経中心主義《ニューロセントリズム》」と呼ぶ。それは、人間の経験と行動は、おもに、あるいは、もっぱら脳という観点からこそ、最も適切に説明できるという考え方だ。[23] 人気の高いこの見地に立つとどういうわけか、脳の研究は人間の動機や思考、感情、行動の研究よりも「科学的」になってしまう。隠されていたものを可視化する脳画像法は、そんな神経中心主義にとって願ってもない恵みだった。

中毒について考えてほしい。「快楽の生物学的基盤を理解すれば、中毒の道徳的側面や法的側面を根本から見直さざるをえなくなる」と脳科学者のデイヴィッド・リンデンは書いている。[24] これは中毒の専門家の間では評判の良い理屈だが、私たちはとうてい納得できない。たしかに、刑事司法制度による中毒者の扱い方を改めるべき正当な理由はいくつもあるだろうが、中毒の生物学的特性はそれには含まれない。それはなぜか？　中毒が神経生物学的変化と関連づけられているという事実自体は、中毒者に選択の余地がない証拠とはならないからだ。アメリカの俳優ロバート・ダウニー・Jrを見るといい。かつて彼は、薬物濫用者の典型だった。「弾を込めた拳銃を口にくわえて引き金に指をかけながら、ガンメタルの味を楽しんでいたようなものだ」と本人も言っている。悲惨な結末を迎えるのは時間の問題に見えた。だが、ダウニーは更生施設に入り、生き方を変える決意をした。そもそも彼はなぜ麻薬に手を出したのか？　そして、なぜ麻薬とすっぱり手を切ることに決めたのか？　どれほど精巧な手法で彼の脳を検査しようと、その理由はわからないだろうし、今後もけっして判明しないかもしれない。神経中心主義の決定的な問題は、中毒を長引かせる家庭の乱れや、ストレス、麻薬の入手しやすさといった、心理学的説明や環境的要因の重要性をないがしろにする点にある。

本書の目的と概要

本書における著者の目的は、脳科学の将来性を取り巻く大胆な憶測の数々を客観的な見地から眺め直すことにある。これからの各章で、脳画像法（と、ときにはＥＥＧ、すなわち脳波検査法のような測定技術）が、実験室や医療センターを出て、マーケティングのオフィスや薬物中毒の治療クリニックや法廷に入り込んでいった経緯を追う。

手始めに、第１章ではｆＭＲＩの基本的概要を述べる。脳の構成原理、スキャン画像の作成法、単純な研究の企画の仕方を概説する。また、脳画像法によって導入された解釈の潜在的な落とし穴もいくつか検討する。私たちの主要目的の一つは、脳の驚異的な複雑さに対する正しい認識を示し、脳から引き出される情報に基づいて、思考、欲求、意図、感情といった心的内容を推断する試みの意味合いを伝えることにある。

第２章ではニューロマーケティングに目を向ける。ニューロマーケティング隆盛の背景には、消費者は自分が本当は何を好み、何を購入するつもりなのかを正確に述べることができないという考え方がある。「フォーチュン」誌が選ぶ売上高上位五〇〇社、いわゆるフォーチュン５００に入る多くの企業のコンサルティングをするニューロマーケターは、製品あるいはその他の刺激（コマーシャルや映画の予告編など）にさらされた瞬間に消費者の脳がどう反応するかを測定できれば、最も有効な広告や販売キャンペーンの企画法について、企業に助言できると信じている。

　中毒がテーマの第3章では、病的な欲求の生物学的特性を大々的に取り上げる。実際、研究者の世界や一部の臨床現場では、中毒は「脳の疾患」であるという考え方が、概念的枠組みの主流を成している。この神経中心主義的な見解の機械論的単純さには、抗《あらが》い難い魅力があるため、中毒を引き起こす他の無数の要因が霞んでしまう。だが、治療を成功させ、回復状態を維持するには、生物学的次元にとどまらずに、中毒をもっと幅広く理解することが絶対不可欠だ。

　残る各章では、脳科学の時代が法に対して持つ意味合いに焦点を絞る。第4章では、脳に依拠した虚検出を検討する。ニューロマーケティング同様、この分野も盛んな起業家精神で活気づいている。ノー・ライ・ＭＲＩ社のような営利企業は、「嘘や、脳に保存されているその他の情報を検出するための、偏見とは無縁の手法」を、警備会社や雇用者、配偶者の不倫を疑う人に提供すると謳っている。ノー・ライ・ＭＲＩ社と、その競争相手のセフォス社は、自分たちが入手した証拠を何度か法廷に持ち込もうとした。私たちは、犯罪捜査のように重大な利害がかかわる場でこうした技術を用いることの科学的正当性を検討する。また、「あなたの脳の捜索令状が出ています」という背筋が凍るような言葉が、一般市民に突きつけられる日がほどなく訪れるのかどうかも問う。

神経法学に関する第5章では、脳科学を判事と陪審員の面前に引き出してみる。デイヴィッド・イーグルマンやサム・ハリスのような脳科学者は、審理する者たちが訴訟にまつわる神経生物学的申し立てを考慮するうちに、一般的な態度が「責任追及から生物学に転じる」ことを期待している。とはいえ、脳に依拠して被告人の犯罪を説明することと、被告人に責任を負わせるうえでそうした説明が持つ意味合いとの関係は、およそ明快とは言えない。[25]

第6章では、脳科学は個人の選択の自由にどのような影響を及ぼすかという重大な疑問を探究する。私たちは普通、自らを自由な行為者と見なす。私たちには自分の運命を変える力があり、人は自分の行為の善悪に基づき、称讃もされれば非難もされると考えている。だが、多くの著名な科学者が、それは間違いだと断言している。「脳に関する知識が深まるにつれ、意志や有責性といった概念、そして最終的には、刑事司法制度の前提自体までもが、はなはだ疑わしいものとなる」と、生物学者のロバート・サポルスキーは主張する。[26] 脳の働きを理解できるようになると、非難や称讃に値する道徳的な行為者としての人間に対する見方を根本から改めざるをえなくなるのだろうか？　やがて本書で見るとおり、そうはならないと考える理由はたっぷりある。

最後に、エピローグでは、私たちが学んだことを反芻《はんすう》し、人間の行動について脳科学には何が語りうるか――そして、語りえないか――という、きわめて重要な問題を検討する。脳画像装置には、日常の意思決定や中毒や精神疾患の神経相関を解明する、桁外れの潜在能力がある。とはいえ、将来有望なこれらの新しい科学技術は、人間の行動を説明するにあたって、脳以外の分析レベルの重要性を減じるものであってはならない。現代は、脳研究が隆盛を極め、比類ない期待に満ちた時代だ。だがそれはまた、愚かな脳科学の時代でもあり、そのせいで私たちは、脳科学が社会政策を左右できる程度はもとより、法や臨床治療、マーケティングの業務を改善しうる度合いまで過大評価することになる。見識を欠いたマスメディアや、悪賢い神経起業家に、熱意が過ぎる脳科学者までもがときおり加わり、私たちの心の中味に光を当てるスキャン画像の能力を誇張し、脳生理学は本来、行動を理解するための最も価値あるレベルの説明だとほめ讃《たた》え、目くるめくものではあるにせよ依然としてまだ発展途上にある科学を、営利目的で、あるいは法廷や犯罪捜査で性急に応用しようとしている[27]。

　脳に関する知識の増加に伴い、私たちが自分自身について、以前より機械論に即して考える傾向が強まるのは、たしかに無理からぬことだ。だが、そのような物の見方に現《うつつ》を抜かすと、この後の年月に待ち受けている、非常に困難な文化的大事業の一つ、すなわち、脳科学における進歩と、個人的自由や法的自由や市民としての自由の概念との折り合いをつけるという難業の妨げとなりかねない。

　神経生物学の領域は、脳と物理的原因を扱う。心理学の領域、つまり心の領域は、人間とその動機を対象とする。どちらの領域も、私たちがなぜこのように振る舞うのかをすっかり理解し、人間の苦しみを軽減するためには絶対に欠かせない。だが、人間の経験を説明する枠組みとして、脳と心は異なる。そして、両者の区別はおよそ学究的な問題とは言い難い。なにしろその区別には、私たちが人間の本性や個人の責任、道徳的行動をどう考えるかに対するきわめて重大な意味合いが含まれているのだから。

第1章

これがアフマディネジャードについて考えているあなたの脳です

脳画像法とは何か？

二〇〇八年春、ＦＫＦアプライド・リサーチの人々（序章に出てきた、浮動票投票者の調査をした政治コンサルタントと脳科学者）は、またしても調査を始めた。今回は、「アトランティック」誌のジャーナリスト、ジェフリー・ゴールドバーグを、彼の脳のガイド付きツアーに誘《いざな》った。そのアイディアが浮かんだのは、ユダヤ教の三大祝節の一つ「過越祭《すぎこしのまつり》」を家族で祝っているときで、ゴールドバーグはその晩、「マニシェヴィッツ（ユダヤ教の律法に即した食品のアメリカ最大の製造業者。ここでは、出された料理のこと）に勢いを得て、イデオロギー的に矛盾する政治声明を出し続けた」。科学にとって幸いなことに、政治コンサルタントでＦＫＦの共同創立者のビル・ナップが招待客の一人として列席していた。彼はゴールドバーグに、もし自分の混乱の原因を突き止めたければ、脳スキャンを受け、「リベラリズムか保守主義を信奉するように神経が配線されて」いるかどうかを調べてはどうかと提案した。ゴールドバーグの解釈では、有名な政治家たちの一連の画像に対する彼の脳の反応を研究者たちが測定し、「フォーカスグループ〔市場調査の情報収集用に集めた顧客のグループ〕を使ったテストの信頼性を損ないかねない、通常の抑制制御を回避することで」、彼の「真の性向や傾向」の実態を明らかにするのだという[1]。

ＦＫＦの施設に到着したゴールドバーグは、洒落たｆＭＲＩスキャナーの中に仰向けで呑み込まれ、動くと読み取りがうまくいかないので、死体のようにじっと横たわっているように言われた。防音用のヘッドフォンはつけていたが、それでも、最新式のｆＭＲＩスキャナーがゴールドバーグの脳をスキャンし始めると、磁石の音が聞こえた。金属製スパイクのついたゴルフシューズが乾燥機の中で転がり回っているような、とたとえられてきた騒音だ。そのあと、甲高いうなりが長く続く[2]。研究者たちはゴールドバーグにビデオゴーグルを装着させてあり、ジョン・マケイン、イーディ・ファルコ、ゴルダ・メイア、バラク・オバマ、ヤーセル・アラファト、ブルース・スプリングスティーン、ジョージ・Ｗ・ブッシュ、イランのマフムード・アフマディネジャード大統領〔当時〕といった文化的・政治的有名人の多数の写真や動画を、それに映し出した。並の人間ならこの画像の集中砲火に震え上がったかもしれないが、ゴールドバーグは従軍記者として中東で度重なる試練に耐えてきただけあって、スキャナーの中でまる一時間、平気で過ごした。出てきたときには頭の中に音が鳴り響き、頭痛がしていたが、ユーモアのセンスは健在だった。「閉所恐怖症を誘発するような、磁性を与えたトンネルの中に仰向けに横たわり、目玉からほんの二、三センチの所でヒラリー・クリントンが保健医療について語るのを眺めたことがない人は、まあ、まだ十分に人生を謳歌したとは言えないな」とゴールドバーグはのたまった。

fMRIスキャナーに支持政党なしと判定されたゴールドバーグの脳は、ヒラリー・クリントンに対して、浮動票投票者の脳と同じような、曖昧な反応を示した。研究チームの脳科学者マルコ・イアコボーニは、自発的な反応の抑制と結びついた領域であるゴールドバーグの背外側前頭前《はいがいそくぜんとうぜん》皮質《ひしつ》の活動が盛んになったのは、クリントンについての「好ましくない情動を抑え」ようとしている証ではないかと推測した。このスキャンからは、ゴールドバーグは女優のイーディ・ファルコが大好きであることも明らかになった。報酬が見込まれるときに活動が盛んになる脳領域である腹側線条体《ふくそくせんじょうたい》が強い反応を見せたから、というのがその根拠だ。「一〇〇万ドルもする機械など使わなくても、そんなことはわかっていた」と、テレビドラマ「ザ・ソプラノズ——哀愁のマフィア」の大ファンを自認するゴールドバーグは書いている〔ファルコは同ドラマの主人公の妻役で主演している〕。

ところが、アフマディネジャードに対する自分の反応には、ゴールドバーグも驚いた。このイランの指導者を目にしたときにも、彼の腹側線条体が活性化したのだ。「報酬とは！」とイアコボーニは叫んだ。「これは説明してもらわないと」。なぜアフマディネジャードが快い思考を生み出すのか、ゴールドバーグ本人には見当もつかなかったが、イアコボーニと共同研究していた精神科医のジョシュア・フリードマンは、こんな推量をした。「ユダヤ人は耐え抜く、［そして］ユダヤ人を害そうとする者はけっきょく失敗に終わると、あなたは信じているようだ。したがって、アフマディネジャードも最後には失敗すると信じていることから快楽を得るのだ」。そこでひと息ついてから、フリードマンは続けた。「あるいは、あなたはシーア派だということかもしれない」

ゴールドバーグは、自らが「インチキスキャニング」と呼ぶ手法を使った珍しい経験についてじっくり考え、この方法による分析の厳密さに疑問を投げかけた。「これがどの程度まで本当に科学的で、どの程度まで二一世紀版の骨相学なのかと首を傾《かし》げた」。そうした疑念を表明するのは、ゴールドバーグが最初ではない。苛立ちを覚えた専門家たちも、ｆＭＲＩ画像の過剰な解読を、「新《ネオ》骨相学」と揶《や》揄《ゆ》してきた。骨相学は、頭蓋骨の凹凸を「読む」ことで人格特性や才能を明らかにするという、とうの昔に信用を失った学問だ[3]。とはいえ、多くの面でこのたとえは公平ではない。脳画像法は骨相学と違い、脳と心の関係について現に何かを解明してくれる科学技術上の驚異だ。だが、「光り輝く」脳の領域からは、本人の思考や感情について、厳密にはいったい何がわかるのだろう？

　この疑問は、脳の働きから心について何がわかるのかという、古来の大規模な一連の探究の最先端に位置する。ｆＭＲＩという最新鋭で、間違いなくマスメディア受けの非常に良い脳科学技術《ニューロテクノロジー》を使ってこの探究を遂行するにあたっての要は、脳の活動（メカニズム）を、本人が何を考えたり感じたりしているか（意味）の記述に翻訳する科学者の能力だ。もちろん科学者はｆＭＲＩで具体的な思考を「読む」ことはできない。特定の思考あるいは感情と関連していることがすでに知られている脳領域の活動が増したことがわかるだけだ。だから、脳スキャン画像の色鮮やかな斑点は、正しくは「神経相関」と呼ばれるのだ。法廷その他の現場における脳スキャン画像の価値は、科学者がそうした神経相関からどれだけ正確に思考と感情を推断できるかにかかっている。この困難な課題への取り組みは、ｆＭ

ＲＩよりもはるかに原始的な科学技術の使用に伴って、一世紀以上前に始まった。

脳画像法の歴史とその仕組み

脳画像法の起源をはるかにたどっていくと、最初期の祖先として、一八九五年にドイツの物理学者ヴィルヘルム・コンラート・レントゲンが発明したＸ線技術に行き着く。今や有名な、最初のＸ線写真には、彼の妻の左手の骨が写っており、五本の指の四本目には太い結婚指輪がはまっている。それまで隠されていたものを可視化するというレントゲンの変換に、大西洋の両側で人々は熱狂した。シカゴとニューヨークとパリのデパートに、硬貨投入式のＸ線装置が設置され、客が自分の手の骨格の解剖学的構造をわが目で見られるようになった。自分の骨を目にして気絶する人もときおり出た。パリの医師イポリット＝フェルディナン・バラデュックは、Ｘ線を使って自分の考えや感情を写真に撮れるとさえ主張した。彼はでき上がった写真を「プシコン（心の画像）」と呼んだ。もちろんＸ線は脳が相手では役に立たず、ましてや心が写せるはずもない。頭蓋骨が厚過ぎて、簡単には透過できないからだ。[4]

二〇世紀に入るころには、科学者は脳室造影法を開発した。これは、脳室（脳から脳脊髄液を抜くための空隙）にポンプで空気を送り込み、内部の圧力を高め、各領域の間の密度差を際立たせる方法だ。一九七〇年代前半にはコンピューター体軸断層撮影法（ＣＴあるいはＣＡＴ）のおかげで、神経放射線学者は脳の白質と灰白質を、その間を走る脳室から区別できるようになった。この技術は、高密度のＸ線を使って薄切りの画像を捉え、脳の三次元モデルを作り出す。一〇年後、構造的ＭＲＩ（磁気共鳴画像法）がＸ線撮影法の舞台に登場し、脳の解剖学的構造のますます正確な描出が可能になった。構造的ＭＲＩは、腫瘍や血栓、奇形の血管といった静的な問題を検知できる。ＭＲＩとＣＴスキャンを併用すれば、不動の解剖学的構造についての貴重な情報が得られるが、脳の機能の仕方についてはほとんどわからない[5]。

　最初期の三次元の機能的画像技術の一つである、陽電子放射断層撮影法（ＰＥＴ）が開発されると、その壁が崩れ始めた。構造的画像技術とは対照的に、ＰＥＴをはじめとする機能的画像技術のおかげで、脳科学者は活動中の脳を画像化できるようになった。一九八〇年代に導入されたＰＥＴは、放射性追跡子《トレーサー》分子を投与することで、脳の代謝あるいは血流量を測定する。その根底にある原理は、脳細胞は活性化すると、グルコースあるいは酸素というかたちで、より多くのエネルギーを必要とするというものだ。トレーサーはたいてい、放射性同位体で標識をつけた少量のグルコースで、血管に直接注入するか、吸入する。グルコースは最も活発な脳細胞にたどり着き、エネルギー（陽電子）を放出するので、それが検知され、ＰＥＴスキャン画像上に明るく輝く「ホットスポット」として表示される。ＰＥＴは刺激に反応したり課題を実行したりしている被験者の脳を検査するのにも使えるが、脳科学者たちは、その目的ではｆＭＲＩを好む。ｆＭＲＩのほうが、空間分解能も時間分解能も高く、放射性物質を使わないで済むからだ[6]。

感じる、考える、知覚する、行動するなど、脳のおかげで私たちのできることはすべて、脳内の酸素消費量と局所的な血流量の変化と結びついている（相関している）という事実を、ｆＭＲＩは裏づけてくれる。写真を見たり、計算問題を解いたりといった課題に取り組むと、たいてい脳の特定領域が使われ、酸素を豊富に含む血液がより多く流れ込む。血流量が増え、それに伴って酸素の量が急増すれば、ニューロンの活動が増加していると解釈できる。なぜ「増加」なのかといえば、それは、生きている脳全体がいつも活動しているからだ。常に血液が循環し、常に酸素が消費されている。本当に沈黙した脳というのは、死んだ脳にほかならない。

　したがって、血液に溶けている酸素の濃度の測定が、脳の活動を検知するカギを握っている。ｆＭＲＩ装置内の大型で非常に強力な磁石は、脳のさまざまな領域への血液の流入を測定できる。酸素を豊富に含む血液は、酸素をニューロンに供給してしまった血液とは、磁気に関する属性が異なるからだ。脳組織の小さな領域内での、酸素を豊富に含む血液と酸素が欠乏している血液の相対的濃度が、専門的には「ＢＯＬＤ（血中酸素濃度依存性）反応」と呼ばれる信号を生み出す。特定領域内で、酸素が乏しい血液に対する、酸素が豊富な血液の割合が高ければ高いほど、その領域のエネルギー消費量が多い（7）。

　実験中、研究者は単に被験者に課題を実行してもらい、それから脳の活動を測定するわけではない。被験者が、たとえば顔に反応するといった課題に取り組んでいる最中に、脳の活動を測定し、被験者が目を閉じて座り、できるかぎり頭を空《から》にしている状態で見られる、基準となる信号と比較する。音読と関連した神経領域を特定するために企画された実験を想像してほしい。研究者は被験者に、コンピューター画面に映し出される文字を黙読するように指示し、そのあと、今度は音読するように言う。これら二つの課題は、一つを除いてすべて同じ心的プロセスを使うはずだ。だから、被験者が黙読しているときに生み出される信号を、音読しているときに生み出される信号から「引き算」すれば、あとには重複していない部分が残り、それが発話〔音声言語を発すること〕に関連していることになる。両方の課題で必要とされる、注意や、文字の視覚的処理、心的処理といった共通の機能に従事する脳の諸領域は、おそらく帳消しになるので、最終的な脳スキャン画像では暗く表示されるというわけだ。

そうした実験の最中、スキャナーのコンピューターはBOLDデータを手に入れ、「体積要素《ボクセル》」（体積《ボリューム》と画素《ピクセル》を合わせた言葉）と呼ばれる三次元の小さな単位にまとめる。典型的な脳はおよそ五万のボクセルに相当し、一ボクセルが約三立方ミリメートルある。先ほどの「引き算」は、ボクセル単位で行なわれる。次に、対照条件と実験条件のもとでの活性度の違いに基づいて、各ボクセルに色が割り振られる。それからコンピューターは、対照条件よりも実験条件のもとで活性化の度合いが高かった領域を強調した画像を生み出す。通例、研究者は「引き算」の結果〔安静状態と刺激状態での活性化の度合いの違い、あるいは、二つの刺激状態での活性化の度合いの違い〕が偶然のものではない可能性を反映するかたちで色にグラデーションをつける。ある領域の色が明るいほど、その違いに研究者が自信を持っていることになる。つまり、黄色のような明るい色は、特定の領域における脳の活性化の違いが偶然のものである可能性が、たとえばわずか一〇〇〇分の一であることを意味するのに対して、紫のような暗い色は、活性化の違いが偶然のもので、データのランダムな揺らぎのせいである可能性がもっと高いことを意味するわけだ。

最後に、コンピューターは背景雑音を取り除き、人間の脳の三次元テンプレートに表示するために、データを準備する。私たちが雑誌やテレビで目にする最終的な脳スキャン画像が、単一の人間の脳活動を表していることはめったにない。研究の参加者全員の結果を平均したものを表している場合がほとんどだ。序章で特筆したとおり、脳スキャン画像と写真の類似性は、どれも錯覚にすぎない。写真は現実の時間と空間の中で画像を捉える。機能的画像法のスキャン画像は、脳内を流れる血液の磁気的な属性に由来する情報から構築される。活動中の生きた脳の表面を観察するために頭蓋骨を半分取り除いたとしても、考えたり感じたり行動したりしている最中にさまざまな領域が活性化するなかで、多彩な光のショーが繰り広げられるのが見えるわけではない。スキャン画像は非常に人目を惹くとはいえ、写真と比べればはなはだ間接的なもので、どれほど正確であっても、ＢＯＬＤ信号の統計的な差異に基づいて、局所的な活性化を表しているにすぎない。

心脳問題

機能的脳画像法は、脳と心の関係を正確に描いて理解するという、何世紀にも及ぶ探究における最新の章だ。昔は、心は魂のうちの、考える部分と見なされていたが、当然ながら非物質的で死後も生き残ると信じられている魂とは違い、心に関しては超自然的なところや非物質的なところは一つとしてない。脳が心の存在を可能にし、脳が死ぬと心も死ぬ。紀元前四〇〇年ごろに生きたギリシアの医師ヒポクラテスは、脳が心を生み出すと最初に断定した人物とされている。脳に損傷を負った人を観察した彼は、「私たちの喜びや歓楽、笑い、感興の源も、悲嘆や苦痛、不安、涙の源も、脳に、ほかならぬ脳にある。……私たちの気を狂わせるのも、精神を錯乱させるのも、脳だ」と結論した。紀元前三〇〇年ごろのエピクロス学派も、人間の魂は肉体の死後、生き残ることはないと信じていた。だがこの唯物主義的見解は、ヒポクラテスと同時代に生きたプラトンが提唱した二元論によって、何世紀にもわたって影が薄くなることになった。[8]

プラトンは、心（彼は「魂」と呼んだ）は不滅だと信じていた。心は、人の形而下の脳に寄り添うように宙を漂い、脳は知覚と動きを制御するという。理性、意志、欲求という、プラトン哲学の心の構成要素は、何らかのかたちで個人よりも先に存在しており、死後も生き延びた。プラトン版の二元論はほぼ手つかずで、その後五世紀にわたって優勢だったが、やがて、西暦二〇〇年ごろのローマの名高い医師ガレノスの考えに取って代わられた。ガレノスは、記憶や思考力、想像力といった知的能力（つまり理性的な魂）は、脳室の中で渦巻いていると断定した。彼の見解は、熱心な二元論者だった初期キリスト教の教父たちに採用された。

数世紀に及ぶ中世の幕間には鳴りを潜めていたあと、唯物論と二元論の争いは、一七世紀フランスの啓蒙運動の間に、偉大な数学者・哲学者のルネ・デカルトが新たな二元論を導入したときに再燃した。

デカルトは、情動と記憶と感覚的知覚は物質的な脳の機能であるという考えを他に先駆けて提唱した（この考えは、正しいことがやがて判明する）。だが、機械論的な脳とは別個に、言語や計算、意識、意志、疑念、理解を可能にする非物質的な心、あるいは理性的な魂が存在するとデカルトは主張した。心と脳は、脳の中心近くにある、「松《しょう》果《か》体《たい》」と呼ばれる小さな組織の塊を通して接続しているとデカルトが考えていたことは有名だ[9]。

一八世紀と一九世紀を通して、解剖学者と生理学者は、脳と抽象的な思考や情動や行動との明確な関連を築き始めた。一九世紀末には、科学者と医師と心理学者は、現象学的な心は物理的な脳から生じるということで、おおむね意見の一致を見ていた。それでも、脳の化学的活動や電気的活動が情動的状態の経験を生み出しうるのか（いわゆる「心脳問題」あるいは「心身問題」）については、当惑していた。アメリカにおける心理学の創始者ウィリアム・ジェイムズによれば、その問題の解決は、「過去に類を見ない科学的偉業」だった。ジェイムズは、患者の自己報告に基づいて、彼一流の権威ある精神作用の科学を打ち立てた。彼は、患者の内省を通して、情動や知覚、想像、記憶の理論を練り上げたのだった[10]。

心理学者のポール・ブルームが言及しているように、今日でさえ、たいていの大人は盲目的な心身二元論者で、心はおおむね、あるいは完全に脳の働きとは別個のものと見ていることを、統計データが示している。脳画像研究がこれほどマスメディアの関心を集める理由も、この盲目的な二元論で説明できるかもしれない。そうした研究の結果は、多くの人には意外なもの、いや、魅惑的なものにさえ見える（「すごい。気分の落ち込みというのは、本当は脳の中のことなんですか？　それに、愛情も？」）。「私たちは、自分は非物質的なものだと直観的に思っている。だから、思考という行為を行なっている自分の脳を目にするとショックを受け、果てしない興味を掻き立てられるのだ」とブルームは述べている。[11]

一九世紀の研究者の大半は、お粗末な実験に頼って、人間の脳を解明しようとした。そうした科学者と神経学者や、脳と神経の病気を治療する医師は、科学的なアプローチをしきりに応用したがり、ウサギやハト、猫などの脳の一部を外科手術によって破壊したり、その活動を止めたりした。そして手術後、そうした動物がどんなふうに動き、刺激に反応するかを観察した。同様に、感覚的知覚や運動制御にかかわる領域を特定するために、研究者たちは動物の脳の特定領域に直接電流を流した。だが、人間を対象とする研究では、もっと侵襲性の低い手段を使うか、死体を調べるかする必要があった。頭部の損傷、腫瘍、感染症、脳卒中で亡くなった人の脳を解剖することで、神経学者と解剖学者は、脳の解剖学的構造と、情動や知的機能、行動との関係をかなり解明できた。[12]

脳に損傷を受けた人で最も有名なのは、フィニアス・ゲイジかもしれない。ヴァーモント州で鉄道敷設の現場監督をしていたゲイジは、飛んできた長い鉄の棒に左の頬から頭蓋骨の上部にかけて貫かれるという、身の毛のよだつような事故に遭い、左の前頭前皮質の多くを失った。ゲイジは奇跡的に生き延びたが、かつての穏やかな気質は影を潜め、不敬で仰々しく、好戦的になった。ゲイジの事故のおかげもあって、そしてまた、その後に行われたより体系的な研究の支えもあって、前頭葉は、厖《ぼう》大《だい》な量の神経的処理が集中して衝動制御と社会的判断を統制する、主要な部位であることが判明した。[13]

骨相学

人間の行動についての、脳に関連した主要な理論はいくつもあるが、最初期のものの一つが骨相学だ。骨相学は、一八〇〇年代にヨーロッパとアメリカ全土に広まった。高い評価を得ていたドイツの解剖学者フランツ・ヨーゼフ・ガルが開発した骨相学は、脳機能と人間行動の科学の構築を試みた。ガルは、心は完全に脳内部にあると信じていた。骨相学者は、機知や好奇心の強さ、情け深さといった何十もの特性を反映しているという触れ込みの頭蓋骨の凹凸を検査することで性格を「読んだ」。よく発達した器官は、頭蓋骨の該当領域を内側から押し、外表面を隆起させるとガルは考えた。対照的に、頭蓋骨の窪みは、とりわけ脆弱な器官の証で、そうした器官は正常な大きさに成長しそこないはしたものの、筋肉と同じで、鍛えれば発達させられるという。当時の人々は自分の生まれつきの才能を知り、自分の脳に最適の種類の仕事や人生の伴侶に関する助言を受けるために、繰り返し骨相学者に診てもらった。[14]

ガルは一八〇五年から一八〇七年にかけてヨーロッパ各地を回って大成功を収めた。この間、彼は国王や大学、科学の学会を相手に講演を行ない、プロシア国王からは記念メダルまで授与されている。その銘文には、「魂の仕事場を見つける方法を発見した人物」とある。だが、ガルと同時代に生きた科学界の人々の大半は、そこまで魅了されることはなかった。性格の診断手段としての骨相学の価値は、高《たか》が知れていた。また、異なる診断者が同じ人を診ると、その人の性格について違う結論に至ることがままあった。[15]

マーク・トウェインがまさにそういう目に遭っている。一八七〇年代の前半、このアメリカの偉大なユーモア作家（で骨相学懐疑論者）は、有名な骨相学者ロレンゾ・ファウラーにロンドンで自分の頭を診てもらった。トウェインは自伝にそのときのことを書いている。彼は「自ら［ファウラーの］腕を確かめる機会が得られて嬉しかった」。彼は偽名を使って身元を隠した。彼の頭蓋骨には「ユーモアの感覚が完全に欠落していることを示す」窪みがあるとファウラーに言われて「愕然となった」とトウェインは書いている。「私は傷つき、屈辱を覚え、憤慨した」。トウェインは、もうファウラーが自分のことなど確実に忘れたはずの三か月後、再び彼のもとを訪ねた――このときは、著名な作家本人として。すると、どうだろう。「窪みは消えてなくなり、かわりに、たとえて言えば、標高三万一〇〇〇フィートのエヴェレスト山が姿を現した。生涯にわたる経験を通して、彼が出会ったうちで最も卓越したユーモアの隆起だそうだ[16]」

骨相学は、人格特性と脳の解剖学的構造を結びつけるための体系としては、ものの見事に破綻したが、特定の種類の心的現象は脳の中で局在化しているという、その根底を成す概念はおおむね正しく、今日の重要な臨床慣行には、この概念に基づくものもいくつかある。手術前の計画立案のときに、脳外科医がｆＭＲＩを使って脳のマッピングをし、言語領域と運動領域の位置を突き止め、そうした機能的に重要な領域に与える損害を最小限に食い止めつつ、腫瘍や血栓、癲癇《てんかん》性の組織を取り除くようにするのが、しだいに一般的になってきている。脳のマッピングは、深刻な慢性の鬱《うつ》や強迫性障害の患者の脳で、異常な活動の中心箇所を正確に突き止め、治療用電極を最も望ましい位置に挿入して、その箇所を刺激する、「脳深部刺激」と呼ばれる技術を使ううえでも重宝している。さらに、脳卒中による損傷を確認したり、アルツハイマー病や癲癇の経過を追ったり、脳の成熟度を測定したりするのにも使われる。科学者は、ｆＭＲＩによって医師が意識のレベルを直接測定できるようになり、昏睡状態の患者の治療が進歩することを期待している。[17]

逆推論

脳の特定の領域が単独で、ある心的機能を可能にしているという考え方は、直観的には魅力があるかもしれないが、現実には正しいことは稀《まれ》だ。心的活動は明確に区切られた脳領域にきれいにマッピングされたりしない。たとえば、かつては脳の唯一の言語生成中枢だと思われていたブローカ野は、この能力を独占していないことがわかっている。もっと厳密には、言語を処理する経路の主要なノード（節点）の一つと考えればいい。また、発話理解を専門とする単一の箇所もなく、複数の脳領域にまたがる接続のパターンがその役割を担っている。いくつかの大脳皮質領域は特定の働き、たとえば、顔や場所や体の部位の知覚、他者の精神状態を想定すること（いわゆる「心の理論」）、視覚的に提示された単語の処理などに高度に特化していると脳科学者は見なしているものの、ほとんどの神経「不動産」は、「多目的開発地域」に区分されている。そのうえ、脳は損傷を受けたあとに自らを再編成して、傷ついた領域の機能を他の領域が引き継げることがある。損傷が人生の早い時期に起こった場合には、とくにそうだ。たとえば、目の不自由な人の「視覚野」は、点字の手触りのような、触感を知覚するのに使えるようになる[18]。

扁桃体が司る多種多様な機能を考えてみよう。脳の両半球に一つずつあるこの小さな領域は、側頭葉の、目を通る線と耳を通る線の交点に位置する。マスメディアによる報道では、扁桃体は恐怖という情動状態とほぼ同義語になってしまった。ところが、実際には扁桃体は恐れ以外にもじつに多くを扱う。「あなたを恐れの状態に陥れたら、あなたの扁桃体が輝くでしょう」と画像法の専門家ラッセル・ポルドラックは言う。「けれど、扁桃体が輝くたびに、いつもあなたが恐れを経験しているということにはなりません。脳のほぼどの領域も、多くの異なる状態のもとで輝くのです」。事実、幸せや怒り、さらには（少なくとも女性では）性的興奮を覚えているときに、扁桃体はよけい輝く（だとすれば、浮動票投票者の調査で二〇〇七年ごろミット・ロムニーの画像を眺めていたときに扁桃体が輝いた女性は、彼に脅威ではなく魅力を感じていたのかもしれない[19]）。

扁桃体は、意外なもの、目新しいもの、なじみのないもの、胸躍るようなものへの反応にも重要な役割を果たす。男性がフェラーリ３６０モデナの写真を見たときに扁桃体の活動が盛んになることも、これで説明できるかもしれない。扁桃体は、相手を威嚇するような表情をした顔の写真に反応するが、愛想の良い、見知らぬ顔の写真にも反応する。恐ろしい顔を予期していて、嬉しそうな顔は予期していないなら、扁桃体は嬉しそうな顔のほうに強く反応する。扁桃体はまた、そのときどきに刺激が自分個人にとってどれだけ重要かに気づく手助けもする。たとえば、ある実験では、空腹な被験者はそうでない被験者よりも、食べ物の写真に対して扁桃体が強く反応した。[20]

この例から明らかなように、逆推論は厄介だ。逆推論というのは一般的な慣行で、研究者が神経の活性化から主観的経験へと逆向きに推論することだ。[21] 逆推論の難しさは、脳の特定の構造が単一の課題しか実行しないことが稀で、ある領域と特定の精神状態を一対一で対応させるのはほぼ不可能な点にある。ようするに、脳の活性化から心的な機能へと、気安く逆向きに推論できないということだ。ジェフリー・ゴールドバーグがマフムード・アフマディネジャードの写真を眺め、彼の腹側線条体がユダヤ教会堂で使われる燭台のように輝いたときに、「ふーむ。腹側線条体は報酬の処理にかかわっているのがわかっているから、この被験者は、腹側線条体が活性化したところを見ると、この独裁者に対してポジティブな感情を経験しているらしい」と考える研究者もいるかもしれない。この解釈は、腹側線条体の任務が快楽の経験の処理に限られるのであれば、成立する。だが、じつはそうではない。目新しいものも腹側線条体を刺激しうるのだ。

公平を期すために言っておくが、逆推論の手法自体には、そこで研究が打ち止めにならないかぎり、何の問題もない。それどころか、この手法からは、有益な仮説を生み出す貴重な出発点が得られることが多い。そして、その仮説は、のちほど体系的な実験で試すことができる。あいにく、マスメディアの注意を惹く傾向にある研究は、逆推論のみに基づいた結論を売り物にしている。たとえば、例の浮動票投票者の調査では、ジョン・エドワーズ候補は一部の被験者に嫌悪感を抱かせたと研究者たちは結論した。それはなぜか？　側頭葉と前頭葉の境の内側にある、「島《とう》」と呼ばれるプルーンほどの大きさの皮質領域の活動を、彼の写真が高めたからだ。たしかに島は、本能的な嫌悪の経験をもたらすのにひと役買っているが、この領域もまた、他に多くを行なう。島は、少なくとも一〇の解剖学的下部構造から成り、そのそれぞれが別個のニューロン群を抱え、信頼やひらめき、共感、ためらい、嫌悪、不信など、多種多様な経験で役割を果たす特化した機能を持っている。左の脳半球の島（脳のほとんどの領域と同様、島も対になった構造で、左右それぞれの脳半球に一つずつある）は、女性のオルガスムの質と結びついていることも研究からわかっている。最も注意を惹くのは、島が身体的感覚の自覚をもたらすのを手伝う点だ。痛みや飢え、渇き、温度といった体の状態を統合し、それによって、情動の意識的経験に貢献する。[22]

　では、ミット・ロムニーの画像を目にして扁桃体が活性化した浮動票投票者たちは、不安を経験したのか、それとも目新しさの感覚を経験したのか？　あるいは、何か別のものを経験したのか？　誰に投票するか決めていなかった有権者の島は、ジョン・エドワーズに惹かれているという信号を送っていたのか、それとも、彼に対する反発を示していたのか？　ジェフリー・ゴールドバーグは親イスラエルなのか、それとも隠れシーア派なのか？　最も大胆不敵な神経評論家たち（「神経評論家」というのは、ジャーナリストのダニエル・エングバーの造語）は、このような複雑さにくじけたりはしない。彼らは脳画像を、一種のハイテク版ロールシャッハ「インクの染み」検査とでも見なしているようだ。だが、大部分は曖昧なパターンに、自分が目にしたいものを読み込むというのは、仮説の是非を問う根本的な試金石である、反証可能性（仮説に、試験あるいは観察によって反証を挙げる余地があること）に対する、重大な違反行為だ。[23]

懐疑心を抱くべき六つのこと

「脳スキャン画像から○○判明」と謳う新聞の見出しを目にしたら、いつも読者は健全な懐疑心を抱くべきだ。それにはいくつか理由がある。

第一に、脳スキャン画像から、Xという構造がYという機能を「生じさせる」と研究者が結論できることは、まずない。fMRIのみでそんなことは立証できない。fMRIにできるのは、よくて相関関係を示すことぐらいのものだ。つまり、ある人が特定の課題を行なうときに脳のどの部分の活動が盛んになるかがわかるのであって、脳のどの領域が特定の心理的作業あるいは行動を引き起こしているかはわからない。たとえば、ティーンエイジャーのなかには、暴力的なテレビゲームをしているときに、攻撃的傾向と関連した脳の領域の活動が増す人がいる。だが、この観察結果だけからでは、暴力的なテレビゲームが暴力的な行動を引き起こすとは結論できない。そのような推理は事実に基づいていない。既知の攻撃的傾向を持ったティーンエイジャーは、そうしたゲームをするのも好きなのかもしれない。[24]あるいは、子供の振る舞い（暴力的なゲームをすることも含む）にあまり注意を払わない親は、子供たちがありとあらゆる悪事をはたらく舞台を整えているのかもしれない。それに、普段は行儀が良いのに、こういうゲームをしているときにだけ、たまたま刺激を受ける子供もいるだろう。彼らはどうなのか？

第二に、たいがいのｆＭＲＩ実験で使われる「引き算」処理は、提起されている疑問に必ずしもふさわしくはない。思い出してほしい。引き算の背後にある前提は、二つの心的課題を行なっているときの状態の違いは単一の認知的プロセスでのみ有効である、というものだった。ところが、統一された課題のように見える心的作業の大半は、多くのもっと小さな構成要素から成り立っている。単純な計算問題を解くときに、何が必要とされるかを考えてほしい。まず、被験者は視覚的に提示された数を認知しなければならない。次に、その数の大きさを認識しなければならない。さらに、目の前の問題の正解を計算する必要がある。これらの作業は脳の同一の領域で行なわれるわけではないので、研究者はこの計算課題を、各段階と関連している神経相関に「分解」しなくてはならない[25]。

さて、計算課題を分解するのが面倒だというのなら、態度や情動といったなおさら複雑な精神状態を分解するのがどれほど難しいか想像してほしい。浮動票投票者の調査チームがやったように、複雑な神経活動のパターンを単純な解釈に翻訳することなど、いったい可能なのだろうか？　浮動票投票者がヒラリー・クリントンの画像を見ながら「好ましくない情動を抑えようと」していたなどと推断するのは、理にかなっていたのか？　おおいに疑うべきだろう。

第三に、脳画像法は脳の解剖学的構造と機能に関する私たちの知識を深めてくれたとはいえ、通俗的な使用のせいで、脳は、考えたり感じたりする個別の能力を制御する、別々のモジュールの収納庫であるといういい加減な概念を強めがちだ。もちろん、脳はそのような収納庫ではない。「Ｘを司る脳の箇所」があることを示唆する研究は誤解を招きかねない。心的機能が脳の一か所に局在することは稀だからだ。脳の無数の領域が結びついて特化した神経回路をいくつも形成し、騒々しく言葉を交わしながら、並行して働き、思考や感情を処理する。脳の中で静的なものなどほとんどない。脳という器官は、経験と学習に反応し、毎秒数えきれないほどの回数で接続の強さを変えることによって、絶えず自らを配線し直している。今や脳科学者は脳を、明滅する神経の孤島の群れとは考えず、電気的・化学的エネルギーに満ち、果てしなく変わり続け、思考や情動や意図を生じさせる生態系と見なしている。

このように脳が緊密に相互接続していることを考えると、浮動票投票者の調査で使われた種類の局部的な脳のマッピングから研究者たちがしだいに離れ、「パターン分析」と呼ばれるｆＭＲＩ技術を受け容れるようになってきていることにも納得がいく。パターン分析（「デコーディング」とも呼ばれる）では、脳の広範な相互接続を数学的に調べる。まず、恐れのような、「正しい」脳の反応についてのデータを集める。そうした反応は、被験者に恐ろしい事物を見るように指示しておいて観察する。研究者は、被験者が何を見ているかを判断することをコンピューター・プログラムに「教え込んで」しまえば、あとで、脳全体の活動を分析するだけで、被験者が何を見ているかを推断できる。たとえば、ミット・ロムニーの写真が不安を引き起こすと推断するかわりに、不安を引き起こすことがすでに知られているもの（クモやヘビや注射針の写真など）が喚起する脳活動パターンのデータを集め、それから、そのパターンと、ロムニーが誘発するパターンが統計的に一致するかどうか調べるわけだ。[26]

　脳スキャン画像を解釈するときに心に留めておくべき第四の注意点は、実験企画の重要性だ。研究者が課題をどう企画するかが、得られる反応を大きく左右しうる。この教訓を如実に物語るのが、ティーンエイジャーによる情動的情報処理の仕方を大人と比較するために企画された実験だ。一九九九年のｆＭＲＩ実験で、ハーヴァード大学の研究者たちは、正常なティーンエイジャーに、おびえた顔の写った一連の白黒写真を見てもらった。するとティーンエイジャーたちは、四枚に一枚の割合で表情を捉えそこね、怒りや驚き、混乱、さらには幸せまで見て取った。写真の顔の情動を正しく捉えて恐れと特定できたかどうかにかかわらず、彼らの扁桃体はかなりの活性化を見せた。次に行なわれた実験で、大人は恐れを特定するときにはほとんど間違えないことがわかった。「自分の直観的反応を抑制しようとする……という点に関して、これは重大な意味合いを持つと思われる」と研究者の一人は述べている。[27] これらの実験は本来、ティーンエイジャーは社会的な状況で他者の情動を解釈する能力が劣るため、大人よりも衝動的な暴力を振るいやすいことを意味すると解釈された。被告人側弁護士がこの種の所見を引き合いに出し、ティーンエイジャーは成人ほど殺人に対する刑事責任がないと主張してきたことは、第５章で示す。

　ところが、けっきょくのところ、ティーンエイジャーは他者の恐れを検知するのがそれほど苦手ではないかもしれないことが判明した。ハーヴァードのもともとの研究者の一人であるアビゲイル・ベアードが新しい顔写真を使ってさらに実験を行なったところ、違う結果が得られた。彼女は、（最初の二つの実験で使われた）Ｂ級ホラー映画に出てくる大根役者を思わせる人々の古い白黒写真の代わりに、もっと現代風の人々のカラー写真を使った。すると、ティーンエイジャーたちはほぼ百発百中だった。「彼らは単に、自分と同じような現代人のカラー写真に、より注意を惹かれたのだ」とベアードは結論した。「その気になれば、上手にできたわけだ」[28]。ティーンエイジャーたちの反応に違いが出たのは、新しい刺激のどんな要素のせいだったにせよ、肝心なのは実験課題の、一見すると些細な面（恐れとは無関係の、写真の特徴）のせいで、恐れの表情を見極めるティーンエイジャーの能力について、まったく異なる結論が出た点だ。

第五の注意点は、ｆＭＲＩが間接的な方法であるという事実に由来する。世間で思われているのとは裏腹に、画像法は脳細胞の活動そのものを測定するわけではない。ほとんどの神経科学者がＢＯＬＤをニューロンの活性化における変化の指標として妥当と見なしていることは確かだが、血流量と神経活動の結びつきは単純明快ではない。たとえば、ニューロンが活性化してから、酸素をたっぷり含む血液がそのニューロンに流れ込む量が増えるまでには、少なくとも二秒から五秒のずれがある。だから、脳内で起こっている心的プロセスについての情報は、その情報を現に生み出している神経活動とは同期していないかもしれず、したがって、神経活動のめまぐるしい変動は、検知されない可能性がある。失われたデータを埋め合わせるために、研究者は脳波検査法（ＥＥＧ）を使う。脳波計は、脳の表面の電気的活動を迅速に検知し、四ミリ秒（一ミリ秒は一〇〇〇分の一秒）以下の間隔でデータポイントを生み出せる。これは、ｆＭＲＩが一枚の脳画像を生み出す速さの数千倍の割合だ[29]。

だが、神経活動が検知されたときにさえ、ホットスポットで何が起こっているかは、いつもはっきりするとはかぎらない。脳の細胞（ニューロン）は発火すると、「軸索」と呼ばれる長い先細の繊状組織に沿って電気インパルスを送る。インパルスが軸索の先端に達すると、神経伝達物質（化学伝達物質）が、軸索と別のニューロンの間の小さな隙間であるシナプスに放出され、受け取り側のニューロンの活動に影響を与える。発火するニューロンから発せられる化学伝達物質は、受け取り側のニューロンを刺激して発火させることが多い。だが、ニューロンのうちには興奮性のものと抑制性のものがあって、前者が特定の脳領域の活動を盛んにさせる一方で、後者は特定の脳領域の活動を抑え込む。その結果、抑制性ニューロンの領域は、最終的なスキャン画像では「輝く」かもしれないが、実際には、脳の他の場所の活動を刺激しているのではなく、抑制しているのだ。

逆に、活動していることを示すべきときに暗いままになる箇所もあるかもしれない。そのような事態は、三立方ミリメートルのボクセルでは空間分解能の単位としては依然として粗過ぎ、大きさに似合わず決定的に重要な機能を果たす極小のニューロン群のような、もっと小さなスケールで起こっている活動を捉えられないときに発生しうる。そうした極小のニューロン群の活動は、最終的なスキャン画像に表れるかもしれないし、表れないかもしれない。そのうえ、活性化の度合いだけを見ると、特定の領域がある課題に実際ほど従事していないような、誤った印象を与えることもありうる。じつはその領域はその課題の達成にとても重要でありながら、あまり活動的に見えない可能性があるのだ。なぜなら、脳は繰り返し行なう課題や自動的に行なう課題は、効率的に実行できるようになるからだ。

そのような「練習性抑制」効果が出ると、その課題を行なうのに必要な血中酸素濃度は、その課題を一度もしたことのない人と比べて低くなる。したがって、さまざまな領域の相対的貢献度を測定しているときには、練習効果を考慮に入れることが絶対に必要になる。(30)

　最後に、最終的なデータがボクセルに「到達」しさえしないうちに、分析者は統計的手法を使って、雑音から意味のある情報を抽出しなければならない事実を肝に銘じておくことが重要だ。画像法の専門家のハル・パシュラーの言葉を借りれば、この「恐ろしく複雑な「プロセスの」せいで、意図せぬ誤りが起こるのに絶好の機会が生まれる」のが、まさにこの段階だ。この誤りはもちろん故意のものではない。一つには、分析法は絶えず進歩しており、研究所ごとに違いうるのが原因だ。そのような標準化の欠如は、急速に発展している分野ではありがちなこととはいえ、他者の研究の再現や、研究所どうしの協働、他のチームの研究に基づく研究に影響を与える。(31)

　この誤りに、脳画像法のプロセス自体ではなく、統計的な誤差が加わる。研究者がＢＯＬＤの信号を、同時に厖大な数の統計的試験にかけると、試験のいくつかは、単なる偶然のせいで「統計的に有意」となるのが必定だ。言い換えると、そうした試験結果は、被験者が課題に取り組んでいるとき、実際には必要とされなかった脳の領域が活発になる、と誤って示唆してしまう。この点を劇的に示すために、脳科学者のクレイグ・ベネットは、脳スキャン画像が胡散臭い結果を生み出しうることを実証することにした。ベネットと彼の率いるチームは、鮮魚店で死んだサケを買い、この協力的な被験者を脳スキャナーに入れ、さまざまな社会的状況にある人々の写真を「見せ」、彼らが何を感じているか想像するように「頼んだ」。すると、ベネットのチームは、探し求めていたものを見つけた。その死んでいるサケの脳の小さな領域が、この課題に反応してぱっと輝いたのだ。この脳の小領域の活性化は、もちろん統計的な作り物だった。ベネットと仲間の研究者たちは、意図的にやたらに多くの「引き算」を行なったので、結果のいくつかが、まったくのでっち上げであるのにもかかわらず、ただの偶然のせいで、統計的に有意になったのだった。[32]二〇一二年度のイグノーベル賞（「まず人々を笑わせ、それから考えさせる」研究のための賞）を受賞したこの「サケ研究」は、データ分析における決定がｆＭＲＩの結果の信頼性に影響を及ぼしうることを例証してくれる。

標準的な統計検査を使って「偽陽性」の問題を補正するのは比較的易しい。だが、それ以外にも落とし穴はたっぷりある。ある同輩脳科学者が「爆弾」論文と呼んだものの中で、マサチューセッツ工科大学（ＭＩＴ）の大学院生エドワード・ヴァルは、多くの脳画像研究者が自分のデータを分析する方法に関して、根本的に問題があると結論した。[33]ヴァルは、心理的状態とさまざまな脳領域の活性化との間に、彼に言わせれば「ありえないほど高い」関連性が推定されているのを目にしたとき、疑わしいと思った。たとえば、怒りに満ちた発話に対して不安を示す傾向と、右の楔状葉《けつじょうよう》（脳の後部にあって衝動制御にかかわると考えられている領域）での活動との間に、ほぼ完璧な〇・九六という関連性（一・〇が最大）が見つかったとする二〇〇五年の研究に、ヴァルは疑問を感じた。また、気持ちのうえでの不倫を巡ってパートナーに感じる嫉妬の自己報告と、島《とう》での活性化との間に〇・八八という相関を報告した二〇〇六年の研究もにわかには信じ難かった。

ヴァルと共同研究者のハル・パシュラーは、もともとの論文を熟読しているうちに、研究者たちが偏った結果のサンプルから結論を引き出していることに気づいた。彼らは刺激と脳の活性化との相関を探すとき、基準を緩め過ぎることが多い。その結果、まず、活性化の度合いが際立っている小さな領域に行き着く。そうした小領域にいったん狙いを定めると、研究者は当該の心理的状態と脳の活性化との相関を計算する。そのときに、のちの研究では通用しそうにないような、データ中の偶然の変動を図らずも利用してしまう[34]。

ヴァルの批判は多くの面で専門的だが、要点は簡単に理解できる。統計的に有意の関連性を探して厖大な数のデータ（この場合は、何万というボクセル）を調べてから、見つかった関連性だけをさらに分析すると、何か「有効なもの」が出てくるのは、ほぼ請け合いであるということだ（この誤りを避けるには、二度目の分析は最初の分析とは完全に独立したものでなければならない）。この誤りは、「循環分析問題」や「非独立問題」、もっとくだけた言い方では「ダブル・ディッピング」など、さまざまな呼び名で知られている。

これはけっして難解な問題ではない。相関性が強ければ、将来研究する人はそれに基づいて自分の調査を企画する。どこに目をつけるべきかだけではなく、どこに目をつけるべきではないかも知ることができるからだ。ヴァルらの「爆弾」論文が研究者の世界で「爆発」すると、批判された論文の執筆者のなかには、反撃に出る人もいた。そして、ウェブ上で反論の応酬になった[35]。とはいえ最後には、ヴァルが発見した統計的な問題には厄介な影響があり、今後実際に注意を払うべきであるということで、ほとんどの科学者が合意した。

肝に銘ずべき三つのこと

機能的脳スキャンは、人間の脳と行動の関係に関する、誕生したばかりの研究では不可欠の役割を果たす。その長所と限界を十分に理解するには、三つの一般的な点を肝に銘じておかなければならない。第一に、脳スキャン画像がどのように生み出されるかを、ごく表面的にだけでも知っておけば、序章で述べた知覚の常識論である素朴実在論の思い込みを退散させうるはずだ。素朴実在論とは、哲学者の定義によれば、私たちが五感から引き出す世界観を額面どおりに受け取るべきであるという、たいていの人が持っている直観ということになる。スキャン画像は、素朴実在論のレンズを通して眺めた場合には、どれほど深刻なまでに人を誤らせるかを、思い知らせてくれる。スキャン画像は、脳が機能している様子をリアルタイムで捉えた生《なま》のスナップショットではない。脳の活動を高度に処理した表象なのだ[36]。

モントリオール大学の研究者エリック・ラシーンは、脳画像の素朴実在論から派生する「神経現実主義《ニューロリアリズム》」という思い込みに言及している。ニューロリアリズムは、脳画像を他の種類の行動的データよりも本来「リアル」あるいは正当と見なす、いい加減な性癖のことをいう。神経経済学者のポール・ザックは、信頼を神経生物学で解き明かす自分の研究について、こう述べている。脳スキャン画像の「おかげで、私は『道徳』『愛』『思いやり』といった言葉を、感傷抜きに受け容れられる。これらは現実に存在するのだ」。私たちは自分自身について語りたがるという事実もしかりだが、これは別に目新しいことではない。ある研究者は、戦闘が与える心理的衝撃について論じているときに、脳画像法は心的外傷後ストレス障害（PTSD）が「正真正銘の障害」であることを教えてくれると語ったそうだ（脳画像法を使わなくても、「正真正銘の障害」であることぐらいわかるというのに）。私たちは、脳スキャンをするまでもなくすでに知っていることを指して、「神経過剰性《ニューロリダンダンシー》」という言葉を造った。[37]

第二の重要な点は、実験の企画だ。愛する人の写真を見せるものだろうと、怖がっている人の写真で色を考慮に入れそこなったものだろうと、研究者が被験者に提示する課題の種類は、最終的なスキャン画像に現れる神経相関に甚大な影響を与えうる。実験設定の性質における、一見すると些細な違いも、脳画像法による研究成果に大きな違いをもたらしかねない。画像研究の結果を解釈する段になると、前後関係がすべてなのだ。

第三に、おあつらえ向きの心理学的説明が脳の活動から引き出されている研究について耳にしたときには、健全な警戒心を抱くべきだ。「被験者たちが候補者AやBではなくCを見たときに、Dという領域の活動が高まった」という報告（正しい解釈）と、「Aという領域の活動は、投票者が候補者Bを他の候補者よりも好んでいることを意味する」という不用意な結論や、「Aという領域の活動は、投票者が候補者Bは他の候補者よりもセクシー［あるいは、愛想が良い、魅力がある、頭が切れる……］と思っているので、Bを好むことを意味している」などという、なおさらいい加減な結論との間には、大きな違いがある。

脳スキャム

こうした警告を念頭に置いておけば、脳画像法の将来性に関して時期尚早の熱狂が起こるのを抑える助けとなる。ｆＭＲＩやＰＥＴなどの脳画像法技術が一九八〇年代・九〇年代に初めて普及した目くるめく時期には、こうした警告に十分注意を払わなかったのだろうか、多数の科学者が、精神疾患や中毒、情動、人格などの理解に革命が起こると自信たっぷりに予想した。一九九〇年七月一七日、当時の大統領ジョージ・Ｈ・Ｗ・ブッシュが「脳の一〇年」と名づけた九〇年代の科学的可能性は、ほとんど際限なしに見えた。脳科学と心理学と精神医学の分野は、新たなパラダイムを迎え入れる瀬戸際にあると多くの人が感じた[38]。

これらの分野の高名な指導者たちの予想は、とどまるところを知らなかった。精神科医で、のちにクリントン大統領から科学栄誉賞を授与されるナンシー・Ｃ・アンドリアセンは、一九八四年の著書『故障した脳』の中で、「精神疾患用のこれらの画像技術や実験室におけるその他の検査は、改良が進んで正確さが増すにつれ、近い将来、標準的な医療行為の一環となり、診断の精度を上げるとともに、原因の究明を助けるだろう[39]」と予想している。二年後、当時国立精神衛生研究所の所長だったハーバート・パーデスは、こう書いている。「脳科学は新たな情報ばかりか、驚くべき新技術や新手法を提供してくれている。……脳の研究が臨床治療にどう役立つかは、おおむね期待の域を出ないが、今後一〇～二〇年間に大きな変化が見込まれる[40]」

国立精神衛生研究所の現所長で精神科医のトーマス・インセルの見解を、二〇年以上前のパーデスの見解と比較すると、得るところが大きい。読む者に反省を促すような二〇〇九年の論文でインセルが述べているように、過去二〇年間に脳科学の分野で起こった進歩が、精神障害の罹患《りかん》率の低下につながったという証拠も、何であれ患者の寿命に影響を与えたという証拠もいっさいない。[41]精神疾患の原因究明でも治療でも脳画像技術が目立った成果を挙げていない事実を、私たちは期待を膨らませ過ぎてはならないという警告として肝に銘じるべきだろう。

それにもかかわらず、あらゆる方面でそのような慎みが見られるわけではない。最近、気がかりな動きがある。エイメン・クリニックというアメリカ各地に展開する人気診療所が、脳スキャンを使って鬱、不安、注意欠陥多動性障害を診断して治療できると患者に約束しているのだ。創立者で精神科医のダニエル・エイメンは、出版、テレビ番組、栄養補給サプリメントなどの事業を含む一大帝国を統括している。血流量を測定する核画像技術、単一光子放射断層撮影法（ＳＰＥＣＴ）が、エイメンのお気に入りの脳スキャンだ。一回の診断の料金は三〇〇〇ドルを上回り、「ワシントン・ポスト」紙によれば、二〇一一年のクリニックの総収益は約二〇〇〇万ドルだったという。精神科医と心理学者の間では、現在、脳スキャンを使って精神疾患の診断を下すのは不可能ということで、ほぼ完全に意見が一致しているにもかかわらず、エイメンはアメリカ精神医学会のシンポジウムで、「複雑な症例で画像法を使わないのは、まもなく医療過誤となるだろう」と断言した。[42]

ところが、脳画像法の専門家たちはそのような包括的な主張は避ける。生物学的な指標から精神状態を推断する概念的限界を熟知しているからだ。ｆＭＲＩは驚くべき科学技術であり、依然として比較的未熟ではあるものの、今後の発展が運命づけられている。ただし、その優れた能力が最もうまく実証できるのは認知あるいは情動の脳科学の実験室であることが、彼らには容易に理解できる。[43]危険が生じるのは、スキャンが実験の範囲を離れ、法やビジネスといった、社会的に重大な領域に入り込んだときだ。そこでは、解釈を抑制するという大切な要件がなおざりにされ、脳スキャン画像が心について何を解明できるかに関して、法外な主張がなされることが多い。

それがどこよりも当てはまるのが、次章で取り上げるニューロマーケティングという新興の分野で、そこでは脳科学が派手な誇大広告と一体化している。抜け目ない神経起業家たちが、脳スキャンなどの技術を、消費者の購買行動の謎を解くという触れ込みで法人顧客に売っている。脳科学を使って、消費者の行動に関する妥当な洞察を敷衍《ふえん》するのはかまわない。事実、学究の世界ではしだいに多くの人がそれに真剣に取り組み始めている。だが、ニューロマーケティングの最も破廉恥な推進者たちは、脳スキャンならぬ脳詐欺《スキャム》をやってのけているのに等しいのかもしれない。

第2章 買《バイ》オロジスト参上
ニューロマーケティングの台頭

″究極のでたらめゼロ・ゾーン″——世界を股に掛けるデンマークのブランディング〔ブランドの確立や認知度・価値の向上など〕専門家のマーティン・リンストロームは、人間の脳をそう評した。「私たちの正真正銘の自己は、意識ある思考よりもはるかに深いレベルで刺激に反応する」と彼は書き、私たちの購買決定は、なんと九割までそのレベルで起こると見積もっている。その結果、「私たちは自分がなぜ特定のものを好むのか、買いそうなのかを、正確に説明することなど実際には不可能だ」。二〇〇八年のビジネス書ベストセラー『買い物する脳』の著者で、「タイム」誌が選ぶ「科学者・思想家」上位一〇〇人の一人であるリンストロームはマーケターに、仲介者すなわち購買者本人を迂回して、直接彼らの脳に「弊社の製品を買いますか?」と訊くよう勧める。フォーカスグループやアンケートなどやめなさい、脳こそが心の欲求に行き着く道なのだから、と。[1]

リンストロームは、ニューロマーケターとして知られる広告業者の新興世代のうちでもとくに注目されている人物だ。ニューロマーケターは、ｆＭＲＩや脳波測定技術などの脳科学の道具を応用し、消費者の脳が広告や製品にどう即座に反応するかを調べる。それはみな、広告自体に劣らぬほど昔からある、捉えどころのない疑問の数々に答えるためだ。顧客は何を求めているのか？　何が彼らを買う気にさせるのか？　そして、どうすれば私の製品をもっと買ってもらえるのか？　「私が広告に使う金の半分は無駄になる。問題は、それがどちらの半分なのか、わからない点だ」という有名な言葉を残したのは、南北戦争後のいわゆる「金ぴか時代」の百貨店王ジョン・ワナメイカーだ。彼の嘆きは今なおこだましている。アメリカの企業は毎年一〇〇〇億ドル以上も広告に費やす（二〇一一年には一一四〇億ドル）。それにもかかわらず、マーケティングの専門家によれば、新製品全体の八割が、発売後半年以内に失敗に終わったり、利益予想を大幅に下回ったりするという[2]。

グーグル、フェイスブック、モトローラ、ユニリーバ、ディズニーといった企業は、ニューロマーケターを雇ってそうした数値を改善しようとしている。はたして効果が出ているのだろうか？　何とも言い難い。ニューロマーケティングは、はっきりした実績がなく、異論の多い活動だ。その提供者の多くは派手な誇大広告を頼みの綱としている。買《バイ》オロジスト（本書では、製品を売るために、脳科学のできることを常習的に誇張するマーケターのことを指して、「生物学者《バイオロジスト》」ならぬ「買《バイ》オロジスト」という言葉を使う）の一人に、ニューロフォーカスというアメリカの企業を率いるＡ・Ｋ・プラディープがいる。彼によれば、ニューロフォーカスは法人顧客に「潜在意識に売り込む秘訣」を提供できるという。ＦＫＦアプライド・リサーチ（序章で紹介した悪名高い浮動票投票者調査のスポンサー）は、自社の「科学的に健全で経験的に正確な脳スキャン・アプローチ」を売り込む。素人の目には、ニューロマーケティングは欲求の生理学的本質まで掘り下げられるように映る。消費者の選択は「生物学的プロセスであることを免《まぬか》れえない」と、イギリスのニューロマーケティング会社ニューロコは主張する。[3]

マスメディアは、このような怪しげな解釈を日ごろから煽る。ビジネス誌の「ファスト・カンパニー」は二〇一一年のある記事で、「彼らはあなたの脳を掘り返し、あなたが深く望んでいる製品で興奮させる」とまくし立てた。二〇〇四年ごろに記者たちがニューロマーケティングの取材を始めたときには、消費者の「脳の中の『購入ボタン』」という隠喩が好んで使われた。今では、独立した「購買中枢」の他のバージョンが、コーチやコンサルタント、ワークショップのリーダーたちから成るニューロマーケティングの熱狂的支持者の小集団を勢いづかせている。たとえばセールスブレインという会社は、マーケターに「決定を下す脳の部分、すなわち『爬虫類脳』に影響を与える能力を最大化する」方法を教えることができると宣伝している。「［セミナーに出れば、］立証済みの科学的知見を販売と説得という行為に持ち込む、単純明快な方法論を身につけて帰れます[4]」

このような主張に業を煮やし、一流の科学雑誌「ネイチャー・ニューロサイエンス」は二〇〇四年、「脳詐欺《スキャム》？」と題するコラムで、「ニューロマーケティングは、科学で法人顧客の目をくらますために科学者とマーケティング・コンサルタントが利用している、新しい流行にほかならない［かもしれない］」という意見を述べた。好意的な評論家たちでさえ、ニューロマーケターが使う複雑な方法や研究プロトコル（研究計画書）についての明確で詳細な文献がない以上、ニューロマーケティングの厳密さと価値は判断し難いとしている。それでも、さまざまなニューロマーケティング会社の顧問委員会に名高い科学者が名を連ねている（ノーベル医学賞受賞者を擁する企業すらある）ところを見ると、ニューロマーケティングという事業には、少なくとも期待を抱かせるだけのものはあるのだろう[5]。

従来の基準で言うと、ニューロマーケティングはまだ、広告の世界にそれほど深くまで浸透してはいない。二〇一一年に七〇〇人近くのマーケティング専門家を対象として行なわれた調査から、クライアントのために画像法や脳波分析を使った人はわずか六パーセントだった。とはいえ、業界を代表する刊行物「アドヴァタイジング・エイジ」誌は、消費財の大手数社がニューロマーケティングを利用しているのだから、「早々に採用した企業は成果を挙げていることが窺われる」のではないかと推測した。企業は現に成果を挙げているのかもしれないが、証拠はほとんど公表されていない。企業は、クライアントとの契約上の合意を遵守するとともに、自社が独占所有権を持っている方法論と数学的アルゴリズムを保護するために、研究成果を公表しない。その結果、名のある会社による現実のマーケティングの意思決定に脳科学が与える影響についての事例研究で、公開されていて検討可能なものはほとんどない。「専門家の査読がある科学誌で発表されるまで、ニューロマーケティングには似非《えせ》科学の気配がつきまとうだろう」と、このテーマに関して定評のあるブログを運営するロジャー・ドゥーリーは認めている[6]。

その似非科学の気配は、脳画像法や脳に依拠したその他の科学技術を実験室や診療所以外で応用しようという多くの取り組みにつきまとう、共通の問題だ。この点では、ニューロマーケティングは、脳科学誇大広告《ニューロハイプ》に従事するという、通俗的な脳科学内のはるかに広範な傾向の縮図なのだ。最悪の場合、ニューロマーケティングは、逆推論や神経中心主義、神経過剰性（人々に直接尋ねればもっと単純に突き止められる事実を立証するために脳科学を使うこと）といった、脳画像法にいわれのない汚名を着せかねない類の解釈の誤りを犯すだろう。そして、利益が絡んでいる場合には、脳科学をもてあそぶことへの歯止めがますますかかりにくくなる。

たとえばリンストロームは、こんな発言をしてマスメディアに大々的に取り上げられた。アップル社の製品のユーザーは、宗教的な肖像を眺めているときに敬虔なキリスト教徒の脳が示すのと同一の神経パターンを示すというのだ（「自社のブランドを宗教のように扱ってください」とリンストロームがいつも法人顧客に助言するというのは、偶然の一致だろうか？）。のちにリンストロームは、ｉＰｈｏｎｅのユーザーは、この機械が恋愛と同じように、大脳皮質の島《とう》と呼ばれる領域を活性化させるから、自分のスマートフォンに「惚れ込んでいる」と断言した。島は他の情動についても重要な役割を果たしていることなど、おかまいなしだ。さらにニューロマーケティングは、神経中心主義的なチアリーディングに、いともたやすく陥ってしまう。無意識のうちに即座に起こる情動的反応が私たちの意思決定の多くに影響を与えることに関しては、認知心理学者の間でほとんど異論はないが、ニューロマーケターはこの結論を拡大解釈することが多い。即座の神経反応は、意識的な熟慮よりも信頼でき、消費行動を予測するうえでより正確な手掛かりになるという、議論の余地のある見方を、執拗に私たちの頭に刷り込もうとする。[7]

購買行動の仕組みを解明せよ

二〇世紀の初頭以来、実業家は消費者心理の謎を解明するために心理学の専門家の助言を求めてきた。一九二〇年代には、絶大な影響力を持つアメリカの心理学者ジョン・B・ワトソンが、広告の基本的な学習理論を提唱した。消費者は製品を購買する動機があるときに購買する、というのがそれだ。購買欲を育てる絶対確実な方法の一つとして、ワトソンは人々の自己像（自分自身について抱いているイメージ）と、それに付随する情動や、関連する文化的事象に訴えるよう、企業に勧めた。[8]

行動主義心理学者だったワトソンは、心を「ブラックボックス」として扱ったことで有名だ。彼は心の内部の働きには興味がなく、行動という出力にだけ注目した。だが、消費者には極度に不合理な傾向があり、マーケターはそれを利用する必要があるという考え方は根強かった。メルヴィン・コープランドは一九二四年に出した教科書『販売の原理（*Principles of Merchandising*）』で、購買行動を合理的な衝動と不合理な衝動の両方に起因するとした。「動機は人間の本能にその起源があり、情動は行動へと人を駆り立てる衝動的あるいは不合理な刺激を表している」と彼は書いている。

私たちの行動や欲求、空想のほとんどには隠された意味があるという考え方は、フロイト理論にマーケティングの分野でニッチを生み出した。一九三〇年代には、消費者心理に関する精神力学モデルが脚光を浴びていた。そのモデルを具体的に表したのが、一九三八年にウィーンからアメリカにやって来た野心的亡命者アーネスト・ディヒターの著作だ[9]。「私たちは、自分がどれだけ頭が切れると思っていようと、自分がなぜこのように振る舞っているのかを説明しようと試みるときには、どれほど頻繁に自らを欺くかを知ったら、啞然とするだろう」とディヒターは述べている。彼は「動機調査」と呼ばれるシステムを開発した。訓練を受けた面接者が参加者にロールシャッハ検査を行ない、「深層」面接を実施して、製品について自由連想してもらい、それから参加者が語った話を研究者が検討し、フロイト理論における葛藤、性、攻撃といったテーマを探す。ディヒターは、食品会社ゼネラルミルズに対し、同社のケーキミックス「ベティー・クロッカー」を売るために、卵を必要とするミックスを企画するよう助言したことで、最も有名かもしれない。この助言は、一つには、ミックスを使って手抜きをすることに対する主婦の無意識の罪悪感を和らげるためであり、また、卵は夫に繁殖力を提供することの象徴でもあったからだ[10]。

第二次大戦後に大恐慌時代の暗雲が晴れると、家庭での質素倹約は、マーケターがもたらす豊富な物量の前に影が薄くなった。広告業界は消費者の操作に相変わらず熱心だったが、購買行動を予想するフロイト理論の能力に、しだいに幻滅するようになった。一九六〇年代なかばには、ほとんどの代理店が精神分析の手法に見切りをつけていた。あまりに非科学的で、その手法の扇情的な主張が実現しないことが判明したからだった[11]。

広告業界はすでに、市場調査という、もっと確実な手法に頼り始めていた。顧客の隠された動機付けを暴くことを試みるかわりに、製品についてどう思うか、その製品を買うかどうかを、単に顧客に尋ねるという手法だ。的《まと》を絞った集団面接（「フォーカスグループ」という言葉が使われるようになったのは一九七〇年代後半になってからだった）によって、面接の手法と世論調査が組み合わされた。この手の集団は、たいてい十数人から成り、おもに主婦で、専門の司会者の誘導のもと、製品や広告、ラジオの広告、コマーシャルを好む理由を自由形式で包括的に話し合う。参加者の熱意（あるいはその欠如）に基づいて、経営陣は製品をお蔵入りさせたり、修正したり、製作に向けてさらに進めたりする決定を下した。[12]

フォーカスグループは、選挙政治と世論調査における有用な方法であり続けてはいるが、悪名高い弱点をいくつか抱えている。たった一人でも影響力の強い参加者が、グループの他のメンバーの意見を左右したり、彼らをおじけづかせたりすることがある。また、参加者はしばしば、率直に答えるかわりに、司会者が聞きたがっていると思うことを口にする。あるいは、自分の本当の思いを自己検閲し、グループとうまく調子を合わせることも多い。

だが、それより根深い問題は、グループの参加者は有効な情報提供者であるという前提だ。かつて、フォーカスグループによる調査を行なっていた、ハーヴァード・ビジネススクールの名誉教授ジェラルド・ザルトマンは、次のように説明する。「フォーカスグループの調査は、基本的に時間の無駄だ。参加者が表明した購買の意図と、実際の購買行動との間には、薄弱な関連しかないことが多いからだ」。典型的な参加者は、自分は何が好きかは知っているが、なぜ好きかは知らない。それよりさらに重要なのだが、対象となった製品をはたして自分が買うかどうかもわかっていない。これは、ディヒターや初期の消費者心理学者が気づいたとおり、意思決定は多数の要因で形作られ、そうした要因の多くは無意識のうちに働いているからだ。過去の経験や個人的・文化的影響といった要因をいちいち考慮していたら、時間がかかり過ぎてしまう(13)。

この見識を得た広告業者は実験室に行き、今度は広告に対する消費者の生理的反応を測定しようとした。一九六〇年代前半、研究者たちはパッケージのデザインや印刷された広告のさまざまな特徴への関心を測定するために、瞳孔の自発的な拡張を調べる実験を行なった（もちろん瞳孔の拡張は、関心だけではなく不安や恐れ、ストレスも反映しうる）。彼らは、広告への情動的反応の指標として、手のひらの汗ばみ具合の基準である皮膚電気伝導反応を調べ、視線がページやテレビ画面のどの部分に行くかを追うためにアイカメラを使った。一九七〇年代になると研究者たちは、頭皮につけた電極を通して脳の電気的活動を測定する脳波検査法（ＥＥＧ）を初めて使い、マーケティングの刺激に対する反応として左右の脳半球の活性化を調べた。その一〇年後には、広告の間の長期記憶のコード化（経験したことを記憶として取り込むこと）が、特定ブランドに対する消費者の好みの変化と結びついているかどうかを確かめるために、定常状態トポグラフィー（ＥＥＧの親戚で、神経の処理速度にきわめて敏感）も加えられた。それにもかかわらず、けっきょくこうした手法はあまり役に立たなかった(14)。

過去二〇年間に、脳波技術（おもにＥＥＧ）の精度が上がり、脳画像法の技術が登場したため、消費者心理への生物学的なアプローチは息を吹き返した。「ニューロマーケティングの父」と呼ばれることもあるザルトマンは、一九八〇年代にＰＥＴスキャンを使った最初期の実験を、一〇年後にはｆＭＲＩを使った最初期の実験を、それぞれ行なった。彼は共同研究者たちと、ハーヴァード・ビジネススクールにある自分の市場心脳研究所で広告や製品を被験者に見せて、情動や好みや記憶と関連した神経パターンを喚起した。ある実験で彼のチームは、被験者の半分が広告のための詳細なスケッチを、残る半分が雑誌に載るもののような完成した広告を、それぞれじっくり眺めているときに脳をスキャンした。神経の活動は、どちらの条件でもほぼ同じだったので、スケッチから最終的な広告へという、多額の費用のかかる手順を踏む必要はないという意見を、チームはクライアントに伝えた。一九九九年、イギリスの脳科学者ジェマ・カルヴァートが、イングランドのオックスフォードでニューロセンス社を創立した。脳画像法を消費者心理学に応用する、最初の会社だ。アメリカではアトランタに本拠を置くブライトハウス・ニューロストラテジーズ・グループが二〇〇二年に創立された。[15] コカ・コーラやホーム・デポ、デルタ航空といった大企業が、ブライトハウスの最初期の顧客として挙げられる。

カーネマンと行動経済学

ひと口にニューロマーケティングといっても、じつは間口がとても広い。製品を派手に誇大広告する買《バイ》オロジストたちもいれば、もっと行儀が良く、慎重なニューロマーケティング会社もあり、後者はそれほど一般人の目にはつかない。インディアナ大学の心理生理学者アニー・ラングは、非営利の広告調査財団が二〇一一年に招集した委員会に加わり、地味な会社を含む、多くのニューロマーケティング会社が使っている方法を検討した。ニューロフォーカス社が参加を辞退したことは特筆に値する。ラングの言葉を借りると、「二つの会社の主張はもっともだった。彼らのやり方は有効に見えた。有効な統計的検査を行ない、申し分のない推論をし、結論に関しても適度に慎重だった」。さらに、ニューロマーケティングには学者もかかわっている。彼らは好みの形成と意思決定の認知的・脳科学的基盤に関心がある。自分のことはニューロマーケターとは呼ばないが、彼らの研究はニューロマーケティングの概念的拠り所として日ごろから引き合いに出される。こうした学者のなかでも傑出しているのが、ノーベル経済学賞を受賞したダニエル・カーネマンだ。カーネマンと共同研究者の故エイモス・トヴェルスキーは、情動と認知が経済の場でどう働くかに関する理論に磨きをかけることで、消費者心理学の理解をおおいに深めてくれた[16]。

一九七〇年代に行なわれた今や古典とも言える一連の実験で、カーネマンとトヴェルスキーは、人々の意思決定の仕方を探究した。二人は心理学と経済学を、現在では行動経済学と呼ばれるものに融合し、特定の「認知バイアス」（周りの世界に関する私たちの判断を歪める、おおむね無意識の、推論の誤り）を発見した。彼らはいくつかの「ヒューリスティック」も正確に指摘した。ヒューリスティックというのは、私たちの認知的なエネルギーの節約に役立つが、状況次第では驚くほど不合理で、最善とは言えない結果をもたらしうる、心的な近道のことだ。こうした近道のうちで典型的なのが「損失回避」で、これは、利益を積み重ねるよりも損失を回避することに、はるかに大きな関心を抱く傾向のことだ。この発見には重大な含みがある。取引から満足感を引き出すというのは、金銭的価値をどれだけ得るかだけではなく、損失の見込みに伴う不安をどれだけ軽減できるかという問題でもあるのだ。重要な認知バイアスとしては、「フレーミング」も挙げられる。これは、同じ情報を与えられても、それがどう提示されるかによって、反応の仕方が変わるという現象だ。たとえば、患者は、死亡する可能性が一割ある治療法よりも、生存の可能性が九割ある治療法を選びやすい。ようするに、物は言いようであり、高い生存確率のほうが、低い死亡確率よりも優《まさ》っているように聞こえるのだ——どちらの確率も、けっきょく同じことを意味しているにもかかわらず。[17]

認知心理学のレンズを通して選択を屈折させれば、消費者は合理的な生き物で、自分が経済的に得をするように常に費用と便益を天秤にかけているという、かつては優勢だった前提に立つよりもうまく人間の行動を捉えられる。カーネマンは、トヴェルスキーとの発見に基づき、不確実な状況に直面したときに下す判断を左右する、二つの独立したシステムの概念を詳細に論じた。第一の「システム１」は、瞬時の直観的・情動的思考プロセスを担う。このシステムは、努力も、自発的に制御しているという感覚もほとんど伴わずに働く。それとは対照的に、「システム２」は、ゆっくりした、論理的で懐疑的な思考の源だ。このシステムは、反応の情動的な強度を減じ、もっと熟慮したうえでの評価への道をつける。システム２は、人がたとえば通常のオレオのクッキーを買うかそれともクリームが多く挟まっているオレオにするか、コンバーチブルの車を買うかそれともハードトップにするかといった、それぞれの長所・短所をじっくり考えるときに本領を発揮する。

　システム1は、情動的な記憶の宝庫と、認知作用による時間節約習慣に瞬時にアクセスできるので、私たちは素早く判断が下せる。消費者の選択が、本人が口にした好みと違った場合、その違いは無意識の中で働いているダイナミクスに起因する可能性が十分ある。消費者行動の研究者にとっては、システム1を理解する（そして可能であればそれを制御する）ことのほうが期待が持てる。事実、ニューロマーケティング会社は、「埋もれた真実」という物語を利用してきた。ルーシド・システムズ社は、「暗黙の真実を知るためのあなたの情報源」と自らを位置づけている。ニューロセンス社の経営者は、「脳というブラックボックスの中を覗いて、フォーカスグループではとうてい説明のしようのない洞察を手に入れ」たいと語っている。[18]

何が「購入ボタン」を押すのか

　「ブラックボックス」を解明しようとする試みによって、経済学者と脳科学者と消費者心理学者の共同研究に弾みがついた。脳科学は、消費者に動機を与えるうえで不可欠な注意や情動、記憶といった主要な現象にはおおいに関係がある。二〇〇八年、脳科学者のヒルケ・プラスマンとその共同研究者たちは、今やすっかり有名になった、ワインの飲み比べ実験の結果を発表した。フレーミング現象に結びついた神経メカニズムを明らかにするために企画された実験だ。被験者は一本五ドルではなく五〇ドルのワインを飲んでいると思っていると（じつは、どちらも同じワインであるときにさえ）、その脳は、快楽の経験と関連することがしっかり立証されている種類の神経パターンを示す。たとえば、高価なワインを飲んでいる被験者を研究者がスキャンすると、被験者の脳は、情動の制御と経験の「価値」のコード化にかかわる領域である、内側眼《ないそくがん》窩《か》前頭《ぜんとう》皮質《ひしつ》の活動の増加を示した。それとは対照的に、味の知覚に関連した脳領域は、価格の変化には反応を示さなかった。品物の価格は感覚的経験を直接変えないが、その品物を消費する経験に、より価値があると本人に思わせるという仮説をプラスマンらは立てた。妥当な仮説だろう。この手の実験では、行動面での結果は目新しいものではない（すでに何度も実証されている）から、肝心なのは、意思決定の仕組みを脳のレベルで分析することだ。（ちなみに、価格を伏せた飲み比べ実験では、参加者は高価なワインを、それほど高価でないワインより好むことはない[19]）

二〇〇四年、脳科学者のリード・モンタギューは、これまた頻繁に引用されることになる、消費者の好みの研究結果を発表した。それは、有名なコカ・コーラとペプシコーラの飲み比べの手法を使って、ブランディングの神経生物学的特性に的《まと》を絞った研究だった。モンタギューと彼の率いるチームは、製品の名前を伏せた飲み比べ実験では、被験者はペプシを好む傾向か、コカ・コーラとペプシのどちらに対してもはっきりした好みを持たない傾向を示すのにもかかわらず、なぜコカ・コーラが一貫して市場で優位に立っているのかを問うた。モンタギューらは被験者をｆＭＲＩスキャナーに入れ、長いストローを使って、どちらのブランドかは知らせずにランダムにコカ・コーラとペプシを飲んでもらった。おいしかったと被験者が報告したときには、彼らの脳は、これも報酬に関して重要な役割を果たす領域である前頭前皮質腹内側部での反応が高まった。[20]

ところがのちに、味見の前にブランドのラベルを被験者に見せると、好みが変わる人が大勢いた。コカ・コーラの缶の画像を見たあとには、被験者の七五パーセントが、サンプルが気に入ったと答えた。モンタギューは、腹側中脳と腹側線条体（側坐核を含む）、前頭前皮質腹内側部という三つの領域のうちの二つが、一方のブランドよりももう一方のブランドに反応したときに活動が盛んになるかどうかを見れば、被験者がコカ・コーラとペプシのどちらを選ぶかがわかった。結果は、コカ・コーラのほうが強い反応を引き起こすことが多かった。モンテギューのチームは、コカ・コーラが成功しているのはおそらく、より効果的なブランド・マーケティングのおかげで、情動的色合いを帯びた記憶のスリルをコカ・コーラが誘発できるからであることを、この発見は意味していると解釈した。「行動の制御や、記憶の掘り起こし、自己像にまつわる事柄に関連した脳の活動に対して、コカ・コーラのラベルは非常に大きく作用する」とモンタギューは説明した。[21]

「コカ・コーラ＝ペプシ」実験は、マスメディアでセンセーションを巻き起こし、「タイム」誌、「ニューズウィーク」誌、イギリスの「ガーディアン」紙、ドキュメンタリー番組の「フロントライン」、PBS（公共放送サービス）などが一斉に取り上げた。まもなく、「ニューズウィーク」誌（「脳の購入ボタンを押す」）や「フォーブス」誌（「購入ボタンを探して」）、「ニューヨーク・タイムズ」紙（「もし脳に『購入ボタン』があったら、何がそれを押すのか?」）のおかげで、この実験の中心的な隠喩は、「購入ボタン」になった。広告業者たちもこの実験がおおいに気に入った。彼らは、ブランディングの威力を決めるのに果たす情動の役割に関する劇的な教訓として、この実験を受け容れた。業界の内部事情に通じている人のなかには、この実験がニューロマーケティングの分野を勢いづかせたとする者もいた[22]。

脳の機能を直接測定すれば、既存の方法よりも、売り上げや広告の成功をうまく予想できるだろうか？　脳科学者のブライアン・ナットソンとその共同研究者たちが二〇〇七年に行ない、その後頻繁に引用されている実験によれば、ある程度までそう言えることになる。ナットソンらは、ゴディバのチョコレートや連続テレビドラマ「セックス・アンド・ザ・シティ」のＤＶＤ、スムージー・メーカーなどを含む製品の写真を眺めている被験者をｆＭＲＩでスキャンした。被験者は、ナットソンらに与えられた本物のお金でこれらの製品を買うことを許されたが、それは、製品の写真をもう一度眺めてからだった。そして、このときには製品には値札が添えられていた。数秒後、被験者は買いたいかどうかをボタンを押して示した。この実験から、利益の予測と関連した領域（側坐核）の活性化が製品の好みと相関し、損失の予測と関連した領域（島《とう》）の活性化が法外な値段と相関していることがわかった。さらに、利益と損失の統合にかかわる領域（内側前頭前皮質）の活性化は割引価格と相関していた。これは、利益と損失の予測に関連した個々の脳領域の活性化が購買決定に先行し、その決定を予想するのに使えることを示しているとナットソンらは解釈した。六割という予想精度は、偶然を大幅に上回らなかったとはいえ、被験者が「購入」ボタンを押す直前に、さまざまな製品に対して自己報告した好みの精度よりも少し高かった[23]。

二〇一一年、脳科学者のグレゴリー・バーンズとサラ・ムーアも、新曲の商業的成功を予想する研究でマスメディアに広く取り上げられた。二人は若者たちをｆＭＲＩスキャナーに入れ、無名のアーティストによる一二〇の新曲を聴いてもらった。すると、報酬経路の一部である側坐核が、その後アルバムが二万枚以上売れた曲のときに被験者のおよそ三分の一で強い反応を示し、売り上げが二万枚に満たなかった曲の約八割で、側坐核と眼窩前頭皮質の反応が弱かった。注目すべきなのは、曲がどれほど好ましく思えるかに関しての自己報告からは売り上げが予想できなかったが、側坐核内の活動がアルバムの売り上げ枚数と現に相関していた点だ。バーンズとムーアが述べているように、いつの日か、成功を予測できるような特定の音や歌詞の特徴の神経標識を作曲家が使って、新曲を逆行分析できるようになるかもしれない[24]。

データの解釈が問題だ

ニューロマーケターは消費者神経科学者とは違う。前者は選択を行なっているときに脳がどう働くかよりも、脳の持ち主が何を「選ぶ」か——そして、クライアントの製品を「選ぶ」ようにどうやって脳を誘惑するか——に関心がある。ニューロマーケターのサービスは、けっして安くない。ＥＥＧかｆＭＲＩを使ったマーケティング研究は四万〜五万ドルほどかかる[25]。それでも、クライアントには事欠かないようだ。

たとえばコカ・コーラ社のマーケティング・チームはＥＥＧを使い、二〇〇八年の第四二回スーパーボウル用の広告編集の参考とした。コマーシャルの候補をいくつかボランティアに見せると、あるバージョンで音楽が徐々に盛り上がるときに、彼らが「熱中」する度合が高まることにマーケターたちは気づいた。そこで広告チームはこの情報に基づき、もともとのコマーシャルのバージョンを手直しした。伝えられるところによれば、『アバター』を含め、現代の高額な予算の映画の数々を手がけた制作チームはみな、さまざまな場面やシーケンスに対する観客の脳の反応をＥＥＧで測定し、脚本やキャラクター、筋、場面、効果、果ては配役まで、映画の各要素を改善する助けにしてきたそうだ。サンディエゴのニューロマーケティング会社マインドサインは、ワーナー・ブラザーズの『ハリー・ポッターと謎のプリンス』のために、できるかぎり観客を虜にする予告編を作るのにｆＭＲＩを役立てた。マインドサインの研究者たちは、テスト用の観客に映画のシーケンスをいくつも見せ、注意のレベルと、楽しさ、恐れ、退屈、共感といった情動的反応を測定した。[26]

　大手家庭用品メーカー、プロクター・アンド・ギャンブル社のヘアケア・ブランド「パンテーン」は、女性の「自分の髪についての全般的感情」(同社の主任科学者の言葉)を調べたいと考え、ニューロフォーカス社の力を借りた。同社の分析担当者は、女性たちにパンテーンのコマーシャルを見せながら、頭皮の電気信号を記録し、ミリ秒単位で脳の活動の画像を作成した。脳波のデータによれば、コマーシャルに登場するモデルが髪がまとまりにくくていらいらしているように見えた時点で、女性たちは「気が散った」という。そこでパンテーンは広告に修正を加え、モデルの表情ではなく髪にもっと的を絞ることにした。[27]

　だが、こうした調査結果にはどれほど意味があるのだろう？　評判の良い会社が脳から得た情報を利用していることを考えると、調査結果には価値があると思いたくなる。とはいえ、ニューロマーケターがデータをどう解釈するかはヴェールに包まれているので、評論家には槍玉に挙げられる。コロンビア大学の研究者たちが最近、一六のニューロマーケティング会社のウェブサイトを調べたところ、自社の主張を立証できるほど詳しく方法論を説明しているものはほとんどなかった。半数近くの会社は、ＥＥＧやｆＭＲＩを使うことさえなく、皮膚電気伝導反応や瞳孔の大きさの測定といった、古い技術に頼っていた。そのうえ、ニューロマーケティング会社は、それぞれ異なる独占所有権を持つ手法を使って脳波データを解釈するので、その有用性を評価するのがなおさら難しい。

　たとえばニューロフォーカス社は、注意、情動的関与、記憶の保持、全般的有効性、購入意図、目新しさ、自覚という七つの項目に沿って反応を検知すると主張している。ＥＥＧと、注意や情動、情報の保持との関連性については厖大な量の研究がなされてきたが、同社は独占所有権を持つ複雑な手法を使って、そうしたデータを、「購入意図」を反映するという触れ込みの数値に変換する。同社は、ミラーニューロン（一部の専門家によれば、人間の共感に関係するという細胞）の関与を反映し、したがって広告に登場する人物の経験を共有したいという被験者の欲求も反映するものとして、下前頭葉の電気的活動も解釈する。[28] この解釈には異論がある。人間におけるミラーニューロンの重要性は、まだよく理解されていないからだ。

　コマーシャルや映画の予告編の評価には、雑誌や製品デザインといった静的な形式のものの評価とは違った難しさがある。一つには、コマーシャルを見ているときに起こる神経の反応は、被験者がリアルタイムで目にしているものと、確実に同期しているとはかぎらない。脳の活性化は、その瞬間に画面に映っているものではなく、被験者が予期するものを反映しているかもしれないからだ。また、コマーシャルや映画の予告編はさまざまな特徴（会話、音楽、画像）を備えているので、分析者が個々の特徴の情動的影響を見分けるのが難しい。[29]

心に留めるべき点はそれにとどまらない。ニューロマーケターは、脳の局所的な活動から逆向きに推論を進めて、被験者がある特定の思考を行なっているとか、ある特定の感情を抱いているとか結論するという、逆推論の弊害を受ける可能性もある。画像法の結果に促されて、スナック食品会社のフリトレーは最近、ポテトチップの包装を、つやつやした紙から光沢のない紙に変えた。被験者の女性たちが光沢のないベージュの包装を見ているときよりも、従来のつやのある包装を見ているときのほうが、前帯状皮質（「フォーブス」誌の記事を引用すれば、「［ジャンクフードを食べることに対する］罪悪感と関連した脳領域」）の活動が盛んになることをスキャン画像が示したからだ。とはいえ、前帯状皮質は脳の中でも、とくに見境なく興奮しやすい部位の一つで、痛みの知覚や情動的関与、憂鬱、動機付け、誤りの予想、矛盾の監視、意思決定など、多くの事柄にかかわっている。[30]

逆推論は、二〇〇六年の第四〇回スーパーボウルのハーフタイムに放映された広告に対するｆＭＲＩ分析にも入り込んだ。マルコ・イアコボーニは、試合の最中に放映された広告を眺めている被験者の脳をスキャンした。そして、宅配運送会社のフェデラルエクスプレスの広告（小包の発送に同社を利用しなかったために解雇された哀れな穴居人が出てくる広告）は「失敗作」だと宣言した。それはなぜか？

そのあと穴居人が恐竜に押し潰されたとき、被験者の扁桃体の活動が盛んになったからだ。「この場面は滑稽に見えるし、多くの人が滑稽だと評したが、それでも扁桃体は脅威を与えるものと知覚する」とイアコボーニは語った。とはいえ、周知のとおり、扁桃体は単に恐れを処理する以外にもずっと多くのことをする。たとえば、目新しいものに対する反応で重要な役割を果たす。そして、スーパーボウル用の最新広告は、目新しさの典型なのだ。たとえスキャン画像が恐れに似た反応を捉えたとしても、安全な環境で経験される「恐れ」には、人を酔わせるものがある。ジェットコースターが好きな人なら、誰でも覚えがあるだろう。したがって、自己報告（「これは滑稽だ」）が、脳の語っているように見えること（「怖い！」）と矛盾したときには、慎重になる必要がある。フェデラルエクスプレス社は、潜在顧客を怖がらせないように、この広告をお蔵入りにするべきなのか？　断じてそうするべきではない。果たせるかな、イアコボーニは、ウェブサイト運営会社のGoDaddy.comが二〇〇六年のスーパーボウル用に制作した広告も酷評した。この広告は、報酬と結びついた脳領域の活動を盛んにできなかったからだ（それ自体、面白い発見だ。なぜならこの広告は、豊かな胸のスポークスウーマンたちを起用していたのだから）。ところが、現実の世界では、女性の胸の豊かさを強調したこの広告は、いわばタッチダウンを奪い、試合中、広告主のウェブサイトへのアクセス数は、他のどのウェブサイトへのアクセス数をも上回った[31]。

「広告は人を説得しようとする。それは誰もが承知している」とジョン・E・キャルフィーは著書『説得されることへの恐れ（*Fear of Persuasion*）』に書いている。[32] 利己的な売り手と懐疑的な消費者は、天地開闢《かいびゃく》以来、商業にはつきものの不変の特徴だ。だが、大衆が、やり方もわからぬまま自分が操作されている（そしてそのため、抵抗のしようがない）ことを恐れるとき、疑念は怒りと被害妄想に姿を変える。

一九五七年にヴァンス・パッカードが『かくれた説得者』を刊行して警鐘を鳴らすと、消費者操作に対する恐れに、大衆が騒然となった。ジャーナリストで社会評論家のパッカードは、市民を操作して、欲しくもなければ必要でもないものを買わせることで、市民の合理的自律を損なっているとして、マーケター全般、とくにアーネスト・ディヒターを非難した。「私たちの無分別な習慣や購入意思決定、思考過程を誘導する大規模な取り組みがなされており、目覚ましい成功を収めることが多い。……その結果、私たちの多くが、日常生活のパターンに関して、自分で気づいているよりはるかに多くの影響を受け、操作をされている。その目的は、私たちの心の在り方に影響を及ぼし、市民としての行動を誘導することにほかならない」とパッカードは書いている。「ニューヨーカー」誌はパッカードの著書を、「製造業者、資金調達者、政治家らの圧力団体が、広告代理店や広報係の助けを得て、アメリカ人の心を、彼らの言うなりに買ったり与えたり投票したりする、いわば整形自在の練り粉の塊に変えようとしている様子をきびきびと描き出した、信頼できる、そしてぞっとするような報告書」と評した。「テキサス・ロー・レヴュー」誌の書評は、テレビの選挙広告におけるサブリミナル広告の使用が「オーウェルの一九八四年が、タイトルの予告するより早く近づいている」ことを意味するのだろうか――そして、「人間の心を形作る科学における昨今の進歩に関してパッカードが提起した疑問」に、合衆国憲法修正第一条（信教・言論・出版・集会の自由、請願権の保証）が対処できるのだろうか――と問うている。[33]

『かくれた説得者』は、六週間にわたってアメリカのノンフィクション部門ベストセラーで第一位の座を占め続けた。そのテーマは、冷戦とそれに伴う共産主義への恐れの時代にこだまし続けた。朝鮮戦争の間にアメリカ人捕虜が「洗脳」されたという噂が広く信じられ、それに着想を得て生まれたのがリチャード・コンドンの一九五九年の小説『影なき狙撃者』で、この作品はのちに映画化された。ジョセフ・マッカーシー上院議員は、共産主義国のスパイと同調者が連邦政府や合衆国陸軍にまで潜入しているという恐れを煽った。野球チームのシンシナティ・レッズは一九五四年から六〇年にかけて、共産主義に感化されているという印象をいっさい避けるために、「シンシナティ・レッドレッグズ」と改名していた。[34]一九五六年の有名なSF映画『ボディ・スナッチャー／恐怖の街』（その中で、大型のエイリアンのポッドが人間に取って代わる複製を生み出した）は、共産主義のイデオロギーが個人主義を根絶し、アメリカに魂の抜けたような服従を強いるという恐れの、政治的寓意物語と解釈されてきた。

こうした風潮を背景に、マンハッタンのマーケティング会社の重役でサブリミナル・プロジェクション社の創立者ジェイムズ・ヴィカリーは、買い手の行動を変えるための技術（彼はそれを「サブリミナル広告」と呼んだ）を考案したと主張した（「サブリミナル」とは、通常ほんの一瞬だけ提示されるために意識には認識されない画像や音声のことを言う。ヴィカリーの掲げた捉え所のない目標であるサブリミナルによる説得は、自覚せずに入力を知覚する能力であるサブリミナル知覚という現象と混同してはならない。サブリミナル知覚はしっかり立証されている）。パッカードが『かくれた説得者』を出してから五か月後、ヴィカリーは記者会見を開き、自分が開発した「目に見えないコマーシャル」の成功を発表した。ヴィカリーが記者たちに語ったところでは、その夏、ニュージャージー州フォートリーの劇場で映画『ピクニック』を上映中に、「お腹が空きましたか？　ポップコーンを食べましょう」「コカ・コーラを飲みましょう」というメッセージをわずか三〇〇〇分の一秒間、映し出したという。これは短過ぎて、人には知覚できない。結果は、控えめに言っても見事なものだった。サブリミナルのメッセージを使った六週間で、劇場でのポップコーンとコカ・コーラの売り上げは、それぞれ一八パーセントと五八パーセント増えたとヴィカリーは主張したのだ[35]。

　コークを飲め、ポップコーンを食べろというヴィカリーのサブリミナルの命令は、世間の激しい怒りを買った。「サタデーレヴュー」誌の伝説的な編集者ノーマン・カズンズは、こう書いている。「一九八四年へようこそ。この装置がポップコーンでうまくいくのなら、政治家だろうが何だろうが、他のものでもうまくいかない道理はないではないか」。世論調査から、世間では広く非難の声が上がっていることがわかった。そこで議会は連邦通信委員会にサブリミナル広告の規制を求めた。一方、ラジオ・テレビ放送同盟は加盟局に、調査結果が出るまでサブリミナル広告の使用の自粛を呼びかけた。[36]

広告調査財団も、研究に従事する心理学者の大半も、ヴィカリーの主張には最初から懐疑的だった。彼らはヴィカリーに、データを提供するか、公開実験を行なうかするように求めた。ヴィカリーはそれを受け、一九五八年一月に首都ワシントンに赴き、連邦議会議員数人と連邦通信委員会委員長の前で、彼の「テクニック」を使ってみせた。ヴィカリーはワシントンのテレビスタジオで、「ポップコーンを食べましょう」という瞬間的メッセージを挿入した数分の映画を彼らに見せたが、ポップコーンが欲しいという気持ちをまったく起こすことができなかった。ただし、ある議員は、映画を見たらホットドッグが食べたくなったと当てこすりを言った。翌月、カナダ放送協会は、三〇分番組の間じゅう、「すぐに電話をかけましょう」というメッセージを束の間映し出すという、サブリミナルの説得実験を独自に行なったと発表した。五〇〇人の視聴者を調べると、電話をかけたいという衝動に駆られたと報告した人は一人しかいなかった。多くの視聴者は、番組を見ていて空腹あるいは渇きを覚えたと答えた。[37]

とうとう一九六二年にヴィカリーは、自分の「実験」が、いい加減に集め、捏造した証拠と混ぜ合わせたわずかなデータから成ることを「アドヴァタイジング・エイジ」誌に告白した。記者会見を開いたのは、自分のコンサルティング会社をマスコミに取り上げてもらうのが最大の目的だったことも認めた。心理学者のレイモンド・A・バウアーなら驚かなかっただろう。彼は一九五八年、「ハーヴァード・ビジネス・レヴュー」誌にこう書いていたからだ。「『操作』と『秘密の説得』の亡霊は、あらゆる場所で跳梁跋扈《ちょうりょうばっこ》してきた。ただし、これまでに人間が暮らしたことのある場所は除くが」。その後、入念に企画された実験が多数行なわれ、サブリミナルのメッセージでは、個人や集団を簡単に操作して購買行動を変えられないことがわかった。たしかに、最近実験室で得られたデータのうちには、サブリミナルのメッセージが私たちの動機付けに影響を与えることがある可能性が示されてはいる。たとえば、ある実験では、コークの缶の写真と「喉が渇いた」という言葉をサブリミナルのかたちで見せられた参加者は、「喉が渇いた」という言葉を見せられなかった参加者よりも、強い渇きをあとで報告した。とはいえ、こうした実験結果が実社会で購買決定につながるかどうかは、まったく明らかではない。まして、特定のブランドに対する好みを形作れる保証は断じてない[38]。

パッカードの本やヴィカリーの告白に対する世間の反応は劇的だったが、ニューロマーケティングに対する反応は、今のところそれよりはるかに小さい。とはいえ、私たちは新しいかたちで操作されており、制御される可能性は増すばかりであるという見解には、潜在的な不安が依然としてつきまとっている。用心深い消費者保護団体は、すでにニューロマーケティングに照準を合わせている。二〇〇三年、消費者運動指導者のラルフ・ネイダーが共同創立者である非営利組織コマーシャル・アラートは、「思考科学のためのブライトハウス研究所」とエモリー大学が行なった研究について保健社会福祉省に訴え、「煙草やアルコール、ジャンクフード、暴力、ギャンブルなどの中毒性行動や有害な行動を増やすような『購入ボタン』を押すために、エモリーのニューロマーケティング研究が法人顧客に売られるのを、いったい何が止めるのか？」と尋ねた。翌年、コマーシャル・アラートは、連邦政府がブライトハウスを捜査するように上院商業委員会に強く催促したが、不首尾に終わった。[39]
二〇一一年、高脂肪のスナック食品をティーンエイジャーに売り込むために「意識下の情動的興奮を引き起こすようデザインされた」ニューロマーケティングを使ったとして、消費者保護団体の協会がフリトレー社を連邦取引委員会に訴えた。カリフォルニア州デイヴィスの「認知的自由と倫理センター」のリチャード・グレン・ボイアは、企業はニューロマーケティング技術の使用を公表するべきだと述べた。「もしこの技術が非常に有効になれば、ノー・ニューロマーケティングの方針を採用する会社も出てくるかもしれない。個人向け商品に、動物実験はしていないという但し書きがついているのを見かけるのと、ちょうど同じように[40]」。ボイアの発言を聞くと、包装のラベルの片隅に小さなシンボルが入っているところが目に浮かぶ——その製品の製造にあたっては、いかなる脳検査も行なっていないことを示す、たとえば、脳を貫くかたちで斜め線の入ったシンボルが。
法律について言えば、広告にサブリミナルのメッセージを使うことを禁じる連邦法はない。連邦通信委員会は、「サブリミナルのテクニック」の使用が証明されれば、効果の有無とは無関係に、企業の放送免許を取り消すことができる。そして、州判事や連邦判事、学者はこれまでおおむね、合衆国憲法修正第一条はサブリミナル広告を保護しないという立場をとっており、その使用を禁じる裁定を下すことが多かった。法学者のマーク・J・ブリッツによれば、通信に、受取人が知らないうちに当人の思考に影響を与えるように意図されたメッセージあるいは刺激が含まれているときには、憲法修正第一条による保護の妥当性は消滅するという。つまり、人は、自分に影響を与えている情報を自覚していなければ、その情報を分析できないし、（そもそもメッセージを自覚していないのだから）討論や会話を通してそのメッセージを分析し、正しいかどうか判断できなければ、憲法の保護は適用されないということだ。たしかに広告は、あらゆる通信同様、私たちが自覚していないかたちで私たちに影響を与えうる。ニューロマーケティングは、仮にその有効性が議論の余地もないまでに確定した場合には、自律を従来よりも深刻なかたちで侵したことになるのだろうか？ 究極の疑問は、ニューロマーケティングが消費者の自律を脅かすほど強く彼らの行動に影響を与えるかどうかだ、とブリッツは言う。[41]

洗脳された顧客がデパートの通路をぞろぞろ歩いているような状況は、万一起こるとしても、まだ先のことだろう。消費者は、体から切り離されてアメリカというショッピングセンターをうろつき回る脳ではない。彼らは所持金をやりくりし、最近購入した他の品物についても考えを巡らせる。購買は社会的活動で、人間は社会的生き物であり、配偶者が示しそうな反応（「そんなもの、買ったの？」）を予想し、購入前に家族や友人や専門家の助言を求めることもよくある。実際、買い手に対する影響は身の周りのいたるところにある。たとえば、買い物客の気分は、購買行動を左右する。店内に流れている音楽のテンポにしても同じだ。興奮レベルが高いと、人は情報処理能力が低くなる（つまり、認知バイアスや近道に頼る度合いが増す）ようで、有名人による製品推奨や、広告が注意を惹く力など、皮相的ではあるが魅力的な要素に簡単に影響されやすくなる。精神的に疲弊した人のほうが、知性に訴えるゆっくりしたペースの映画より、浅薄な面白さを提供する俗悪な映画を選ぶ可能性が高いかもしれない。テレビ番組（たとえば、終末を迎えたあとの世界を描くドラマ「ウォーキング・デッド」と家族向け連続ホームコメディ「ビッグバン★セオリー――ギークなボクらの恋愛法則」）の性質自体が、人がコマーシャルをどう知覚するかに影響を及ぼしうる。[42]

けっきょく、さまざまな影響の不協和音が一度に私たちに作用しているということだ。互いに打ち消し合うものもあれば、目新しいかたちで組み合わさるものもあるし、私たちの中から現れるものもあれば、外の環境に由来するものや、さらには、広告者が生み出すものもある。暗黙の無意識のプロセスと、明白な意識的能力がいっしょになって、私たちを導くのだ。

ジャンク科学なのか？

というわけで、ニューロマーケティングは二〇〇七年に「アドヴァタイジング・エイジ」誌が問うたように、「隠れた説得なのか、それともジャンク科学」なのか？ じつは、そのどちらでもない。一般に、人間の行動への影響には限度があり、ニューロマーケターが、私たちの脳からこつこつ集めた情報を操作して、必要もないものを買う無抵抗で無意識の消費者に私たちを変えられるという具体的な証拠はない。定評ある市場研究者のアンドルー・S・C・エーレンバーグは、一九八二年にこう書いている。「広告は奇妙な立場にある。極端な擁護者は、広告には並外れた力があると主張し……最も厳しい評論家は彼らを信じている」。三〇年後の今も、彼の言葉はそのまま通用する。その一方で、買《バイ》オロジストたちの大げさな主張があらゆるニューロマーケティングの評判を傷つけるのを許しておいて、ニューロマーケティングをジャンク科学としてあっさり切り捨てるのも公正ではない。一つには、ニューロマーケティングの前提（人は特定の製品に惹きつけられ、自分でも感知していないことの多い動機からそれを購入する傾向があるという前提）は健全だからだ。ニューロマーケティングは、視聴者の注意を惹き、情動的に魅了する最適の方法についての初期段階の仮説を生み出して試すのに、最もふさわしいということになるかもしれない。たとえば、コマーシャルや映画のクリップの最初のバージョンが非常に弱い反応しか引き起こせなければ、制作チームは一から出直したほうがいいだろう[43]。

　だが実際には、予想を立てるにあたって、神経についての情報が持つ価値は、人が何を買うと言うかや、製品のどこが気に入っていると言うかよりも精度が高くなって初めて、市場で意味を持つ。もし、すでにそうなりかけているとしても（追試で確認され、公開されている証拠が乏しいことを考えると、それは怪しいが）、ニューロマーケターは社内での独占所有権を持っているデータと方法を公開していない。そのうえ、マーケティングの「ニューロ」の部分は、通常の方法以上の価値を持っている必要がある。「もし一〇〇〇ドル払って従来の市場調査をすれば、二万四〇〇〇ドル払ってｆＭＲＩ調査をしたときの八割相当の成果が得られるのなら、ニューロマーケティングに投資しても見返りはたいしたことはない」と、例の死んだサケの実験で有名な脳科学者クレイグ・ベネットは言っている[44]。

　効果を実証する責任はニューロマーケティング自体にある。二〇一〇年、広告調査財団はニューロマーケティングのガイドライン開発のための長期計画に着手した。多くのニューロマーケティング会社が使っている方法を検討したあと、同財団は「これらの方法の根底にある科学的知見があまりに複雑であるため、方法の有効性を評価するのは難しい」と結論した。この計画に参加した検討者たちは、ニューロマーケターが自らの試験が提供できるものをあまりに頻繁に誇張するように思えると述べ、ニューロマーケティングの複雑さを考えると、「証拠書類による方法の裏付け、研究プロトコル、何がなされたかについての明瞭性が不可欠である」と断言した。[45]

当面、広告の基本原理に変化はない。効果的な広告は、市場研究者の草分けダニエル・スターチが一九二〇年代に結論したのとまさに同じように、見られ、読まれ、信じられ、記憶され、それに基づいて行動がなされなくてはならない。マーケターは依然として、従来の観点から販売促進キャンペーンや製品を評価する。視聴者は広告に注意を払っているか？　広告を気に入っているか？　製品を認識したり思い出したりできるか？　ブランド・イメージに共感できるか？　購入する意図があるか？　マーケターは相変わらず、意識調査や製品サンプルの市場試験、消費者との一対一の面接、そして、そう、昔ながらのフォーカスグループに大きく依存している。ニューロマーケティングが盛んになるか、消えてなくなるか、広告の世界の片隅でかろうじて生き延びるかは、まだわからない。今現在、前途はおおいに有望だが、舞台裏では、過度なまでに派手な誇大広告をされた脳科学に伴う誤謬や落とし穴が、「買い手［の企業］は用心せよ」という陳腐な決まり文句に、新たな意味合いを与えている。[46]

次章では、欲求と意思決定の生物学というテーマを引き続き取り上げ、今度はアルコールと薬物への中毒という角度から迫ることにする。中毒者の脳を調べれば、研究者や医師が治療と回復を助けるうえで有用な見識が得られるだろうか？　このあと見るように、脳科学の研究成果には目を奪われるが、脇目も振らずに脳ばかり強調するという、今や中毒の研究では主流を占める手法は、あまりに視野が狭過ぎる。

第3章 中毒は「脳の疾患」という誤謬

一九七〇年、東南アジアに高純度のヘロインやアヘンが氾濫した。ヴェトナムに派遣された軍医の見積もりによると、現地に展開しているアメリカ陸軍の全下士官兵の半数近くがアヘンやヘロインを試したことがあり、一〇～二五パーセントが中毒だということだった。過剰摂取による死者が急増した。一九七一年五月、この危機は「ヴェトナムでアメリカ兵のヘロイン中毒流行」という見出しのもと、「ニューヨーク・タイムズ」紙の一面で報じられるに至った。除隊になったばかりの軍人たちが、以前から大都市中心部のスラム街の宿痾《しゅくあ》となっていた麻薬中毒者たちに加わることを恐れたリチャード・ニクソン大統領は、軍に薬物検査の開始を命じ、尿検査に合格するまでは、誰一人として帰国の途につけなくなった。失格した者は、軍が主催する治療プログラムに参加できた[1]。

「ゴールデン・フロー作戦」と軍が名づけたこの措置は成功した。この新たな指令の話が広まるにつれ、ほとんどのアメリカ兵が麻薬の使用をやめたからだ。足止めされた兵士も、二度目の検査でほぼ全員合格した。いったん帰国してしまえば、ヘロインの魅力は失せた。アヘン剤は、戦地で交互に押し寄せる恐怖と退屈を耐え忍ぶのには役立ったかもしれないが、本国に戻れば、一般市民としての生活が優先される。卑しむべきドラッグ・カルチャー、ヘロイン価格の高さ、逮捕されるかもしれないという恐れが相まって、使用を思いとどまらせたと退役軍人たちは語った。一九七二年から七四年にかけて薬物検査プログラムを評価したワシントン大学の社会学者リー・ロビンズは、そう報告している。(2)

ロビンズの調査結果は驚くべきものだった。ヴェトナムで中毒になった者のうち、帰国後一〇か月以内に再発したのはわずか五パーセント、三年以内で一時的に再発したのは一二パーセントにすぎなかったのだ。「麻薬に再び曝露《ばくろ》されてもこの驚くべき回復率を示したという結果は、ヘロインが、再度曝露されればただちに中毒に逆戻りするほどの耐え難い渇望を抱かせる薬物だという従来の見識とは相容れないものだった」とロビンズは記している。学者たちは、「革命的」で「画期的」なものとしてこの結果を歓迎した。中毒者がヘロインをやめ、麻薬に手を出さずにいられるという事実は、「一度中毒になると二度とやめられない」という通念を覆した。(3)

残念ながら、このときの教訓はしだいに忘れ去られた。一九九〇年代なかばには、「一度中毒になると二度とやめられない」という通念は、新たに脳科学的なひねりを加え、「中毒は、慢性的で再発する脳の疾患である」という表現に姿を変えて復活していた。この考えを飽くことなく提唱したのが、国立薬物濫用研究所（国立衛生研究所の下部組織でアメリカ最大の中毒研究機関）の当時の所長だった心理学者アラン・Ｉ・レシュナーで、これは現在、中毒研究の分野では支配的な見解となっている。「脳の疾患」モデルはメディカルスクールでの教育や薬物依存症カウンセラー養成課程の必須項目であり、高校生に薬物濫用防止を訴える授業にさえ出てくる。依存症のリハビリ患者は、自分たちが慢性的な脳の疾患にかかっていると教わる。さらに、薬物問題を専門とする医師で構成されたアメリカ最大の専門家集団、アメリカ中毒医療協会は、中毒を「脳の報酬、動機付け、記憶および関連回路における、原発性の慢性疾患」と呼ぶ。ビル・クリントン、ジョージ・Ｗ・ブッシュ、バラク・オバマ政権下の麻薬問題担当責任者（いわゆる「ドラッグ皇帝《ツァーリ》」）は全員、一度はこの「脳の疾患」の観点を是認してきた。大手ケーブルテレビ会社ＨＢＯの主要なドキュメンタリー番組や、さまざまなトークショー、ドラマ「ロー＆オーダー」で取り上げられ、「タイム」誌や「ニューズウィーク」誌の表紙を飾るうちに、「脳の疾患」モデルはやがて教義《ドグマ》となった——そしてすべての宗教上の信条と同じく、たいてい疑うことなく信じられている[4]。

それは恰好のＰＲにはなるかもしれないが、民衆教育としては拙《つたな》い。また、科学としても根本的にお粗末であるとも言っておきたい。「中毒は脳の疾患」モデルは、古くから存在する人間の問題の体裁を多少取り繕っただけのものではない。生物学的な原因が特定できるなら、人は「病気」であるという前提を是とする。そして病気にかかっているなら、本人は行動を選べず、自分の人生を意のままにすることが不可能で、責任能力がないことになる。ここでいよいよ脳画像法にご登場願えばいい。

中毒が脳の疾患であることを示す、目に見える証拠を提示してくれるようだから。だが、神経生物学的作用で運命は決まらない。中毒に伴う神経メカニズムの混乱は、たしかに人間の選択能力に制約を課すとはいえ、それを根こそぎにするわけではない。そのうえ、中毒した脳の働きに注目し過ぎると、中毒者自身には目が行かなくなり、中毒者に強い影響を及ぼす他の強力な心理的要因や環境要因から、臨床医や政策立案者、ときには患者自身の注意を逸らしてしまう。

アメリカでは三世紀以上にわたって、医師、法学者、政治家、そして一般市民が中毒の本質について議論をしてきた。それは意志の力の欠如なのか、それとも身体的な欠陥なのか？　道徳的な問題なのか、それとも医学的な問題なのか？　そのような二極化の議論は、もう出尽くしてしまっていてしかるべきだ[5]。なにしろ、中毒が脳内の生物学的変化と個人的行為者性の欠落の両方にかかわるという証拠が山ほどあるのだから。だが、こうした議論の行方に左右されるもの——すなわち、私たちに深く根づいた自制心や個人的責任能力についての文化的信念と、社会が中毒者に何をしなければならず、彼らに何を期待できるのかという問題との組み合わせ——のことを考えると、中毒者の脳の持つ影響力を過大評価しないよう十分注意しなければならない。

中毒の実態

中毒を脳の疾患とする根拠はいったい何なのか？　「脳の構造と機能における変化と結びついてい

ることが、中毒が根本的には脳の疾患である理由だ」。一九九七年に「サイエンス」誌に掲載され、今や歴史に残る文献となった論文に、レシュナーはそう記した。だが、これは正しいはずがない。新しい言語を習得することから、初めて訪れる町を歩くことまで、あらゆる経験が脳を変えるからだ。たしかに、脳の変化がすべて同等というわけではない。フランス語を習得するのは、クラック〔高純度の固形状のコカインで、依存性が強い〕を常用するようになるのとは違う。中毒になると、脳内の特定の系統が極度に活性化するため、使用者はやめにくくなる。そして遺伝要因が薬物の自覚効果の強度や質、また渇望の度合いや離脱症状〔薬物やアルコールなど依存性のある物質の摂取量の削減や摂取の停止によって起こる病的な症状〕の激しさに影響を与える。[6]

中毒のプロセスは、一つには、脳の主要な神経伝達物質の一つであるドーパミンの働きによって起こる。ドーパミンは通常、食物やセックスなど、他の生存のために重要な刺激があると、脳のいわゆる「報酬経路（報酬回路）」で分泌量が一気に高まる。ドーパミンの増加は、私たちが食事やセックスをはじめとする快楽行為を繰り返すよう促す「学習信号」として働く。薬物はこれらの自然な刺激をしだいに真似るようになる。マールボロの煙草を吹かす、ヘロインを注射する、あるいはジムビーム（バーボン）をあおるたびに、報酬経路の学習信号が増強され、誘惑に弱い常用者には、こうした薬物類が食物やセックスを連想させるような誘因《インセンティブ》〔行動を起こさせるような刺激〕の性質を帯びてくる。

中毒者を惹きつける薬物類の力を表すときに脳科学者がよく使う用語に「顕著性《サリエンス》」があるが、これは好むというより欲する感覚、いや、必要とするという感覚でさえある。顕著性の発達は、経験を伝達する神経経路にたどることができる。この経路は、脳の下側の、腹側被蓋野《ふくそくひがいや》と呼ばれる領域から、側坐核、海馬、前頭前皮質など、報酬、動機付け、記憶、判断、抑制、立案に関連した脳領域へと拡がっていく。

　判断と抑制にかかわる脳領域である前頭前皮質から、行動を制御する脳部位へと信号を伝える神経線維もある。ある精神医学者が使った印象的な表現を借りれば、「麻薬との戦いは、ハイジャックされ、本人に摂取したいと思わせる報酬経路と、この怪物を寄せつけまいとする前頭葉との戦いである」。「ハイジャック」という言葉に注目してほしい。中毒するプロセスで起こった脳の回路網の強奪を簡潔に示すには妥当な比喩だ。とはいえ、「脳の疾患」説を純粋に信じる者たちがこれを使うと、「ハイジャック」は全か無かの絶対的なプロセスの象徴となり、「脳のスイッチ」にたとえられる。つまり、スイッチがいったん入ってしまったら、中毒者は抜け出せないというわけだ。「発端は薬物を使うという自発的な行為かもしれない」とレシュナーは言う。「だが、一度［中毒に］なったら、中毒者に『やめろ』と言ってもしかたがない。喫煙者に『肺気腫になるな』と言っても無駄なのと同じことだ[7]」

　報酬回路は、「刺激によって誘発される」渇望とも密接にかかわっている。そのような渇望は特別な種類の欲求で、使用対象物と関連した刺激のせいでもたらされる、突然どうしても摂取したくなる衝動となって現れる。ウィスキーの瓶がカチンと鳴っただけで、煙草の煙の匂いがしただけで、あるいは街角で昔のドラッグ仲間を見かけただけで、ドーパミンの急増に煽られ、欲求が勝手に襲ってきかねない。やめようとしている中毒者にとってこれは切迫した感覚で、少しも心地良いものではない。

欲求の急激な高まりは出し抜けに襲ってくるように思えるため、使用者は不意を衝かれ、なす術《すべ》もないように感じ、混乱する可能性がある(8)。

科学者たちはPETやfMRIのスキャン画像を使い、渇望の神経相関を観察し、脳にまつわる科学技術の威力をまざまざと見せつけてきた。標準的な公開実験では、中毒者がコカイン用の吸引パイプや注射針を扱う人たちの映ったビデオを見ると、前頭前皮質や扁桃体などの脳構造が活性化する（風景などの当たり障りのない内容のビデオはそのような反応を引き起こさない(9)）。やめてから何か月もたっている元中毒者の場合でも、ニューロンの変化は残っていることがあり、そういう人は摂取したいという突然の強い衝動に負けやすい。一九八〇年代後期におなじみだった、「これが麻薬漬けの脳です」というキャッチコピーは相変わらず健在だが、今ではそれに付される画像が目玉焼きに代わって脳そのものになっている。

だがその卵は、いつでもジュージュー音を立てているわけではない。中毒者の日常には意識の清明な時間が驚くほど多くあるのだ。一九六九年の優れた研究「やるべきことはやる――ヘロイン常用者の路上生活」で、犯罪学者のエドワード・プレブルとジョン・J・ケイシーは、中毒者が日常、ハイになって過ごす時間はわずかにすぎないことを発見した。彼らは大半の時間を、仕事をしたり、てきぱきと物事をこなしたりするのに費やしている。多くのコカイン中毒者にも同じことが言える(10)。最悪の状況では、彼らが半狂乱になって注射針を皮膚に刺したり、一五分おきに新しい薬物の塊をパイプに詰め込んだり、粉末状の薬物を次々に吸引したりしていると私たちは考えがちだ。そのような渇望に支配されていたら、中毒者が薬物に背を向けることなど期待できない。

　ニューロンの機能が深刻に損なわれている、こうした混乱しきった状態は、使用者本人が薬物の使用を抑制できなくなる最もきわどい状態だ。だが、濫用の合間に、コカインの常用者は日常のありきたりな事柄をあれこれ気にかける。別の仕事を見つけるべきだろうか？　もっと良い学校に子供を入れたほうがいいか？　あの居候のいとこは、もう追い出すべきか？　麻薬中毒者更生会の集まりに出席すべきか、治療に入るべきか、それとも公の医療機関に登録すべきか？　多くの中毒者が助力を得ようと、あるいは自力でやめようと決断できるのは、こうした比較的穏やかなときであり、現に多くの中毒者がそうする。だが、やめようと決断するのに時間がかかることがある。かかり過ぎて、その間に健康や家庭を壊し、職を失うこともある。

　中毒問題の核にあるパラドックスは、選択能力があるのに自滅を招くのはいったいなぜか、だ。「中毒になりたくてなった人になど、私は一人として出会ったためしがない」と語るのは、二〇〇三年にレシュナーの後任として国立薬物濫用研究所の所長になった脳科学者のノラ・ヴォルコウだ。まさにそのとおり。肥満になりたくてなった人に出会ったことのある人がどれだけいるのだろう？　人生で望ましくない結果は、たいてい徐々に訪れる。「中毒者が毎日ハイになることを選択するのは想像できるが、中毒者になることを選択するとは思えない」と心理学者のジーン・ハイマンは言う。「けれども、毎日ハイになることを選択すると、中毒になってしまう[11]」

　選択能力と自滅の間の力学がどのように働くのかを理解するために、典型的な軌跡を追ってみよう。

中毒の初期の段階では、薬物やアルコールがどんどん魅力を増し、その一方でかつては充実感をもたらしたもの、たとえば人間関係、仕事、家庭生活などは価値が下がる。その結果、薬物に多額のお金を注ぎ込む、愛する人々を失望させる、職場で疑われるといったことが起こると、薬物の魅力は褪《あ》せ始めるが、それでもなお、薬物は心の痛みを鈍らせ、離脱症状を抑え、激しい渇望を消してくれるため、魅力的であることに変わりはない。[12] 中毒者は薬物を使う口実と使わない分別の間で悩む羽目になる。

　不意に自責の念に駆られたり、一瞬我に返ったりして、やめたいほうに気持ちが傾くこともある。アメリカの作家でヘロイン中毒者だったウィリアム・S・バロウズは、これを「裸のランチ」的な体験と呼び〔『裸のランチ』は麻薬常用者の世界を描いたバロウズの小説〕、「誰もがあらゆる岐路の先に何があるか見えたときの凍りつくような瞬間」と語っている。自身も薬物とアルコールの中毒から立ち直りつつあったクリストファー・ケネディ・ローフォードが二〇〇九年に編集したエッセイ集『明晰な時（*Moments of Clarity*）』では、俳優のアレック・ボールドウィンや歌手のジュディ・コリンズなどが、自らの更生を促した出来事について詳しく語っている。自力でやめた人もいれば、専門家の力を借りた人もいる。どの話にも共通するテーマは、「これは私ではない、なりたい自分ではない」という、自己像を揺るがす経験だ。アルコール中毒から立ち直った一人はその過程を次のように語っている。「自分自身を引き裂いて、ばらばらになったかけらを一つひとつ調べ、無用なものは捨てて有用なものは修復し、道徳的な自己を組み立て直すのだ」と。[13] これらは、病んだ脳の無力な奴隷となっている人たちの考えることではない。回想だから書けたことでもない。患者たちは同じような自己像に対する衝撃の経験をこんなふうに話してくれる。「なんということだ。もう少しで強盗を働くところだった！」「私はなんていう母親なの！」「絶対に吸引から注射に替えたりはしないと誓ったんだ」

そしてじつは、やめるのが普通で、例外ではないのだ。これは、認められてしかるべき事実だ――「中毒は慢性的で再発する脳の疾患である」［傍点の箇所は著者による強調］というのが国立薬物濫用研究所の公式見解なのだから。一九八〇年代初期、一万九〇〇〇人を対象とする「精神保健地域疫学研究」が行なわれた。二四歳までに薬物依存症になった人のうち、半数以上がのちに、薬物関連の症状がまったく見られないと答えている。三七歳になったときには、約七五パーセントが薬物依存の症状が皆無と答えた。一九九〇年と九二年の間に実施され、二〇〇一年と二〇〇二年の間に再度行なわれた「全米併存疾患調査」と、二〇〇一年と二〇〇二年の間に四万三〇〇〇人を超える被験者を対象として行なわれた「アルコールおよび関連障害全国疫学調査」では、薬物またはアルコールの中毒になったことがあると答えた人の七七パーセントから八六パーセントが、調査が行なわれる前の一年間、物質濫用（薬物、煙草、アルコールなどの濫用）問題はいっさいなかったと回答している。[14]

それに対し、調査が行なわれる前の一年以内に中毒になった人は、精神障害を伴う可能性が高かった。さらに国立薬物濫用研究所は、治療を受けた薬物中毒患者の再発率を四～六割と見積もっている。[15]言い換えれば、彼らは中毒者全体の代表ではないということだ。彼ら（慢性的で再発する患者）は治療が困難な患者だ。ところが、こうした患者は、しばしば臨床医にとりわけ強い印象を与え、中毒に対する彼らの見方を形作る。単に、臨床医はそういう患者に出会う可能性がとくに高いからだとしても、だ。

研究者や医療専門家は、一部の最も重症の患者たちから患者全体の一般像を導き出すという誤りを犯している。これは医療全般に当てはまる。すべての中毒者は、おぼつかない足取りでクリニックを訪ね続ける厄介な患者と同じに違いないと臨床医が誤って思い込むのと同様に、精神科医も、妄想や幻覚が治療で改善しない患者に遭遇する機会が多いことから、統合失調症の人を生涯障害者と見なすことがある。こうした難しい患者に基づいて勝手に全体像を推定するという誤りはあまりに頻繁に見られるため、統計学者のパトリシア・コーエンとジェイコブ・コーエンはこれを「臨床医の錯覚」と名づけた[16]。

「脳の疾患」パラダイム

「脳の疾患」という理論的枠組《パラダイム》みを擁護する人たちは、善意からそうしている。彼らは中毒をアルツハイマー病やパーキンソン病など従来の脳疾患と同じ土俵に乗せることによって、中毒者は自らの神経化学的作用が起こした御《ぎょ》し難い変化の犠牲者であるというイメージを作り上げたいのだ。彼らはこのイメージが、保険会社が中毒にも補償の適用範囲を拡げ、政治家が治療に割り当てる資金を増やすきっかけになることを望んでいる。そしてこのモデルは、アラン・レシュナーの手にかかると、現に政治的に役立ってきた。レシュナーは、国立薬物濫用研究所の所長になる前、国立精神衛生研究所の所長代理を務めていた。彼はそこで、脳疾患のレッテルを貼ると議会を動かしうるのを目の当たりにした。「精神衛生の推進者たちは研究費を増額させるため、統合失調症を『脳の疾患』と呼び、議員たちに脳画像を見せるようになったのだ。これが図に当たった」とレシュナーは述べている。[17]

多くの専門家は、「脳の疾患」説が彼らの分野の見栄えを良くしてくれていると信じている。一九八六年から九一年にかけて国立薬物濫用研究所の所長を務めた故ボブ・シュスターは、中毒を病気とは考えていないが、「議会にそれを売り込むためには……そのように概念化するのは、実利的な理由から喜ばしい」と思っていることを認めた。何十年もの間、中毒の研究は地位の低い分野で、酔っ払いと麻薬中毒者を研究する「ソフトサイエンス」として他の研究者から軽んじられていた。それが今や、脳科学の分野からおおいに注目されるようになったのだ。「人々は、特定の意思決定者らが、分子生物学に非常に感心していることがわかっている」と、ヴァージニア・コモンウェルス大学で薬物・アルコール研究所の所長を務めるロバート・L・バルスターは言っている。[18]

精神科医のジェローム・ジャッフェはこの分野の大家だ。大統領の薬物対策の顧問（「ドラッグ・ツァーリ」の前身）を初めて務めた人物で、「脳の疾患」モデルの採用は戦術上の勝利であり、同時に科学の敗北でもあると見る。「それは特定の機関が予算を増やすよう議会を説得するには有効な方法［で］、非常にうまくいっている」と彼は述べた。実際、脳画像法や神経生物学的研究、治療薬の開発の費用は、国立薬物濫用研究所の研究予算の半分以上を占めている。同研究所は、その影響力――この研究所は、アメリカにおける薬物濫用研究のほぼすべてに資金を提供している――を考えると、どの研究が資金を受けるかや、ひいては得られるデータの性質、研究者が提案する研究テーマの種類にまでかかわる国の方針を定めているのだ。だがジャッフェは、「脳の疾患」のパラダイムは「ファウスト的契約（悪魔に魂を売る取引）」を突きつけてくると主張する。「代償として、「中毒において」相互に作用する他の要素のうち、目に触れなくなるものが出てきてしまう」というのだ。[19]

また、「脳の疾患」という概念の支持者は、中毒者に対する世間の悪いイメージを改めることで、中毒にまつわる汚名を払拭しようとしている。彼らはだらしない怠け者ではなく、病気と闘っている人たちにすぎないというわけだ。この手法は精神衛生分野の改善運動の世界に由来する。一九八〇年代初期までは、多くの人が子供の深刻な精神障害は親のせいだと考えていた。そこで改善運動家たちは、たとえば、統合失調症が脳構造と脳機能の異常と関連していることを証明するものなど、脳科学の発見を公表し始めた。このような取り組みの中で、脳画像法は脳内疾患を視覚的に示すことで患者の症状を正当化するのを助け、患者の役に立った。[20]「脳の疾患」説の提唱者は、当然、こうした恩恵は中毒者にも及ぶだろうと見込んでいた。だが、中毒の汚名を返上するのは、より困難であることがわかった。

慈悲深い願いが込められているにもかかわらず、「脳の疾患」モデルには数多くの問題がある。見たところこの説は、中毒を理解し治療するためには脳のレベルの分析が最も重要で有効であることを示唆している。このモデルははっきりと、中毒を神経疾患そのものと見なすことさえある。[21] このような神経中心主義は、人を薬物使用に駆り立てる潜在的な心理的要因や社会的要因を軽視し、臨床に影響を及ぼしている。

　更生とは頭と心のプロジェクトだ。更生の主体は本人の独立した脳ではなく、その人自身なのだ。これは注目に値するが、アルコール中毒者更生会（中毒が疾患であるという考えを世に広めた元凶とも思える機関）が、自己制御の喪失の比喩として「疾患」という語を使っていることだ。一九三〇年代、同会の創立者たちは「疾患」という語を使うことに危惧を抱いていた。その言葉を使えば、禁酒を達成する際に、個人の成長や、誠実さと謙虚さの養成が持つ非常な重要性を無視することになると考えていたからだ。[22]

「脳の疾患」説は、多発性硬化症や統合失調症のような症状――それに苦しむ本人によってもたらされたのでもなければ、良くなりたいという願望によって治せるわけでもない脳の疾患――を説明するときに使うほうがふさわしい言葉を誤用している。これでは、肺炎が抗生物質で治せるのと同じように、中毒者の症状が医学的治療で完全に解消できるという間違った希望を与えてしまう。そのうえ、これから見ていくように、薬物使用と再発を繰り返すにあたって個人の行為者性が果たす非常に大きな役割を霞ませてしまう恐れがある。

　多くの場合、更生に乗り出す中毒者は、薬物に手を染めていない友人やアルコールを飲まない友人を新たに見つける必要がある。また、ディーラーのいる街頭を避けるため、職場からの帰り道を変えたり、薬物にお金を注ぎ込まないよう、給与を配偶者の口座に直接振り込んでもらったりしなくてはならない。コカインをやめようとしていたある教師は、黒板を使わないようにし、代わりにホワイトボードを設置してもらった。チョークの粉がコカインにあまりに似ていたからだ。スピードボール（同じ注入器の中でコカインとヘロインを混合したもの）を愛用していたある投資銀行家は長袖のシャツを着ることにし、見れば注射をしたくなる自分の腕が目に触れないようにした。[23] 二度と煙草を吸いたくない元喫煙者たちには、食後に食卓にとどまらない、家の中にいつも漂っていた煙草の匂いを消す、車のライターを取り除くなど、細かい調整があれこれ必要だ。

二〇〇五年にノーベル経済学賞を受賞したトーマス・シェリングは、自らの意思に基づくこうした行動を「自縛《じばく》」と呼ぶ。神話に登場する偉大な自縛者がオデュッセウスだ。抗し難い海のセイレン（上半身は女性、下半身は鳥の姿をした海の精で、その美しい声で船乗りたちを誘惑し、死に至らしめる）の声に屈しないように、オデュッセウスは部下に指示して自身を船の帆柱に縛りつけさせた。イギリスの有名なロマン派詩人サミュエル・テイラー・コールリッジはアヘン中毒であり、人を雇って自分がアヘン剤を買いに薬局に入るのを防がせたと言われる。今日では、有料で自縛支援サービスを提供する企業を利用することができる。そのような企業は依頼者に抜き打ちの尿検査を課し、アルコール中毒者更生会の集まりや治療のセッションに出席した証拠を集め、（良い知らせまたは悪い知らせを付した）状況報告書を親や配偶者、上司などの第三者に毎月送る。[24]

なかには、自ら自縛戦略を工夫する中毒者もいる。だが、セラピストの助けが必要な人もおり、セラピストは渇望を引き起こす刺激を特定し、予期するよう彼らを指導する。すると、人、場所、物という典型的な三要素以外に、ストレスや不機嫌、退屈といった内的状態も薬物に対する衝動を誘発しうることに気づくようになる。

更生の際には渇望を制御することがじつに大切だが、たいていの場合、それだけでは足りない。他にも、中毒者が薬物なりアルコールなりを利用するのは、それが何らかの目的を果たすから、という非常に重要な事実がある。キャロライン・ナップは、一九九六年出版の迫力ある回想録『アルコール・ラヴァー』の中で、二〇年にわたってアルコール中毒者として過ごしてきた理由を詳しく述べた。「恐怖を打ち消し、不安や猜疑心、自己嫌悪感を和らげ、つらい思い出から逃れるために飲んだ[25]」。ナップが述べているのは、飲みたい衝動ではなく、むしろ飲む必要性だ。彼女はなじみのない欲求によってではなく、何か彼女という人間に織り込まれたものによって操られていた。ナップの問題は単に過度の飲酒が脳に与えた影響だと言ってしまえば、彼女の幸福を真に脅かしているもの、すなわち、輝かしいもののひどく苦しんでいるナップ自身を見落とすことになる。

ヘロインとスピード（覚醒剤）は、『パーマネント・ミッドナイト（*Permanent Midnight*）』の著者である脚本家ジェリー・スタールが「心休まる忘却のささやき」を得るのに役立った。だが薬物が徐々に切れてくると、彼の繊細な心は手術直後の傷口のように疼いた。人生を振り返ってスタールはこう書いている。「良いことも悪いこともすべて、煎じ詰めれば、薬物注射を常用していたあの一〇年に、そしてその前にコカインからロミラー（咳止薬）、マリファナからパーコダン（鎮痛剤）、ＬＳＤから液体メタノールに至るあらゆる薬物を吸引し、合間に薬屋に行っていた何年もの年月に行き着く。生きているとは意識があることだという、たった一つのつらい事実をねじ曲げて過ごした人生だった[26]」

あるいはＨＢＯ社の中毒についてのドキュメンタリーに登場する、三七歳の女性リサの例を見るといい。画面に映ったリサはトロントのくたびれたホテルの部屋に住み、売春婦として働いている。ベッドに腰掛け、カメラの向こうの番組制作者と話をする。艶やかな茶色の髪を打ち振り、手入れの行き届いた爪を念入りに点検しながら、生き生きとした様子で話す――売春でどれだけ稼ぐのか、コカインにどれだけ費やすのか、薬物のおかげで手に入る待ちに待った「忘却」がどんなものか。撮影時にはリサは健康で愛嬌があった。見た目も話し方も、最近まで断薬していたが次の堕落の悪循環の初期段階にいる人のようだった。この時点の彼女には、やめることにはまったく関心がなかった。「今は更生に取り組んでいる場合じゃないの。［こういう生き方で］うまくいっているし。……お金も薬も仕事もあるわ。大丈夫」。リサの問題は彼女の脳に及ぶコカインの作用だと言ってしまえば、彼女の幸福を真に脅かしているもの、つまりリサ自身を見逃すことになる。「私はいつも、理由があって使っているのよ。抑える必要があるものを、抑え込んでくれるから」と彼女は語る[27]。

これらの話は、中毒の神経中心主義的な見方の欠点を一つ浮き彫りにしている。多くの人々が薬物に惹かれるのは、苦痛――執拗な自己嫌悪感や不安、疎外感、ストレスや退屈に耐えられないという克服し難い弱さ、慢性的な孤独感――を、薬物が一時的に和らげてくれるからだという事実を、神経中心主義的な見方はないがしろにしている。「脳の疾患」モデルは、中毒を引き起こして持続させる情動の論理には対応していないため、ここではほとんど役に立たない[28]。

飲まずにはいられない?

一九六六年一二月、テキサス州オースティンのリロイ・パウエルは、都市裁判所で公衆の面前での酩酊の罪で有罪の判決を受け、二〇ドルの罰金を科せられた。パウエルは郡裁判所に上訴し、彼の弁護人は、パウエルは「慢性アルコール中毒という病気」にかかっているのだと主張した。したがって、パウエルが公衆の面前で酩酊状態をさらしたのは「彼自身の意志によるものではなく」、判決の罰金は憲法修正第八条で禁じられている「残虐で異常な刑罰」に該当するというのだ。精神科医がこれに同意し、パウエルには「飲酒を避ける能力がない」と証言した[29]。

それからパウエルが証言台に立った。彼は裁判の日の朝、おそらく朝の震えを止めるために弁護人が与えたアルコールを一杯、八時に飲んでいた。以下は、反対訊問からの抜粋だ。

問　あなたはその［アルコール］一杯を、飲みたかったから、［午前］八時に飲んだのですね?

答　はい、そうです。

問　そして、それを飲んだら、自分は飲み続けて酔っ払うかもしれないことを、あなたは知っていましたね?

答　はあ、でも裁判でここに来ることになっていましたから、その一杯しか飲みませんでした。

問　あなたは今日の午後ここに来なければならないことを知っていたけれど、今朝一杯飲み、その際、それ以上飲んで出廷するわけにはいかないことがわかっていた。そういうことですか？

答　はい、そのとおりです。

問　そのまま飲み続けたら自分が何をするか、そして最後には酔いつぶれたり逮捕されたりするであろうことがわかっていたからですね？

答　はい、そうです。

問　そして、今日はそういう事態を避けたかったのですね？

答　はい、そうです。

問　今日は避けたかった？

答　はい。

問　だから、今日は一杯しか飲まなかったのですね？

答　はい、そうです。[30]

判事は公衆酩酊罪でパウエルが受けた有罪判決を支持した。その後弁護側は再度上訴し、今度は合衆国最高裁判所に審議が持ち込まれた。そして最高裁判所もまた、公衆酩酊罪に対する刑罰の合憲性を支持した。その見解は、「一般の慢性アルコール中毒者、および本件におけるリロイ・パウエルが、公衆の場での飲酒ならびに酩酊の抗し難い強迫症状に苛《さいな》まれるあまり、自分の行動をまったく制御できないと断定することはできない[31]」というものだった。

パウエルのように、これといった禁酒の動機がない人にとって、結果は行動を改めるのに大きな役割を果たしうる。パウエルは裁判の日の朝は一杯しか飲まなかった。重大な意味を持つ結果が予測できたためだ。彼が飲酒を節制できたのは、けっして珍しいことではなく、ニコチン、アルコール、コカイン、ヘロイン、メタンフェタミンなど、どんな種類の薬物に中毒した人でも、報酬あるいは制裁に応じて変われるという多くの研究結果と符合する事実だ。[32] たしかにパウエルにはアルコールに起因する脳の変化は多々あったが、それがその朝の行動の選択を妨げることはなかった。

パウエルの裁判が今日行なわれたとしたら、弁護人はおそらく、アルコールを「渇望している」彼の脳の画像を、自分の力ではどうしようもないことを示す証拠として提出するだろう。その場合には、判事はその画像を証拠として採用しないのが賢明だ。何と言おうと、判事であれ誰であれ、「中毒になった」脳の画像を日がな一日検討したところで、その人が中毒者のように振る舞わなければ、誰かを中毒者と見なすことはけっしてないのだ。[33]

イェール大学とコロンビア大学の研究者たちがｆＭＲＩを使って行なった実験について考えてほしい。この実験で、強い喫煙欲求を訴えている喫煙者の脳は、予想されるとおり、報酬回路が高度の活性化を呈していることがわかった。だが、被験者は喫煙している人たちのビデオを見ながら、癌や肺気腫といった喫煙の長期的影響を考えることにより、渇望を減らせることも判明した。被験者がそうした影響を考えると、脳では、意識の集中や注意の転換、情動の制御に関連する前頭前皮質の部分で活動の高まりが見られた。同時に、腹側線条体のような報酬に関連した領域の活動は減った。[34]

国立薬物濫用研究所の研究では、コカイン使用者に、刺激に反応して起こる渇望を抑えるように指示したところ、同じパターンが確認された。被験者は、薬物使用に必要な道具を準備したりクラック・コカインを吸ったりしている人のビデオを見ながら、ＰＥＴスキャンを受けた。ビデオに対する反応を制御するように研究者が指示すると、通常、薬物の渇望にかかわる脳領域で抑制が観察された。渇望を故意に抑えないときには、中毒者は典型的な薬物使用欲求を感じると答え、ＰＥＴスキャン画像でもそれを裏づけるかたちで、渇望をもたらす脳領域に高度の活性化が見られた。[35]

これらの説得力ある研究結果は、中毒者には自己制御能力があることを浮き彫りにする。また、中毒者が治らないのは使用の欲求を制御できないからではなく、制御の動機付けができていないからだという考えも後押しする。たしかに、維持可能な動機付けを見つけるのは、かなりの難題かもしれない。渇望、とくに中毒者を予期せぬところで待ち伏せている衝動に抵抗するには、多大なエネルギーと警戒心が必要だ。渇望の統制に関する研究は、制御していない行動と制御できない行動を見分けるのにも役立つ。両者を対比するために、こんな想像をしてみよう。アルツハイマー病の患者に、認知症の悪化を抑えることができたら報酬を与えると約束したとする。これは無意味なばかりか残酷だろう。なぜなら、認知症に固有の類の脳の変化は、患者を報酬や罰に反応できなくしてしまうからだ。

パウエルの事例が示しているのは、たとえ彼の脳が変化していても、その手の変化は結果に応じて行動を決める妨げにはならないということだ。随伴性管理《マネジメント》（インセンティブを与えるなど、行動の変化を促すために結果を調整する手法を指す専門用語）は、対象となる人が生計の手段あるいは職業上のアイデンティティ、評判など、非常に重要なものを失う危機に直面すると、成功する場合が多い。たとえば、中毒になった医師が州の医事審議会の監視下に置かれ、ランダムに行なわれる尿検査や抜き打ちの職場訪問、雇用者による頻繁な評価を受ける羽目になると、更生はうまくいく。彼らの七〜九割は、五年後にも医師免許を取り消されることなく職に就いている。[36] 同様に、現金や商品券、何らかのサービスなどの報酬が受けられるのを知っている中毒者が、尿検査で薬物が検出されない尿を提出する率は、報酬を提供されない中毒者の二、三倍近いことが、臨床試験の成績でわかっている。[37]

残念ながら、現金や費用のかさむ報酬を提供できるような治療プログラムは滅多にない。だが、刑事司法制度には自由に提供できるインセンティブが多々あり、司法の場では何年も前からその力を借りている。随伴性管理の威力を実証するきわめて有望な例が、ホノルルで実施されている「プロジェクトＨＯＰＥ（ハワイ州における、自主断薬のための強制力付き保護観察プログラム）」だ。[38]

プロジェクトＨＯＰＥでは、保護観察中の犯罪者に対するランダムな尿検査が頻繁に行なわれる。結果が陽性の人は即座に短期間拘禁される。制裁は公平でその内容は明らかにされている。つまり、すべての犯罪者が同等に扱われ、遵守事項に違反するとどうなるかは誰もが知っている。そして判事は、犯罪者が必ずや断薬できると心から信じる姿勢をはっきりと示す。ＨＯＰＥにおける随伴性管理のこうした基本的要素——制裁の迅速性、確実性、透明性、公平性、加えて断薬達成への期待——は、ほとんどどんな人の行動でも変える強力な処方箋だ。[39]

実際、プロジェクトＨＯＰＥに登録して一年後、参加者は比較のために集められた保護観察対象者より、かなり良い成績を残した。新たな犯罪で逮捕される率は五五パーセント低く、保護観察を取り消される率も五三パーセント下回ったのだ。参加者の犯罪歴や、彼らが認知的機能面に障害をもたらしかねないメタンフェタミンに慢性的にたっぷり曝露されていた事実を考えると、これらの結果はいっそう目覚ましいものとなる[40]。

こうした発見は、インセンティブには薬物の魅力に優る威力があることを証明する大量の実験データと符合している。だが、これらの事実は、中毒はアルツハイマー病に似ているという考えと矛盾するため、ＨＯＰＥの担当者のなかにはインセンティブの導入に反対する者もいた。中毒者には自分の行動に対する責任能力がないというのだ。同様に、ＨＯＰＥの草創期に、研究者がこのプロジェクトの検討を考慮するよう国立薬物濫用研究所に要請したとき、メタンフェタミン中毒者はインセンティブだけ提供されてもそれに応じる能力がないとの理由で、同研究所はその要請を斥けた[41]。

中毒の治療

「脳の疾患」モデルは治療の道を狭めてしまう。このモデルでは、中毒は「慢性的で再発する」病気とされるので、将来効果が期待できる行動療法から注意が逸らされてしまう。行動療法は、患者に自らの選択に対する責任を負わせることにより、再発を不可避とする立場に異を立てるものだからだ。それと同時に、このモデルは、中毒者は脳内の化学的作用が正常な状態に戻るまで薬物の使用がやめられないことを意味しているため、薬学的介入など、脳レベルでの解決法の重要性を過度に強調する。一九九七年、レシュナーはメタンフェタミン中毒を治療する薬物療法の探究を「最優先事項」と位置づけた。そして一〇年後、今度はヴォルコウが「〔二〇一八年には〕我々は中毒を病気として、つまり薬で治療しているだろう」と予言した。[42]

特効薬を探し求めるのは愚かしいことで、国立薬物濫用研究所でさえそんな薬が見つかるという望みはすでに捨てているのだが、「脳の疾患」説は相変わらず非現実的な目標を焚きつける。二〇一一年夏、イギリスのポップスター、エイミー・ワインハウスが周知のアルコール中毒で命を落としたとき、「サイコロジー・トゥデー」誌のあるコラムニストが「脳科学を使えば、エイミー・ワインハウスを助けられたか?」と問うた。そのコラムニストは、中毒は「いずれは科学の力で解決できる脳の問題かもしれない」からとの理由で、この問いにイエスと答え、ドーパミンを調整する未来の薬物療法を示唆した。脳科学者のデイヴィッド・イーグルマンはもっとはっきりと、「中毒は医学的な解決が見込まれる神経学的問題として捉えるのが理にかなっていると言える。肺炎が肺の問題と見なせるのとちょうど同じように」と主張している。[43] だが、肺炎を引き合いに出すのはお門違いだ。中毒のような振る舞いを変えるには、中毒者が自分の思考や行動のパターンを変えようと懸命に努力しなければならない。それとは対照的に、肺炎の場合は患者が昏睡状態でも抗生物質が治してくれるのだから。

医学的な治療に希望を抱くのは、中毒になる過程の中心に脳を据えたことによる当然の帰結だ。だが全体的に見ると、これまでに見つかった治療法は確かながらささやかなものでしかない。治療に意欲的な患者が薬物療法を受けると、一気に持続的な回復に向かうこともある。患者がすでに再発防止策を講じ、家族や友人に支えられている場合はとくにそうだ。アヘン系薬物の離脱症状を防ぐために、メタドン（作用の持続性が高い合成アヘン剤）を一日一回投与する方法は、一九六〇年代からヘロイン中毒や鎮痛剤中毒の治療に主要な役割を果たしてきた。それでも、担当するカウンセラーには残念な話だが、メタドンを使う診療所の患者の半数までが、街中《まちなか》で売られているヘロインやコカイン、ベンゾジアゼピンと呼ばれるバリウム様精神安定剤（バリウムはおもに抗不安剤、抗痙攣《けいれん》剤、鎮静剤として用いられる化合物ジアゼパムの、アメリカにおける商標名の一つ）の世話にもなっている。三〇年にわたる努力の甲斐もなく、コカイン中毒の薬物療法はいまだにない。コカイン分子が脳に入るのを防ぐ免疫療法（俗に言うコカイン「ワクチン」）が現在開発されているが、治験を見るかぎり、大規模に使える見込みは薄いようだ。他の種類の治療薬には、アヘン系薬物中毒に対するナルトレキソンのような遮断剤があり、これはニューロンの受容体をふさいで薬物の効き目を鈍らせる。また、アンタビュース（ジスルフィラム）のような嫌悪剤は、服用してアルコールを摂取すると、吐き気を催し嘔吐するといった効果をもたらす。こうした薬剤が効果的な場合もあるが、服用を自らやめてしまう人も多い[44]。

　これらの薬物療法は現代の脳科学の産物ではない。何十年も前に開発されたものだ。今日の技術のほうがはるかに洗練されているとはいうものの、ワクチンでさえ一九七〇年代にはすでに研究されていた。最近は脳科学者が薬理学者と協働し、薬物が脳に与える病理学的影響を逆転させたり相殺したりする治療薬を開発しようとしている。前提となるのは、中毒を構成するさまざまな要素はそれぞれ異なる薬剤によって狙い撃ちにできるという考えだ。その構成要素とは「報酬」回路（強い使用欲求をもたらし、とにかく使うことで頭をいっぱいにする）や条件刺激に伴う渇望のメカニズムだ。これまでのところ、こうした研究は困難を極めている。アルコール中毒に対しては抗渇望剤がいくらか有望であることがわかっているが、コカイン中毒に対する治療法は期待外れの状態だ。[45]

従来、薬理学者はアルコール中毒や薬物中毒の治療に、ほとんどの精神疾患に対するのと同じやり方で取り組んできた。つまり、神経病理学的症状（中毒の場合、度重なる物質使用の結果生じた神経の変化）を逆転させたり相殺したりすることを治療としている。これは理にかなったアプローチではあるが、脳のどこが悪いのかだけに焦点を合わせるのではなく、中毒者が自力で回復する方法も研究するべきかもしれない。中毒者は、自分が興味を持ち、満足感を覚えるもの、ドーパミンを自分で放出するきっかけとなるものを薬物以外に見つける。自縛を練習し、マインドフルネス（今、自分が何を考え、感じ、どんな行動をとっているか、周囲で何が起こっているかに意識を向けること）のエクササイズをして、それにより前頭前皮質が衝動を制御する力を強める。また、断薬や断酒には、脳の価値評価システムの変更も付き物だ。こうしたダイナミクスを薬物療法にどう転換するか、いや、そもそも転換できるどうかは、複雑な問題だが、ことによるとその答えが、より効果的な治療薬――万能薬ではなく、回復の促進に役立つ補助薬――の発見のきっかけになるかもしれない。

「脳の疾患」モデルの支持者のなかには、こう言う人もいるだろう。中毒を扱うときに選択の役割を重視するのは、中毒者に汚名を着せ、刑罰を治療に優先させる対応を正当化する方法の一つにすぎない、これに対して、もし私たちが中毒者を「慢性疾患の罹患者」として見たら、私たちはもうその人を「悪人」とは見なさないだろう、と。これを良しとする声が中毒関連領域じゅうに響き渡っている。「非難合戦を続けることもできる。だが、科学的発見には物事を一変させる力があるのだから、それを利用して中毒者一人ひとりの明るい未来を実現することもできるのだ[46]」と、ヴォルコウは二〇〇八年に述べている。

　病んだ脳なのか、欠陥のある性格なのか？　生物学的決定論を採るか、悪い選択と考えるか[47]？　選択肢をなぜこの二つに限らなければならないのだろう？　この白か黒かという設定の修辞学的な罠にはまると、「黒」とは言いづらいので、無慈悲や冷淡に見えないように脳疾患説側につかざるをえなくなる。問題はもちろん、中毒者はたしかに選択能力を持ち、結果を理解しているという現実をないがしろにすると、中毒というものが理解できない点にある。「病か悪か」の二者択一を迫ると、中毒者にどこまで責任を負わせるのが本人とそれを取り巻く社会のために良いのかという長年の議論は、明快な答えに近づくどころか混迷を増す。

　軽い薬物犯罪で人を拘禁するのは不条理だが、社会的規範の制約を免除しても中毒者の明るい未来は保証されない。愚行を愚行として責める行為は、人間どうしの社会的なやりとりではごく自然なもので、行動の形成に大きな影響力を持っている。アメリカの作家でかつてアルコール中毒だったスーザン・チーヴァーは、友人や見知らぬ人が酔っ払ってしでかした恥ずかしい愚行のおかげで自分がしらふでいられることを表すのに、「drunkenfreude（酔っ払いから得る痛快感）」という新語を造った。「他人が酔っ払う姿［を見ること］が［かつての自分を］思い出させてくれる。私は望まないものを見て、それを避けることから学ぶのだ[48]」と、チーヴァーは書いている。

善意の家族や友人が中毒者を彼らの行動の結果から守ろうとし、それによって彼らの断酒・断薬を手助けする大事な機会を逃してしまうことがあまりに多い。無謀で有害な行為を非難するのに、倫理にもとるところは何もない。すべて自然で、社会に適応している。とはいえ、中毒者は苦しんでいるのだから、私たちは効果的な治療の提供や、プロジェクトHOPEのような進歩的な取り組みの支援もしなければならない。中毒者を苦境から救うために社会的・政治的支援を集めたいと思ったら、そのための最善策は、できるかぎり効果的なリハビリ方法を開発することであり、中毒を単純化して一面的に捉える見方を推し進めることではない。

中毒を医療の対象と見なすことにより、中毒者の汚名を雪《すす》ごうとする努力についてはどうだろう？結果は成否が入り交じっている。一般を対象にしたいくつかの調査では、半数を優に超える回答者が中毒を「心の弱さ」あるいは「性格的欠陥」の表れと見ていた。だが、回答者の半分から三分の二が中毒を「病気」と見なした調査もある。インディアナ大学が行なったある研究では、六〇〇人を超える人に、アルコール中毒を遺伝的問題や化学的なバランスの乱れ（すなわち「神経生物学的原因」）の結果と見るか、「性格的な問題」や「育った環境」の結果と見るかを尋ねた。神経生物学的説明を支持する人は、一九九六年には三八パーセントだったのが二〇〇六年には四七パーセントに増加していた。また、精神科による治療を支持する割合も六一パーセントから七九パーセントに増えていた[49]。

別の研究では、ここ二、三〇年に見られる意外なパターンが明らかになった。人は、精神疾患や物質濫用に対する生物学的説明を受け容れるにつれ、精神疾患を持つ人や中毒になった人とは社会的な距離を置きたいと思う気持ちが強くなるのだ。生物学的説明は、回復の見込みや治療の効果に関する悲観的な見方を助長しているようにも見える。[50] この発見は直観に反するように思えるかもしれない。私たちは、生物学的説明は患者にとって吉報だと思いがちだ。たしかに、精神疾患を持った人のなかにはそれでほっとする人も実際にいる。だが、患者を苦しめているのが中毒であり、機能に支障を来した中毒者の脳を元に戻す医学的治療法がない場合、生物学的な面を強調するのは見当違いに思える。

けっきょくは〝人〟

慢性脳疾患説を展開する人たちは、薬物が脳に及ぼす影響に関する数々の発見で勢いづいた。強力な抗中毒剤が見つかる見込みが高いかに見えたからだ。中毒を生物学的に研究する科学が成熟すれば、中毒を病気として真剣に捉える見方が決定的になるだろう。薬物を試そうというはっきりとした自主的な決心で始まったものの、自分の意志ではどうにもならない制御不能な状態に移行した病気というわけだ。「脳の疾患」説の支持者たちは、この認識により、政策立案者や世間が中毒者のニーズ（公的医療利用の簡便化や私的な保険の適用範囲の拡充など）に敏感になることを望んでいた。中毒者に対する極度に厳格な道徳的態度の軟化や、刑罰のための法執行の軽減もまた、彼らの目指すところだった。

その志はりっぱだったが、結果はさほど有益になっていない。神経中心主義の見方は、薬剤による治療に関して、根拠のない楽観主義を煽り、専門家による助けの必要性を過度に強調している。そして、一般的には成人期の初期に落ち着く状態に「慢性」のレッテルを貼る。「脳の疾患」説は、中毒性の物質は中毒者の生活で何らかの目的を果たしており、アルコールや薬物がもたらした神経生物学的変化は無効にできるという現実を軽んじているのだ。

誤解を招く比喩の多くがそうであるように、「脳の疾患」モデルもいくばくかの真実を含んでいる。アルコール中毒をはじめとする中毒は、たしかに遺伝的な影響を受けているし、中毒性の物質を長期的に使えば、自制をもたらす脳の構造や機能に変化を来す場合が多い。だが、「脳の疾患」モデルの問題は、生物学的作用を中毒の主役として誤って重視し、心理学的・行動学的要素をせいぜい端役程度のものとして軽視する点にある。レシュナーの言葉を借りれば、「問題の核となるのが脳ならば、問題解決の核の部分は脳の治療でなければならない」というわけだ。[51] ところが、臨床の場の現実はまったく逆で、最も効果的な介入は脳ではなく人に狙いを定めている。どうして中毒になるのか、なぜ薬物を使い続けるのか、そして断薬を決意したらどうやってそれを成し遂げるのかといった物語が収まっているのは中毒者の心なのだ。この非常に個人的な各自の歴史は、神経回路を調べただけではわからない。

けっきょく、中毒の最も有用な定義は、次のような記述的なものなのだ――中毒とは、破壊的な結果を招くにもかかわらず使用を繰り返す、そして使用者が使用をやめると決心してもやめるのが難しい、といった特徴を持つ行動である。[52] この「定義」に理論的な要素はない。つまりこの定義は、なぜ中毒に「なる」のかについては何も説明していない。そもそも、そのプロセスは多様なレベルで理解することができるのに、納得のいく原因説明を一つに絞って提供することなど、どうしたらできるのだろう？　私たちが提案した定義は、一般に中毒と認められる行動について、観察できる事実を述べたにすぎない。それは良いことだ。なぜなら、白紙の説明用紙（生物学志向のものをはじめとするいかなる理論モデルにも歪められていない状態）は、研究や治療や政策を考えるにあたり、寛容な思考を掻き立てるからだ。この白紙には、脳科学がかかわる余地はあるのか？　もちろんある。脳の研究は欲求や強迫的衝動や自制心に関連した神経のメカニズムについて、貴重な情報をもたらしている。そうした情報は、いつの日か臨床的な用途にうまく利用できるかもしれない。だが、更生に向けた日々の努力は、治療薬の力を借りていようがいまいが、人間が行なうことであり、目的を持った行動、意味、選択、結果といった面から最も効果的に追求できるのだ。

　本章と前章では、欲求の生物学的側面に焦点を当てた。そして、私たちの欲望や欲求を脳がどのように処理しているかに関する知識が、市場や物質中毒の治療の現場に応用できるのかどうか、問うてみた。その結果、次のような答えが出た。脳科学の研究は行動の選択を支える脳のメカニズムについて多くを教えてくれたが、実社会にこの情報を応用するとなると、使える範囲は限られている。なぜなら、人間の行動は脳のレベル以外にも多くのレベルの影響を受けているからだ。次章では、直接脳に訊問する嘘発見の新しい手法に目を向ける。脳に依拠した情報のおかげで、研究者は嘘に関してどこまで正確に頭の中身を推断できるのかを探究する。その結果、真偽を見分けるというのは、ただ脳を読むといった単純な問題ではないことがわかるだろう。

第4章

秘密を暴露する脳

脳科学と嘘

二〇〇八年六月、アディティ・シャルマ（二四歳）は、元婚約者のウディット・バーラティを殺害したとして、終身刑を宣告された。二人はかつて、プーナにあるインド現代経営大学院で経営学を学んでいたが、シャルマは二〇〇六年に退学して別の男性（やはりこの大学院の学生）と駆け落ちした。目撃者によれば、シャルマはバーラティを言いくるめてショッピングセンターで落ち合い、「プラサード」と呼ばれる伝統的な供物（ヒンドゥー教の神に祝福された食べ物）を差し出したという。二日後、バーラティは亡くなった。ヒ素による毒殺だった。アディティ・シャルマとその恋人は、共謀して同輩学生を殺害したとして、プーナの治安判事裁判所で有罪を宣告された。

　殺人容疑での審理中、シャルマは、神経学的嘘発見器と謳われる、「脳電位振動シグネチャー（ＢＥＯＳ）検査」を受けさせられた。この検査はＥＥＧと似ており、脳内の電気的活動を観察する。インドはＢＥＯＳが証拠として受け容れられている、（仮に唯一でないにせよ）ごく少数の国の一つだったので、科学捜査の専門家たちは、人が犯罪について知っていて――犯人にしか知りえないことを知っていて――それを隠しているかどうかを、この検査で判断できると主張した。取り調べの最中に、捜査官たちは容疑者に、使用された凶器の種類や被害者が身に着けていたものなど、犯罪についての事実を提示する。それが正確であることに容疑者が気づくと、電気的な検知装置が「Ｐ３００波」と呼ばれる脳の特徴的な高まりを捉える。「Ｐ」は「ポジティブ（正）」の略で、「３００」は、被験者が刺激を提示されてから、三〇〇～五〇〇ミリ秒の間にこの反応がピークを迎える事実を反映している。その時点では、被験者はまだその刺激を自覚しておらず、したがって、それに対する反応は変えようがない[1]。

　ＢＥＯＳ検査を受けるにあたり、シャルマは、コンピューターにつながれた三二個の電極付きの布製の帽子を頭に被せられた。それから目を閉じて部屋の中に一人で座り、警察が事前に録音しておいた文章に耳を傾けた。訊問者たちは、言葉で反応しないようにシャルマに指示した。脳が代わりに語ってくれるからだ。録音された声が、「私はヒ素を購入した」「私はウディットとマクドナルドで会った」「私はヒ素を混ぜたお菓子を彼にあげた」といった、一人称語りの文章を読み上げる。シャルマは無実だと言い張ったが、彼女の脳は犯罪の詳細に反応して繰り返しＰ３００のスパイク（急激な上昇）を見せた。科学捜査官たちはこの結果を、彼女にはこの犯罪の「経験に基づく知識」があり、したがって彼女がバーラティを殺害した議論の余地のない証拠、と見なした。判事は終身刑を言い渡した。この新しい嘘発見器による検査に基づいて有罪判決が下されるのは、これが世界で初めてだった。[2]

シャルマが有罪判決を受けると、インドの科学捜査の関係者以外は大騒ぎをした。「インドのような高度に進歩した民主主義社会が、まだ有効性を立証されていない科学技術に基づいて実際に人に有罪を宣告するとは……信じ難い」とJ・ピーター・ローゼンフェルドは驚きの声を上げた。彼はアメリカのノースウェスタン大学の心理学者・脳科学者で、EEGに基づく嘘発見法の初期における開発者の一人だ。実際、二〇〇三年（インドの警察署が初めてBEOSを採用した年）から二〇〇九年までに、シャルマ以外にも一六〇人以上の容疑者が検査を受けている。インドの法廷では、被告人が同意するかぎり、今でもこの検査は合法だ。シャルマの事例を目の当たりにしたマスメディアは、「神経警官《ニューロコップ》」「思考警察」「ブレインジャッカー」に対する警告を発した。BEOSを開発したインドの脳科学者チャンパディ・R・ムクンダンが、漏れや間違いがないかどうか、外部の科学者たちに彼の研究プロトコルとデータを調べさせることを拒むと、世界中の専門家が憤慨した。[3]

インドでも懸念を抱いている役人はいた。また、イギリス内務省管轄下の国営企業、法科学サービス（FSS）は、インド国立精神衛生神経科学研究所にBEOS分析の検討を求めた。シャルマの一件には続きがある。二〇〇八年に判決が宣告されてから半年の間に、彼女の有罪を「証明した」のと同じ科学捜査研究所が提供した証拠により、元婚約者殺害でさらに二人が有罪になっている。二〇〇九年四月にはボンベイの最高裁判所がこの分析に基づいて、BEOSは「非科学的で、試用を停止すべきである」と結論し、シャルマは保釈金を支払えば釈放を認めるとした。何者かが証拠を彼女のハンドバッグにこっそり入れた可能性があったからだ。彼女の恋人（現在は夫）も、保釈金を払って釈放された。[4]

刑事たちによる昔ながらの捜査で、シャルマが毒を所持していたかどうかにさえも疑問が出てきた。だが、二〇一二年の時点では、彼女の上訴審はまだ始まっていなかった。インドの裁判は遅々として進まないので、シャルマの運命は今後何年もどっちつかずのままになるだろう。[5]

心を読んで嘘を発見できるという見込みは、これまでおおいに注目を集めてきた。アメリカでは、何十年にもわたって効果的な嘘発見器が求められてきたが、二〇〇一年九月一一日の同時多発テロ以降、その努力に拍車がかかった。効果的な嘘発見器があれば、法廷での訴訟や警察の仕事は言うまでもなく、国家の情報収集活動にも革命が起こる。そこで、国防総省や国土安全保障省のようなアメリカの連邦機関からの助成金が、大学を本拠とする研究者のもとに流れ込んできている。そして、脳に依拠した嘘発見器は、実験室という制御された範囲内で、あくまで協力的な被験者を対象とすれば、かなりの精度を発揮している——少なくとも、標準的なポリグラフ（呼吸や脈拍、血圧など、さまざまな生体現象を同時に記録する装置で、嘘発見器としても使用される）よりは。この有望な展開と思えるものを利用し、膨大な数にのぼると見込まれる顧客へｆＭＲＩによる嘘発見を売り込むために、カリフォルニア州ターザナのノー・ライ・ＭＲＩと、ボストン近くのセフォス・コーポレーションという、二つの会社が新規に作られた。「個人から企業や政府まで、他の人や企業や政府と平和的かつ有意義に共存する私たちの能力にとって、信頼は決定的に重要な要素です」とノー・ライ・ＭＲＩ社は言う。[6]

とはいえ、難問が、そして危険が、私たちの前に立ちはだかっている。[7] 当然ながらその第一は、実社会の場面で脳スキャンから嘘を推断できるかどうかを判断することだ。第二は、未熟な科学技術が日常的に使われてアディティ・シャルマのような無実かもしれない人が有罪になるような事態を防ぐことだ。そして第三に、私たちの思考や感情や記憶への科学技術的アクセスに伴うプライヴァシーへの懸念に、法廷と社会がどう取り組むかを考えることだ。「脳プライヴァシー」は脅威にさらされてはいないし、近い将来、さらされることもおそらくないだろうから、本章では、脳に依拠した嘘の検知の科学的健全性に的を絞ることにする。だが、いわゆる「認知の自由」という難問を取り巻く憲法問題の概観も提供するつもりだ。

ポリグラフ検査

嘘をつく人についての大きな誤解の一つは、嘘をついていることを彼らが図らずも暴露してしまうというものだ。古代ギリシア人は、嘘を暴露するはずの、筋肉の痙攣《けいれん》や赤面といった「手掛かり」（不随意の信号）を見極める人相学という学問を開発した。ポーカー・プレイヤーたちが、相手がはったりをかけているかどうかを判断するのに使うのと同じ技術だ。歴史家たちによれば、ギリシアの名高い医師エラシストラトス（紀元前三〇〇～二五〇年）は、ある人が義父の妻を密かに慕っていたことを、彼女が居合わせるとその人の脈が速まるのを測って見破ったという。フロイトは、十分注意を払っていれば、誰もが嘘を見抜けると考えた。嘘つきは「指先で語る。嘘をついている事実が、あらゆる毛穴から滲《にじ》み出てくる」と彼は書いている。おおよその文化圏の人も、目を逸らしたり、口ごもったり、そわそわしたり、顔に手を触れたりといった、さまざまな手掛かりによって嘘つきを見破れると信じている。ところが、こうした徴候の有効性は、研究によって支持されてはいない。人が嘘をついているときにそれを検知するのに役立つ手掛かりは、驚くほど少ないのだ。そして、そうした手掛かりでさえ、おもに非言語的ではなく言語による。たとえば、不正確な発言は正確な発言に比べて、あまり詳しくなく、修飾語句が多い可能性が高い（「はっきりはしませんが、その銀行強盗のシャツは、青だったかもしれないと思います」）。判事や警察官など、訓練を受けた保安関係の専門家でさえも、嘘の検知率が偶然の割合を超えることは珍しい[8]。

嘘を検知できないというのは、嘘だらけの世界でははなはだ不都合だ。人は、一〇分以上続く社会的相互作用の五回に一回で嘘をつくと認めている。これは、平均すると少なくとも一日一回になる。ある人が徹底的に文献を調べたところ、英語の語彙には、「collusion（共謀）」「fakery（ごまかし）」「malingering（仮病）」「confabulation（作話）」「prevarication（二枚舌）」「exaggeration（誇張）」「denial（否認）」など、嘘という含みのある単語が一一二個あったという。イギリスの精神科医で嘘の専門家、故ショーン・スペンスは、どの文化にも、正直を意味する単語よりも嘘を意味する単語のほうが多いことに気づいた。欺き方はいくらでもあるが、真実を語る方法は一つしかないからかもしれない[9]。

じつは、これは意外ではない。欺き合うのは社会的生活にとって不可欠の部分なのだ。私たちは人間関係を巧みに操作したり、競争相手を騙したりしつつ、他者と協力する。才能ある誘惑者に標的にされた人（あるいは才能ある誘惑者）なら誰でも請け合えるように、男女関係はこうした戦略に依存している場合もある。私たちが嘘をつけるのは、他者の目を通して周りの世界を眺め、彼らの行動を予期する能力があるからだ。哲学者や心理学者はこの能力を「心の理論」と呼ぶ。たいていの子供は三〜四歳でこの能力を身につけ始める。子供は他者の欲求や意図、信念、感情、知識を直観で知るのが得意であればあるほど、親や教師や友達を上手に騙せる[10]。

欠陥があることが知れ渡っているポリグラフの検査は、これまでおよそ一世紀にわたって、嘘検知の科学技術の定番だった。その技術は、嘘をつくときには本人にストレスがかかるので、そのストレスが血圧の上昇や呼吸回数の増加、手の汗など（末梢神経系の生み出す反応）のかたちで表れるという前提を反映している。この理論の原始的な応用例は、古代中国に見られる。中国では取り調べにあたる者が、罪を犯したとされる人に米を口に含ませたり、乾いた饅頭《まんとう》を呑み込ませたりした。米が乾いたままだったり、饅頭をすんなり呑み込めなかったりしたら、容疑者は有罪と見なされた。嘘は不安（捕まる恐れ、誰かを裏切ったことまつわる苦悩、自分の道徳基準に違反した罪悪感）につながり、口の中が乾くという理屈だ[11]。

一九〇〇年代の初頭、ハーヴァード大学の学生だったウィリアム・モールトン・マーストンは、現代のポリグラフの先駆けとなる装置を発明した。この装置は、被験者の胸の周りに巻いた空気入りゴムホースで呼吸の割合を、上腕に巻いた圧迫布で血圧を、それぞれ測定した。ポリグラフの歴史の面白い脚注として付け加えると、マーストンはその後、チャールズ・モールトンの筆名で漫画家になり、「ワンダーウーマン」というアクション・ヒロインを生み出した。ワンダーウーマンは腰に魔法の投げ縄をつけており、このゴムホースのマジック版で締め上げられると、悪漢たちは真実を告白する羽目になる。[12]

ポリグラフはそこまで魔法のような道をたどらなかった。ポリグラフを巡る法的・科学的論争の歴史が公式に幕を開けたのは一九二三年にさかのぼる。マーストンの技術はまだ科学界全般に受け容れられていないので、検査の結果は証拠として許容できないと、この年、ある連邦裁判所が裁定したのだ。「合衆国対フライ」裁判でのこの裁定は、証拠法における画期的な出来事だった。科学的証拠の基準について、最初の明確な司法の声明を提供したからだ。この「フライ」基準や、連邦裁判所と大半の州でそれに取って代わったもっと新しい「ドーバート」基準のもとで、ポリグラフの証拠は、過去九〇年間、ほぼすべての州裁判所と連邦裁判所から締め出されてきた。もっとも、法廷の外では、ポリグラフはアメリカの法の執行における日用品と化した。二〇世紀なかばには、ポリグラフは核に関する秘密を保護したり、科学者の政治的忠誠を保証したり、政府の職から同性愛者を追放したりするために使われるようになっていた。[13]

一九八八年の「ポリグラフからの従業員保護法」は、民間の雇用主が雇用前審査や、労働者による窃盗を探し出す目的でポリグラフを使うことを禁じた。この法律が制定されてから一〇年後、合衆国最高裁判所は、被告人がポリグラフ検査の結果で容疑を晴らせると主張したときにさえ、ポリグラフの証拠を使うのを連邦政府と州政府が禁じることができると裁定した。裁判所は相変わらず慎重な態度を保っている。連邦巡回裁判区の一部やわずかな数の州は、特殊な状況のもとではポリグラフの証拠を今でも認めているが、原則として許容しているのはニューメキシコ州の裁判所だけだ。とはいえ、法廷の外では、国家安全保障や法執行の諸機関が、職員候補の審査や、より機密性の高い地位へ昇進させる前の確認のために、アメリカ国内で毎年一〇〇万回以上のポリグラフ検査を行なっている[14]。

　ポリグラフがそうした検査に使われるようになった理由を理解するには、まずポリグラフの仕組みを知る必要がある。ある容疑者が五〇〇〇ドル盗んだとしよう。標準的なポリグラフの検査手順では、訊問者は三種類の質問をする。正直な返答のための生理的基準を定めるために、訊問者は、「あなたは英語を話しますか？」「今は一〇月ですか？」といった、「無関係の」質問に答えるよう、容疑者に指示する。訊問者は、「交通違反をしたことがありますか？」「レジでお釣りを余分にもらって、返さなかったことがありますか？」「上司に嘘をついたことがありますか？」といった「対照」用の質問もする。私たちのほぼ全員が、交通違反をしたり、余分なお釣りを懐に入れてしまったり、職場で些細な嘘をついたりしたことが、少なくとも一度はあるものの、ポリグラフ検査の間にそうしたちょっとした過ちを認めたくはないので、おそらく嘘を言う必要が生じ、それで心拍が多少乱れたり、手のひらに汗が滲んだりする。訊問者はこうした「対照」質問を使って、「たわいない嘘」の基準を定め、犯罪に関連した、もっと意味のある嘘——と、それに伴うはずの、生理的により興奮した状態——をその基準と比較する。たとえば、現に罪を犯している容疑者が、「あなたはそのお金を盗みましたか？」

という訊問者による取り調べの質問に「ノー」と答えると、たわいのない嘘をついて真実を歪めたときよりも強い生理的反応を示す。逆に、容疑者が罪を犯していなければ、同じ質問に「ノー」と答えると、たわいのない嘘をついたときよりも弱い生理的反応しか生じないはずだ。

　もし罪を犯していれば、体がそれを暴露するというのだからありがたいが、じつはそれは、よくてもはなはだしいまでに事を単純化しているし、悪くすれば、明らかな誤りだ。常習的な嘘つきは必ずしも不安にならない。精神病質者《サイコパス》はとくにそうで、彼らの末梢神経系は、たいていの常人に比べて脅威に対する反応が鈍い。一方、真実を語っている人は不安になることがある。とくに、重大な状況ではそうだ。[15] 嘘発見器には、無実の人も有罪のように見えることがよくある。彼らは訊問されるとおびえたり動揺したりし、胸がどきどきし、息が苦しくなり、手のひらに汗が滲んでくる。彼らは自分が罪を犯したと感じることすらありうる。ポリグラフ検査者は、そういう人のことを「有罪意識過剰者」と呼ぶ。嫌疑をかけられただけで自律神経系が刺激されるからだ。逆に、罪を犯している人は、場数を踏んだ犯罪者であることが多く、ポリグラフを欺く術を心得ていることがしばしばある。たわいのない嘘に答えている間、舌を強く噛んだり、骨の折れる暗算をしたりして、生理的な反応を起こす。そうしておけば、実際の犯罪について嘘をついたときには、結果はそれほど劇的でなくなる。

　というわけで、ポリグラフは煎じ詰めれば興奮検知器であり、嘘発見器ではない。ポリグラフは「偽陽性」を生み出す率が高くなりがちで、当局が無実の人を罰することにつながりうるし、そこまで多くはないものの「偽陰性」も生み出すので、有罪の人の容疑を誤って晴らしてしまう。適切に実施されたポリグラフ検査では、嘘をついた人のおよそ七五〜八〇パーセントを正しく見つけ出せる（正真正銘の陽性）が、真実を語っている人の約六五パーセントを誤って嘘つきと判定してしまう（偽陽性）と、アメリカ科学アカデミーは推定している。判断を誤った有名な事例を二つ挙げよう。一九八六年、ソヴィエト連邦のためにスパイをしていたＣＩＡ職員オールドリッチ・エイムズは、有罪とされなかった（偽陰性）。逆に一九九八年、エネルギー省の科学者ウェン・ホー・リーは、中国政府のスパイだと誤認された（偽陽性）[16]。

有罪知識検査（ＧＫＴ）

体が秘密を確実に暴露してくれることが期待できないのなら、嘘を暴くのには欺瞞を行なう器官である脳に直接あたるほうが良策ということになるのだろうか？　これには二つの基本的な方法があり、どちらも嘘を検知するためにＥＥＧかｆＭＲＩに頼る。一つは、容疑者が情報を明かさないでいるかどうかを調べるという方法だ。「有罪知識検査（ＧＫＴ）」は、そのような不作為の罪を標的にする[17]。もう一つの方策は、嘘を言っているか真実を語っているかの区別を可能にする脳活動を見極めるというものだ。脳に依拠した嘘の検知では、ポリグラフの場合と同じで、「あなたは、それをやりましたか？」という訊問用の基本的な質問をする。ＧＫＴでは、容疑者が犯罪の記憶を持っているだけでよく、本質的には「その犯罪にまつわるこれらの事実を認知しますか？」と尋ねるわけだ。

もっと具体的に言うと、ＧＫＴでは、有罪の人しか知らないはずの詳細を容疑者に提示する。たとえば「あなたが使った拳銃の口径は？　二二、二五、三八、四四のどれでしたか？」とか、「一家の金庫はどこにありましたか？　バスルームの鏡の裏側？　地下室？　本棚の裏側？」とか訊問者は尋ねる。正しい答え（たとえば、拳銃の実際の口径や、金庫の本当の在りか）に対して、一貫して強い生理的反応を示す容疑者は、有罪となる知識をおそらく持っている。逆に、どの選択肢にも同じぐらいの強度で反応する人は、おそらく無実だ。対照用のデータは、新聞を読むなどして誰もが知っている事件についての情報を容疑者に提示して得る。さらに、ランダムに選んだ日付に容疑者の誕生日を交ぜておいて、どの日が大切かと尋ねるという具合に、犯罪とは関連のない刺激も提示する。制御された条件下でのＧＫＴの長所は、偽陽性の割合が低いことで、きっちり定義された実験条件では、検査結果は非常に正確になる。多くの評論家によれば、問題は、現在ＧＫＴを最も声高に推奨している心理学者のローレンス・Ａ・ファーウェルがやりたい放題にやっている点だという。

二〇〇一年、アルカイダによる同時多発テロのわずか数週間後、「タイム」誌は「二一世紀のピカソやアインシュタインになるかもしれない革新者」上位一〇〇人にファーウェルを含め、ＧＫＴに対する関心を蘇らせた。彼は、自らが「脳指紋法」と呼ぶ科学技術を開発した。これは、有罪の証拠となる知識を持っていることを、脳波を使って見極めるという技術だ。「タイム」誌には、こうある。「電話番号からアルカイダのコード名まで、何であろうと被験者がなじみがあれば、ファーウェルはそれを断定できると考えている」。ファーウェルは、軍事目的や安全保障目的で脳指紋法を使うことについて、それまで数年にわたって、中央情報局（ＣＩＡ）や財務省秘密検察局（シークレット・サービス）といった連邦機関と接触してきた。ファーウェルの脳指紋法研究所はシアトルにある。脳指紋法は、ファーウェルが「ＭＥＲＭＥＲ（記憶とコード化に関する多面的脳波計反応）」と呼ぶ、認知の電気的標識を使う。そのうち、主要な構成要素はＰ３００波だ。これがＢＥＯＳと似ているように聞こえるとしたら、けっして偶然ではない。ファーウェルの研究に着想を得て、シャルマを訊問する際に使われた検査が誕生したのだ[18]。

科学捜査を専門とする心理学者たちは、ファーウェルの主張はあまりに過剰であると非難している。ファーウェルは、専門家の査読がある科学誌にほとんど論文を発表しておらず、自らの研究成果を第三者による査読に供することを拒んできた。興行師さながらのファーウェルは、ＡＢＣ放送の報道番組「グッド・モーニング・アメリカ」の撮影班とともに、二〇〇四年、オクラホマ州へ赴き、カメラの前でジミー・レイ・スローターという名の死刑囚を検査した。正しい答えを提示されたとき、スローターの脳は認知したことを示すスパイクを見せなかったとファーウェルは主張した。脳指紋法の基準に照らせば、彼は無実だということになる。だが、上訴裁判所の判事たちは、証拠調べの実施を認めず、スローターは二〇〇五年に処刑された[19]。

ファーウェルと、ＢＥＯＳでアディティ・シャルマを訊問したインドの取調官たちは、基本的な脳評価技術としてＥＥＧを使ったが、有罪知識の有無をｆＭＲＩを使って検査した取調官たちもいる。彼らは脳波を調べる代わりに、犯罪現場の要素を被験者に提示して、記憶にかかわる脳領域における血中酸素濃度依存性（BOLD）信号を調べ、現場での過去の経験の存在を示唆する信号のパターンを探した。有罪知識のアプローチでどちらの技術が使われようと、記憶の神経表現（脳波の急な変化、あるいは、もっと微妙な脳活性化のパターン）がこの方法の核心であり、同時にアキレス腱でもある。

脳指紋法は、特定の情報が「脳に保存されている」かどうかを検知できるとファーウェルは主張する。だが、「脳に保存されている」というのは、記憶の仕組みの隠喩としては欠点を孕《はら》んでいる。脳は、忠実な音声・画像レコーダーのようには機能しないし、静的な記憶の保管所でもない。記憶は誤りを犯しやすい器械であり、ときにはものの見事に間違える。すべてが記憶されるわけではないし、記憶されるものも、歪められることがよくある。事象のコード化、保存、永続的な記録の作成、想起という、記憶の各段階で不具合が生じうる。罪を犯した人も、脳波を使った訊問に「合格」するかもしれない。激しい怒りなどで我を忘れ、犯罪のきわめて重要な詳細が頭に入ってこないこともあるからだ。頭に入ってこなければ、脳は記憶としてコード化できない。仮に詳細がコード化されても、毎回永続的に保存されるわけではない。記憶は通常しだいに薄れていくし、時がたつうちに、それ以前やそれ以後の記憶と混ざり合いかねない。そのような合成記憶は、正確な記憶に劣らず鮮明で、本当に真に迫っているように思えることもある。[20]

まがいものの記憶は現実の事象の記憶と区別するのが難しい。これは、目撃者による容疑者の確認や科学捜査の面接では、よく知られた悩みの種だ。暗示にかかりやすい子供が相手の場合、なおさら問題になる。アリゾナ大学の心理学者たちは、被験者に間違った記憶を生じさせ、Ｐ３００のパラダイムのもとで、そうした記憶が正しい記憶と同じように見えるかどうか確かめた。彼らは定評のある検査を使い、被験者に一連の関連した単語（「突き刺す」「指ぬき」「棘」「痛い」「注射」など）を読み上げた。これらの単語と並べても少しも不自然でない「針」という単語は含まれていなかった。ところが、心理学者たちが被験者に、先ほど聞いた単語のなかに「針」という単語があったかどうか尋ねると、多くの被験者が、あったと答えた。Ｐ３００の検査では、最初の単語群に「針」があったと確信していると報告したときの被験者は、実際に耳にした単語を思い出しているときと同じ、脳の電気的活動パターンを示した。ようするに、ＧＫＴは真実というよりは信念の測定手段なのだ[21]。

ｆＭＲＩを使った場合にも同じ現象が起こることが立証されており、心的イメージの形成と知覚は共通の処理メカニズムを使うという、以前からの研究結果が裏づけられている。心理学者のジェシー・リスマンらは、被験者に二〇〇以上の顔を覚えさせ、その間に脳をスキャンし、得られたデータをパターン認識（デコーディング）ソフトウェアを使って処理した。この技術のもとでは、被験者が次々に画像を眺めているときに、脳活動を高速コンピューターに転送し、コンピューターは、独特の「神経信号《シグネチャー》」の観点から、記憶された顔のそれぞれがどのように見えるかを「学習した」。一時間後、リスマンらは同じ二〇〇以上の顔写真に、先ほどは見せなかった顔の写真も交ぜ、合計四〇〇の画像を被験者に見せた。結果は驚くべきものだった。被験者が前に見た顔と関連した神経シグネチャーと、初めて見るのに見覚えがあると思った顔に由来する神経シグネチャーとを、リスマンらは区別できなかったのだ。この重要な研究は、正しい記憶と偽りの記憶との区別におけるｆＭＲＩの大きな限界を際立たせてくれる。これは、脳に依拠した証拠を司法の場で使うことへの侮《あなど》りがたい障壁だ[22]。

当てにならない記憶はＧＫＴでの偽陰性につながりかねないが、偽陽性も起こりうる。Ｐ３００の反応（あるいはｆＭＲＩの神経シグネチャー）は、有罪知識に特有ではないからだ。無実の人がポリグラフの検査を受けているとき、不安を覚えて手に汗が滲んだり、脈が速まったりするのとちょうど同じで、Ｐ３００の反応についても、被験者にとって何か特別で見覚えのあるものを認知したことを反映していると言うのがせいぜいだ。犯罪で使われた拳銃のような視覚的手掛かりの場合には、特定の刺激に対するＰ３００のスパイクは、容疑者がその武器について読んで、ありありと思い浮かべたこと、あるいは、別の状況でその種の拳銃を目にする経験があったことを反映している可能性もある。

最後になるが、ＧＫＴには大きな実際的障害がつきものだ。犯罪現場は、捜査官が到着するまで、おおむね、あるいは完全に手つかずの状態に保たれなければならない。現場が乱され、多項選択式の訊問で使う情報が不正確では、容疑者は有罪であっても、認知に伴う興奮を示さないだろうから、無実に見えるかもしれない。逆に、詳細がマスメディアに漏れ、無実の人もニュースをずっと見ていれば、認知している徴候を示して有罪に見えかねない。さらに、捜査官は、犯罪の現場と性質に関する別個の具体的な情報を十分な数だけ入手できなければ、まっとうな多項選択式の検査は作れない。これらすべてに鑑みても、ＧＫＴは依然として独創的な捜査手段だが、最もうまくいくのは、実験室の制御された範囲内だ。

ｆＭＲＩ

今度は、脳に依拠して嘘を検知するための、第二の、もっと人気のある手法に目を向けよう。それは、嘘をついているときには真実を語っているときとは別の脳システムが働くという考えに基づく、神経的な嘘検知だ。もし研究者がｆＭＲＩを使って、嘘に固有の神経相関を特定できれば、それは嘘検知の聖杯とも言うべき発見となりうる。ｆＭＲＩに基づく嘘検知の主流理論は、人が嘘をつくときには脳の特定の領域の活動が盛んになるというものだ。脳はまず、正直さを抑制し、続いて嘘を生み出さなければならないだろうから、というのがその根拠だ[23]。真実を語ることと関連したｆＭＲＩ信号から、嘘をつくことと関連したｆＭＲＩ信号を「引き算」すれば、理論上は、嘘の神経シグネチャーが明らかになる。こう言い換えてもいい。このモデルによれば、ｆＭＲＩが検知するのは、不正直な状態と正直な状態の対立の神経的な表れだ。

二〇〇五年、精神科医のＦ・アンドルー・コーゼルは、ｆＭＲＩに基づく嘘検知の実験のうちでも、とりわけ頻繁に引用されるようになる実験の結果を発表した。彼は共同研究者たちと被験者を募り、いわゆる「模擬窃盗パラダイム」に参加してもらった。彼らはこの実験で、机の置かれた部屋へ被験者を一人ずつ案内し、引き出しから品物（指輪か腕時計）を取り出して近くのロッカーへしまうように指示した。それからスキャンを行なったのだが、その前に、その品物を「盗んだ」かと訊かれたら否定するようにという、重要な指示をしておいた。コーゼルらが「あなたは指輪を盗みましたか？」「あなたは腕時計を盗みましたか？」という質問をスキャナーのコンピューター画面に映し出すたびに、被験者は必ず「ノー」のボタンを押すということだ[24]。

この巧みな指示のおかげで、被験者の回答は、必ずどちらか一方の問いに対しては真実で、もう一方に対しては真実ではなくなる[25]。そのあとコーゼルらは、真実を語っているときの状態と嘘をついているときの状態の両方から、あらかじめ定めてあった、真実や嘘とは無関係の活動基準を「引き算」した。そして、被験者全員の結果をまとめ、合成画像を作った。すると、真実を語っているときよりも嘘をついているときのほうが活発な七つの脳領域が浮かび上がった。だが、この結果からは、個々の被験者については何もわからない。それならば、コーゼルらは、特定の被験者が嘘をついているときに、どうしてそれがわかるというのか？

コーゼルらは研究の第二部で、別の参加者たちを募って、同じ模擬窃盗実験を行なった。それから、この二回目の画像の結果を最初の実験から得た合成画像と一つひとつ比較した。すると彼らは、特定の被験者が、指輪を取ったか腕時計を取ったかを九割の精度で判断できた（他の研究者による模擬窃盗実験の結果は、コーゼルらのものほど目覚ましくはなく、七〇～八五パーセント程度だ[26]）。

この全般「引き算」方式が、ｆＭＲＩによる嘘検知を最近、法の場で使用する基盤になっている。ある父親は二〇〇九年、自分が養育権を持つ娘の虐待容疑で裁判にかけられたとき、娘と性行為をしていないことを証明するためにノー・ライ・ＭＲＩ社を雇った。サンディエゴの郡の少年裁判所に提出された同社の報告書によれば、「Ｘとオーラルセックスをしましたか？」のような質問に対する、

「ノー」という父親の回答は真実だという。最終的には、ｆＭＲＩに基づく嘘の検知に不利な証言をするであろう専門家を検察側が用意したあと、被告人側はｆＭＲＩの証拠を提出する申請を取り下げた[27]。

翌年には、もっと注目を浴びた裁判で、ｆＭＲＩによる嘘の検知が厳しく吟味された。一九九九年から二〇〇五年にかけて、メディケア（高齢者医療保険制度）とメディケード（低所得者医療扶助制度）を悪用し、数百万ドルを騙し取ったとして、連邦政府はテネシー州の精神科医ローン・セムローを告発した。セムローは、請求手続きにまごつきはしたが、盗みを働く意図はまったくなかったと主張した。彼の弁護士は、ｆＭＲＩによる嘘検知サービスを提供するもう一つの会社であるセフォス社を雇って、彼の過去の精神状態を調べさせた。検査には、「あなたはメディケアを騙してお金を得るための請求「医療請求コード９９３１２」をしましたか？」という質問が含まれていた。ごまかす意図はなかったと言ったとき、セムロー医師の「脳は、彼が真実を語っていたことを示している」とセフォス社は結論した。審理の前、検察側はこの証拠の提出に異議を申し立てたので、判事はｆＭＲＩに基づく嘘の検知の科学的有効性を見極めるために、予審を開いた。このいわゆるドーバート予審で、セフォス社のデータの信頼性についてさまざまな専門家が賛成あるいは反対の証言を行なった[28]。

けっきょく判事は、誤差率（真実を語っている人に誤って嘘を検知したり、嘘をついている人の嘘を見逃したりする確率）が未知であり、科学界がまだ有効な技術として受け容れていないので、被告人側はｆＭＲＩの証拠を法廷で提示することはできないと裁定した[29]。二〇一二年秋、ある連邦上訴裁判所はこの裁定を支持した。判事たちは、二〇一〇年にニューヨークで行なわれた雇用差別の訴訟と、二〇一二年にメリーランド州で行なわれた殺人事件の再審理という他の二つの裁判でも、ｆＭＲＩに基づく嘘検知の証拠の提出は認めなかった[30]。

　これらの裁判のすべてで、科学の信頼性が問題とされた。実験室での研究のうちには見事なものがあるとはいえ、実験室の外でも同じように正確であると信じるに足る根拠を、判事たちはほとんど見出せなかった。そして、嘘の神経相関には多くの要素が影響を及ぼしうるのだから、これはもっともな話だ。

　第一に、コーゼルらの研究者が引き出したり見極めようとしたりした「実験室での嘘」と本物の嘘の違いを考えてほしい。最も明白な違いは、捜査の場や法廷、刑務所では本物の容疑者に嘘をつくように言う人などいない点だ。まして、特定のかたちで嘘をつくように指示することなどありえない。欺くという意図は、私たちが嘘と呼ぶ現象に不可欠なので、多くの脳科学者は、実験の被験者は嘘をついているのではなく、「指示された虚偽」を行なっているのだと主張する。指示された虚偽と、欺こうとする意図的な試みが、脳に求めるものはほぼ確実に異なるから、研究ではｆＭＲＩはいったい何を測定しているのかという、さらなる疑問も出てくる。最後に、実験室の被験者のほとんどは喜んで指示に従い、検査を受けるのに対して、本物の容疑者は、画像法で捉える信号を歪めることを期待して、頭を動かしたり、ハミングしたり、無言で掛け算をしたりし、ｆＭＲＩの裏をかこうとするかもしれない。ある実験では、手か足の指を一本、小刻みに動かすだけで、嘘検知の精度をほぼ一〇〇パーセントからその三分の一まで落とせることが判明した。[31]

第二に、本当の嘘の神経シグネチャーは、嘘そのもの以上のものをほぼ確実に表している。脳科学者のエリザベス・Ａ・フェルプスが指摘しているように、犯罪で告発された本物の容疑者は、重大な結果がかかった、非常に情動的な状況に直面する。[32] 容疑者はまた、事件を反芻し、（無実なら）その事件を想像し、（有罪なら）改変する時間がある。有罪の容疑者は、作り話をリハーサルすることもできる。これは、本物の嘘の神経シグネチャーが、不正直な状態と正直な状態との対立を単に表しているだけではないことを意味する。そこには、実験室でのそれほど身の濃くない嘘には見られないような、情動と心的イメージの神経相関も取り込まれているのだ。

第三に、実験室における実験では誰が嘘をついているのかを考えてほしい。参加している学生たちにはたいてい、精神衛生上の問題も古い脳の損傷もない。彼らは常習的に薬物を使用してきたわけでもない。重大な罪を犯したことも、そのような罪を犯したとして告発されたことさえないから、実験結果を一般化してもっと広い範囲に当てはめるときには、慎重になるべきだ。また、有罪の容疑者の嘘が露見すれば深刻な結果になるが、被験者の場合はたいしたことはない。一方、法制度が相手にするのは、ＩＱが低く、薬物濫用経験があり、脳に損傷を負っており、長い犯罪歴を持っていることの多い、本物の容疑者だ。正直に見えるようにするための情動的な関与の度合いは、おそらくずっと高いだろう。これは重要だ。すでに述べたとおり、情動は、認知的課題と関連した神経の活性化パターンに影響を与えることがわかっているからだ。

さらに、研究に自主的に参加する人は嘘をつくのがあまり得意ではないかもしれないのに対して、実社会の厄介者たちは、熟練の嘘つきの可能性が十分あり、彼らの脳は、たっぷり場数を踏んでいるおかげで嘘をついているときにもあまり活性化しないかもしれない。本当の犯罪で告発された有罪の容疑者は、事件について実際とは違う話をでっち上げ、それを記憶に収める時間もある。というわけで、リハーサルの有無もまた、実験室での嘘と本物の嘘との大きな違いだ。また、有罪の人でも、無実であるという自分の主張を信じるようになったり、アリバイをリハーサルしたりしていれば、検知を免れうる。逆に、無実の人は、嘘をつくことを考えただけで、窮地に陥る可能性がある。ある実験では、コインを投げた結果を偽ることについて考えるのと関連した神経活動が、本当に嘘をつくことと関連した神経活動と区別できないことがわかった[33]。

そのうえ、ｆＭＲＩに基づく嘘検知は、結果に一貫性がないという欠陥を抱えている。被験者の集団を比べれば、嘘をつく被験者の脳はたしかに、真実を語る被験者の脳とは違う活性化と不活性化のパターンを示す傾向はある。二〇以上の研究が、この結論を裏づけている。とはいえ、嘘をつくときに全員で活性化し、嘘をつかないときに一貫して不活発な領域あるいは領域群を特定した研究は一つとしてない。それどころか、嘘と相関ありとされた脳領域は、海馬傍回《かいばぼうかい》、前帯状皮質、左の後帯状皮質、尾状核、右の楔前部《けつぜんぶ》、左の小脳、前島《ぜんとう》、被殻、視床、前頭（前部、腹内側部、背外側部）、さらに、側頭皮質の諸領域と、驚くほど多岐にわたる。これほど多様なのだから、単一の神経活性化パターンで嘘と真実を区別できる日が近くないのは明らかだ。そのため、「嘘をつく脳」の信頼できるシグネチャーを明確化するのは、たとえ不可能ではなくとも、困難だろう。[34]

こうした注意点（最も決定的なのは、実社会での嘘に特徴的な条件を実験では再現できない点かもしれない）を考え合わせると、今日の脳に依拠した嘘検知は、法廷での使用には不適格とすべきだ。

嘘にも種類がある

ここで、嘘の性質そのものを考えることで、さらに微妙なニュアンスを加えることにしよう。嘘自体を調べた科学者は、種類によって活性化する脳の領域が違うことを発見した。すべての嘘が、心理的に類似しているわけではないのだ。心理学者のスティーヴン・コスリンとジョルジオ・ガニスは、自発的な嘘とリハーサルした（暗記した）嘘という、二種類の嘘に的を絞った独創的な研究を行なった。後者は、呼び方からわかるとおり、ダイエットをきちんと続けているかと友人に訊かれたときに、すぐ答えられるように準備してある類の嘘だ。たとえば、本当はハンバーガーとフライドポテトを食べたのに、「サラダを少し食べた」という答えを用意しておいたりする。自発的な嘘は、友人の女性に、うるさいボーイフレンドを空港まで車で送ってくれないかと頼まれたときに、車は整備に出しているので無理だと応じるときのように、とっさにつく嘘だ。

コスリンとガニスは、人はリハーサルをした嘘をつくときには、記憶から引き出してくるだけで済むという仮説を立てた。それとは対照的に、自発的な嘘は、もっと手間がかかる。ボーイフレンドを空港まで送ってくれるように友人に頼まれたときには、そのボーイフレンドとの過去のつき合いなどのエピソード記憶（事象の想起を受け持つ記憶）と、意味記憶（知識の想起を受け持つ記憶）を使い、嘘を作り上げる助けとする必要がある。また、自発的な嘘は詳細が豊富でもあり、脳のさまざまな部分でコード化された視覚的な心的イメージあるいは感情がかかわっており、したがって、より複雑な神経的表象を引き起こすと思われる。[35]

コスリンとガニスは、実験で被験者に、これまでで最善の仕事と最も印象的な休暇という、二つの経験を描写するように頼んだ。二人は、仕事か休暇のどちらか好きな経験を選んで実際とは違う話を考えて暗記するように被験者に指示した。たとえば、本当は休暇に、「両親とともにボストンからコンチネンタル航空でバルセロナへ飛び、グランビア・ホテルに宿泊した」のなら、代替バージョンは、「妹とロサンジェルスから車でメキシコシティに行き、ユースホステルに泊まった」という具合だ。被験者は偽りのバージョンを一週間ほど覚えておいてから、実験室に戻ってきて脳をスキャンした。スキャンの間、コスリンとガニスは、それぞれの被験者に、急いで別の（自発的な）偽りの話を作るように指示した。というわけで、被験者は休暇でどこに行ったか訊かれたとき、その場で嘘をつき、メキシコシティのかわりに、たとえばマイアミと答えたり、あるいは、誰といっしょに出かけたか訊かれたときに、「伯母」と答えたりした。被験者が最善の仕事を選んでいた場合にも、やはり同じような手順で検査を行なった。

コスリンとガニスの予想どおり、自発的な嘘を言うときには、リハーサルした嘘を言うときとは違う脳のネットワークが使われ、そのどちらも、真実を語っていたときに使われたものとは違っていた。嘘を言うときには、記憶処理が行なわれたが、自発的に嘘を言ったときには、脳は前帯状皮質への依存度が高かった。前帯状皮質は、正直な回答を抑え込むのにひと役買ったものと思われる。被験者がリハーサルした嘘を言ったときには、（エピソード記憶の想起にかかわる）右の前頭前皮質前部が選択的に活性化した。真実の記憶を引き出すのが最も努力を必要としなかった。自然に出てくるので、自発的な嘘に求められる監査や編集が必要なかったからだろう[36]。

　ようするに、人が嘘をつくとき、そこだけ活動を変えるという脳領域はなく、嘘はそれぞれ種類によって異なる神経プロセスの組み合わせを必要とする。なぜなら、ひと口に嘘といっても、すべて心理的に似通っているわけではないからだ。ジャーナリストのマーガレット・タルボットは次のように、動機に基づいて、さまざまな含みのある嘘を並べ立てている。「失礼にならないようにするための些細な嘘、自分を良く見せようとする、ずうずうしくてはなはだしい嘘、わが子を守るため、あるいは魅了するための嘘、じつのところ、嘘だと自分には認めない嘘、何日もかけてリハーサルをする、複雑なアリバイ」。他人を担ぐのが面白いからという、ただそれだけの理由でつく嘘さえある（心理学では、その面白さのことを「騙す喜び」と呼ぶ）。さらに、ある学者はこう尋ねる。訴訟ではありきたりの、「おおむね正直な遺漏、誇張、ニュアンスの加減、お茶を濁すこと、歪曲、曲解、二股掛け」はどうなのか[37]？

　一六世紀フランスのルネサンス期の随筆家モンテーニュは、嘘の多様性について、「真実の裏側には無数の形があり、明確な際限などない」と述べている。それから五〇〇年ほどのち、研究者たちはそれらの形の一部を識別し始めている。脳スキャンをすると、たとえば、自分についてつく嘘は、他人についてつく嘘とは違って見える。あるいは、自分の家についての嘘は、将来の家についての嘘とはまったく異なる認知的機能に依存しており、後者は独自の思考・情動・想像力のパターンを使う。心の底から悔やまれるような嘘は、気楽についた些細な嘘の神経相関とはまったく重ならない。あるいは、重なったとしても、部分的だろう。未来についての嘘と過去についての嘘では、やはり神経相関が違う。モンテーニュは正しかった。まったく罪のない嘘から、腹黒いとしか言いようのない嘘まで、「真実の裏側には明確な際限などない[38]」のだ。

脳とプライヴァシー

脳に依拠した嘘検知は、実験室では見事な成功を収められるが、捜査の場や法廷、刑務所にまでその効用が安全に適用できるという証拠はない。それにもかかわらず、ノー・ライ・ＭＲＩ社とセフォス社は熱心にその使用を促進している。ノー・ライ・ＭＲＩ社は二〇〇六年に検知ビジネスに参入し、セフォス社（「真実こそわが社のビジネス」）も二〇〇八年にそれに続いた。両社は近い将来、ｆＭＲＩに基づく「真実の立証」（この言葉は両社がともに使っている）が、薬物使用検査や履歴書の確認、秘密情報の取り扱い許可を与える前の履歴検査といった、職場での通常の検査に取って代わるだろうと考えている。ほとんどのクライアントは、パートナーの不倫を疑い、潔白を証明したがっている人だと、ノー・ライ・ＭＲＩ社のジョエル・ハイゼンガ社長は言う。彼は自社のｆＭＲＩ技術について臆面もなく大げさな主張をする。「あなたがやましく思っているかどうかなど関係ありません。でっち上げた話を暗記していても関係ありません。自分の嘘が世界を救うと思っていても関係ありません。それでも私たちは［その嘘を］突き止められるのです」。同社の一部門であるヴェリタス・サイエンティフィックの責任者は、「プライヴァシーの最後の領域はあなたの心です」と言う。「これはそこへ踏み込みます」と彼は、軍の諜報活動を助けるために設計された、まだ製造途上のＢＥＯＳに似たヘルメットを指して述べている。[39]

ノー・ライ・ＭＲＩ社は、自社の方法の精度は少なくとも九割に達するとし、セフォス社は九七パーセント正確だとしている。「私たちは、人々の脳の内部を覗いて、彼らが真実を語っていることを立証できるのです」とハイゼンガは言う。だからこそ、ハーヴィー・ネイサンのような人が五〇〇〇ドルから一万ドルも払って同社の嘘検知検査を受けるのだ。カリフォルニア州南部のチャールストンに住むネイサンは二〇〇七年、四年前に自分の食品店に火をつけてはいないことを保険会社に証明するためにノー・ライ・ＭＲＩ社を雇った。彼は刑事訴訟では放火の嫌疑は晴れたが、保険会社は納得せず、保険金の支払いを保留していた。数年に及ぶ交渉ののち、ネイサンはロサンジェルスに飛び、ノー・ライ・ＭＲＩ社のスキャンを受けた。そのときの検査では、火をつけていないというネイサンの言葉は真実であるという結果が出たが、彼によれば、二〇一一年末の時点ではまだ保険会社からの支払いはないとのことだ。[40]

今のところ営利企業は自社の証拠を訴訟に持ち込むことに成功していないが、相変わらず楽観的だ。「今後も訴訟はあるわけだから、理解のある判事のもとに持ち込まれさえすればいい」。サンディエゴでの児童虐待容疑の裁判で自社の報告書が提出されなかったあと、ノー・ライ・ＭＲＩ社のハイゼンガは言った。テネシー州におけるセムロー医師の詐欺裁判でセフォス社の報告書を証拠として提出することを判事が認めなかったとき、同社のスティーヴン・レイクン社長も「たった一回の裁定にすぎない」[41]と、挫けなかった。

現時点で、脳に依拠した嘘検知に望めるのは、ひょっとしたら効果があるかもしれないという世間の見方につけ込むことがせいぜいのようだ。従来のポリグラフの場合、人々は絶対間違いないと思い込んでいるので、検査する側は、検査の威力を誇張することによって、相手に情報を暴露させられる場合がある。リチャード・Ｍ・ニクソン大統領は、ポリグラフに対する人々の恐れをよく承知していたので、国際条約交渉についてマスメディアに情報を漏らした張本人を特定するために、何百もの政府職員をポリグラフ検査にかけることを考えた。彼は側近にこう述べた。「私はポリグラフのことなど何も知らないが、誰もがポリグラフに恐れをなすことはわかっている」。ニクソンの理屈は、多くの研究によって裏づけられてきた。偽物ではあるが本物らしく見える装置（「真実へと続く偽のパイプライン」という素晴らしい名前がついている）につながれると、人は真実を語りがちになるのだ。[42]製作に必要とされる堂々たる科学技術を考えると、ｆＭＲＩに基づいた装置は、世間を欺いて効果を信じ込ませるのには、なおさら効果的かもしれない。

心理学者の故デイヴィッド・P・マッケイブは共同研究者たちと、被験者が、fMRIの証拠のほうが他の嘘検知技術で得られる証拠よりも有罪決定に大きな影響力を持つと思っているかどうかを調べる実験を企画した。彼らは被験者に、疎遠になった妻とその恋人を殺したとされる男性が有罪かどうか判断するよう求めた。合理的な疑いを抱かせるために、彼らは被験者に、男性に不利な証拠は「不完全で曖昧」だと告げた。そして、被告人のfMRIスキャン画像に加えて、ポリグラフのデータと、「顔面熱画像法」と呼ばれる、異論の多い新しい科学技術による証拠も提供した。簡単に言うと、熱画像法では、人の顔面の温度を測定し、色鮮やかなスキャン画像のかたちでその結果を視覚的に表示する。人は嘘をつくと、顔面の血管が拡張し、熱を発散するという前提に基づいている。けっきょく、男性が有罪だと見なし、その判断を下すにあたって科学的証拠におおいに依存した被験者は、ポリグラフや熱画像法よりもfMRIにずっと重きを置いていたことがわかった。fMRIの説得力は、（熱画像法の証拠も目新しく、視覚的だったのだから）目新しさや視覚的成果に由来するのではなく、脳から直接得られる情報を提供すると言われているからであるとマッケイブは結論した[43]。

嘘検知は、最終的に無数の技術的障害を乗り越えることが万一あったとしても、さらに綿密に吟味されることになるだろう。市民的自由の擁護者たちは、心的プライヴァシーと「認知の自由」が侵される可能性を懸念している。「私たちは、人間の心の中を覗く技術を……人間の尊厳に対する根本的な侮辱と見なしている」と、アメリカ自由人権協会のスポークスパーソンは言っている。ある法学者が「心的プライヴァシー・パニック」と呼んだ状況は、現に起こっているわけではないが、保護手段はすでに提案されている。一部の倫理学者や脳科学者は、食品医薬品局が新薬を承認するときに、ランダム化比較対照試験をふた組要求するのと同じように、嘘検知技術の統制と事前承認を求めてきた。生物学的研究の濫用を最小限にとどめることについて政府の諸部門に助言する、神経安全保障《ニューロセキュリティ》に関する国家諮問委員会の創設を求めている人もいる。[44]

　効果的な嘘検知の可能性には、憲法学者も関心を抱いている。とくに注目されているのが、合衆国憲法修正第四条と修正第五条への影響だ。まず、修正第五条から考えよう。この条項は、容疑者が図らずも自分に不利な証言をしてしまわないように、黙秘権を保護する。合衆国最高裁判所は、自己を有罪に至らしめる可能性のある情報に、二種類の証拠があるとしている。物的証拠と供述証拠だ。血液や毛髪、ＤＮＡサンプルといった物的証拠は、犯罪捜査では強制的に入手できるが、発言や、うなずきなどのその他の意思伝達行為は強要できない。[45]いつの日か裁判所は、脳画像法は物的証拠で秘匿特権を与えられていないか、それとも供述証拠で秘匿特権を与えられているかという疑問に直面するかもしれない。

　脳から引き出された証拠を「物的証拠」と呼ぶのも、「供述証拠」と呼ぶのも正確ではないので、明快な答えはないと、法学者のニータ・ファラハニーは言う。脳から引き出された情報は、（不完全ながら）心的内容を明らかにするので、供述証拠とも言えるし、血中酸素濃度あるいは脳波というかたちで人の思考を表しているので、物的証拠とも言える。矛盾しているようだが、容疑者は黙秘し続けることができても、本人が制御できないかたちで国家が脳から直接、情報を抽出できるようになるかもしれない。[46]

裁判所は、憲法修正第四条に由来する難問にも直面することになる。この修正条項は、政府による不当な捜索や押収に遭わずに済む権利を守るものだ。ここでは、脳に依拠した証拠の獲得が憲法修正第四条に謳われた捜索に該当するか（つまり、その捜索がなければ知りえない情報を引き出すのか）、あるいは、たとえば煙草の吸い殻に付着した唾液といった、通常の物的証拠を獲得するようなものなのか、という点が問題になる。[47] どう見ても頭蓋骨の内部は、本人がプライヴァシーの権利を当然見込む場所のように思える。

有罪の脳？

これまで見てきたように、脳から引き出された情報に基づいて、嘘をつく心について正確な推理を導くというのは、大変な難題だ。制御された条件下では、有罪知識検査や模擬窃盗パラダイムは目覚ましい成果を挙げてきた。とはいえ、情動的な要素を伴う実社会での嘘を見極める能力には、依然としてはなはだしい限界がある。そのため、早まって応用すれば、無実の人を害し、有罪の人を無罪にしかねない。また、ノー・ライ・ＭＲＩ社やセフォス社といった企業のクライアントを欺くことにもつながりかねない。そうしたクライアントは、自分の正直さ、あるいは他人の正直さを正確に評価する能力が、それらの企業にはあると信じているのだから。

嘘をつく行為を単独で反映している脳の領域も回路もないのと同じで、有罪の脳を示す単一のシグネチャーなどというものが存在しないのはほぼ確実だ。それでも被告人側弁護士、とくに死刑を求刑された被告人の弁護士は、被告人が正邪を見分ける理性の力や、被告人の意図、能力に関する証拠を提供するために、脳画像法にしだいに頼るようになってきている。彼らはそれによって、依頼人の受ける罰を軽減したり、あるいは、刑事責任を完全に免れやすくしたりできることを期待している。次章では、自分の脳の正確な読み取りに運命がかかっている人の心について、脳に依拠した科学技術には何がわかり、何がわからないかという、じつに興味深くも悩ましい問題に目を向けることにする。

第５章　扁桃体のせいなんです
神経法学の裁判

一九九三年九月九日の午後のことだった。ミズーリ州のメラメック川にシャーリー・アン・クルックの遺体が浮かんでいるのを、二人の釣り人が発見した。クルックは両手両足を電線でひとまとめに縛られ、顔はタオルで覆われた上から粘着テープが幾重にも巻かれていた。翌日、警察はクリストファー・シモンズをクルック殺害の容疑で逮捕した。当時一七歳の高校生だったシモンズは、二日前の真夜中過ぎに一五歳の友人と連れ立ってクルックの家に押し入ったと、すぐに自白した。シモンズの話によれば、クルック宅の寝室に足を踏み入れると、驚いたことに、そこにいたのは見覚えのある女性だった。四六歳のクルックとシモンズはともに、以前、町で起こった同じ小さな自動車事故に絡んでいたのだ。(1)

シモンズたちはクルックを縛り上げて猿ぐつわをはめ、彼女のミニバンの後部座席に乗せると、キャッスルウッド州立公園へと車を走らせた。森の奥深くに入り、メラメック川に架かる鉄道の構脚橋の近くで車を停めた。二人は、しくしくと泣いているクルックに階段を上らせ、橋の上でまた縛った。そして夜の明けないうちに、一〇メートル余り下の暗い水の中へと突き落とした。

その日、シモンズは学校で友人たちに自慢げに話した。「その女に顔を見られた」から、殺してやったのだ、と。だが彼は、家に押し入る前からクルックを殺すつもりだった。警察に寄せられた複数の証言によれば、シモンズは、誰かから金品を奪い、相手を縛り上げ、橋の上から落としてやると、友人たちにたびたび話していたという。そればかりか、自分たちは未成年だから「お咎めなし」さ、と自信たっぷりに語っていた。だがそれは、とんでもない考え違いだった。当時、ミズーリ州は、少年の犯罪者に対する死刑執行を法的に容認していた数少ない州の一つだったのだ。一九九四年六月、同級生たちが高校を卒業しようとしているころ、シモンズはミズーリ州のポトシ刑務所で死刑囚監房に収容され、薬物注射による処刑を待つ身となっていた。

八年後、シモンズの弁護団は、ミズーリ州最高裁判所へ上訴した。合衆国最高裁判所で審理中のある裁判について知ったのがきっかけだった。その「アトキンズ対ヴァージニア州」裁判では、精神遅滞のある犯罪者に対する死刑執行が、残虐で異常な刑罰を禁じた憲法修正第八条に抵触するかどうかに関して、合衆国最高裁判所の判断が求められていた（ダリル・アトキンズという名の二四歳の男性が、強盗と殺人を犯した罪でヴァージニア州の死刑囚監房に収容されていた。彼のＩＱは五九で、精神遅滞の標準的境界値であるＩＱ七〇を一一も下回っていたのだ）。アトキンズの弁護団の主張は、精神遅滞のある人たちは「自己の行動を制御する能力、行動の前後関係に対する理解、道徳的判断の前提となる成熟性や責任能力」が欠如しているがゆえに「死刑［は］容認できない」というものだった。(2)

シモンズの弁護団は、アトキンズに対する合衆国最高裁判所の判決が二〇〇二年五月に言い渡されるのを待ちさえせず、ただちにミズーリ州最高裁判所に上訴し、一八歳未満で罪を犯した者に対する死刑執行の合憲性を審理するように申し立てた。「生物学的に考えると少年は意思能力が十分とは言えず、成人と同等の道義的有責性をもって行動するのは不可能であるという事実に対し、近年の多数の研究から強力な科学的裏付けが得られている」とシモンズの弁護団は主張した。結果はシモンズ側の勝利だった。州最高裁判所はシモンズに対する死刑判決を無効とし、さらに、少年に対する死刑執行を全面的に禁じた。シモンズはその時点で二七歳になっており、仮釈放の可能性のない終身刑という再判決を言い渡された。(3)

だが、クリストファー・シモンズの法廷物語はここで幕が下りたわけではなかった。州当局は死刑執行の実行に向けて動き、合衆国最高裁判所に上訴して、未成年のうちに罪を犯した者に対する極刑を禁じるという州最高裁判所の判断を破棄するように働きかけたのだ。これが「ローパー対シモンズ」裁判だ。この裁判でシモンズ側弁護団は、ティーンエイジャーの脳が生物学的に未熟であることを主要な根拠に、その能力には限界があることを強調した。「ボストングローブ」紙に「脳科学対死刑」という見出しが躍ったのは、二〇〇四年秋、合衆国最高裁判所で「ローパー対シモンズ」裁判の審理が開かれる前日だった。弁護団が主張の論拠としたのは比較的新しいデータで、かつては、人間の脳は子供時代の終わり（年齢にしておおよそ一一歳）に発育が完了すると思われていたのに対して、脳の成熟は二〇代のなかばまで続くことを立証するものだった。[4]

アメリカ医師会、アメリカ精神医学会などの団体が共同で提示した、法廷助言者による意見書には、「以前に比べてはるかに理解が進み、青年期の人間は、目で見てわかる範囲でのみならず、脳の線維そのものまでもが未成熟であることが現在では科学的に立証可能である」と記されていた。[5]「脳の線維そのもの」とは、けっしてもののたとえではなかった。意見書で述べられていたとおり、脳が発育すると、神経細胞の軸索（線維とも呼ばれる）を通じて相互にやりとりする領域間の統合が行なわれる。神経線維の経路は、前頭葉（衝動の制御と危険の評価に関連する）から扁桃体（さまざまな情動のうちでも、とくに攻撃性や怒りや恐れといった原始的衝動に結びついている）に向けても走っている。

前頭葉が扁桃体を調節するのが好ましく、それには両者が適切に結びついて効果的な相関関係を保つ必要がある。だが、ティーンエイジャーの場合は、その結びつきが完全ではない。それは、ミエリン（軸索に沿った電気インパルスの伝達を加速させる役割を果たす、脂肪に富む伝導組織）によって線維が十分には覆われていないためだ。このミエリン鞘《しょう》形成が完了して初めて、前頭葉は、扁桃体の仲介する情動の抑制を成人同様にできるようになる。[6]

ティーンエイジャーは前頭葉も発育途上で、シナプスの過剰な結合が刈り込まれていく。絡まった枝を庭師が切り落とすようなものだ。これは、残ったニューロンがより効率的に機能するための過程だと考えられている。ティーンエイジャーの扁桃体も未完成品だ。扁桃体はストレスや脅威に対して敏感で、これがいわば、落ち着きのないアクセルであり、前頭葉は利きの悪いブレーキといったところだ。さらには、青年期の報酬系は成人の報酬系よりも活発なので、ティーンエイジャーは、同輩から認められることも含め、楽しくてわくわくする活動に惹きつけられるのだろうと考える研究者もいる。法廷助言者による意見書は、こうした変化を仔細に説明したうえで、青少年犯罪者を死刑に処すことは「神経の解剖学的構造や心理的発達の未熟さの……責任を彼らに負わせる［こと］に」等しいだろうと法廷に対して警告を発した。[7]

二〇〇五年三月、合衆国最高裁判所は五対四で未成年者への死刑執行を認めないことを決定し、「ローパー対シモンズ」裁判の判決を言い渡した。未成年者の擁護者たちのなかには、これを現代の名判決として、すなわち、ある法律学者の言葉を借りれば、いわば「神経法学」版「ブラウン対教育委員会」裁判の判決〔アメリカの公立学校における人種隔離政策の是非を巡る裁判。合衆国最高裁判所は一九五四年、公立学校における人種隔離が州法によって義務づけられている、あるいは容認されているのは憲法違反であると断じる判決を下した〕として、歓迎する人もいた。[8]

神経法学

誕生からようやく一〇年になったばかりの神経法学は、脳科学、法理論、道徳哲学が出会う場所に位置する一分野であり、法学の水平線上に上り来る希望の星だ。「脳科学は、ＤＮＡ検査に匹敵するほど劇的な衝撃を法制度に与えうるだろう」と述べたのは、ジョン・D&キャサリン・T・マッカーサー財団の総裁だ。同財団は脳科学が刑法へ与える影響を調べるため、二〇〇七年に、予算一〇〇〇万ドルの「法と脳科学プロジェクト」に着手した。また、ジョージ・W・ブッシュとバラク・オバマ、両大統領の生命倫理評議会は、認知神経科学と、法的有責性に直接関係する心的属性（理性、判断、衝動制御）が認知神経科学によって解明される可能性について審議した。さらに、二〇一一年にはイギリスの王立協会がこの問題を取り上げ、関連する学術的文献が爆発的に増加している。一方、インターネット上には神経法学を扱うブログもいくつか登場し、脳科学と法に関する課程を設置するロースクールの数も増加している。[9]

アメリカ全土で、検事も被告人側弁護団も判事も、会議やセミナーを通じて脳画像法に関する知識を深めている。賢明な対応だ。今や、死刑がかかわる裁判の弁護では、脳に依拠した証言が取り入れられるのはごく一般的なのだから。実際、有罪が確定した殺人犯のなかには、弁護士が脳スキャンの評価をさせなかったのは不適切だったとして、死刑判決に対してすでに上訴した者もいる。「弁護士や判事は、社会科学は手ぬるいという思いを抱きながら大人になった。脳科学は法廷に、社会科学に注目すべき理由を与えた」と、憲法学者のデイヴィッド・ファイグマンは言っている。[10]

もちろん、その理由というのは、脳の機能、もっと具体的に言えば脳画像が、被告人の行動の説明に役立つという前提に基づいている。この前提は、一見すると理にかなっている。つまるところ、脳が犯罪者の精神状態を決めるとしたら、科学捜査の専門家は犯罪者の脳を徹底的に調べて、有責性の問題を解決するのに役立てることができるはずだからだ。だが現実には、それは非常に難しい注文だ。脳を証言台に立たせ、雄弁に語らせるためには、まずは脳科学を、法的に意味を持つ概念に正確に翻訳しなければならない。

シモンズ裁判は、神経法学の内部に多くの根本的な問題を提起した。第一は、学術的な問題だ。脳画像で表される脳機能と犯罪行動は、厳密にはどのような関係にあるのか？　第二は、法律上の問題。脳科学的証拠は判事や陪審員にどのような影響を与えるのか？　捜査の場や法廷、刑務所で脳スキャン画像の重要性を誇張すると、被告人にとって、さらに広くは刑事司法制度にとって恐ろしい結果をもたらしうることは想像に難くない。第三は、概念的・哲学的な問題だ。有罪かどうかを決める場合、法は行動についての因果関係の説明をどのように捉えるのか？　たいていの陪審員候補者は、行動の生物学的な説明と、自己統制能力やそれに伴う刑事責任との関係を、どのように理解あるいは誤解しているのだろうか？

犯罪者に責任を課す法制度の権限そのものが、責任の帰属に関する心的内容と意思能力の関係を正確に把握することにかかっているのだ。もう少し話を具体的にしよう。有罪と判断するにあたって、脳科学的データは、法にどのような手助けができるのか？　この問いに答えるには、法が有罪かどうかをどのように決めるかを理解する必要がある。手短に背景に触れておく。アメリカの刑法では、ある人が禁じられた行為に及ぶ意図があった場合、本人に罪の責任を負わせる。意図があるというこの精神状態は、「犯意《メンズ・レア》」あるいは「有罪の心《ギルティ・マインド》」と呼ばれており、通常、意思と無謀さのどちらかを要する。

犯意があったという証拠がなければ、法は人に刑事責任を問えない。たとえば、自動車が勝手に暴走し、歩行者をはねて殺しても犯意があることにはならないが、車を歩行者に向け、アクセルを踏んでその人をひいた場合は犯意があることになる。

とはいえ、禁止されている行為に及んでも罪を免れる状況もある。正当防衛がその一例で、命を奪うような攻撃を加えてくる不法な襲撃者を故意に殺しても許される。そのような攻撃は被告人の行為を「正当とする根拠」と見なされる。また、被告人が「免責される」状況もある。それはつまり、被告人の行為は依然として違法と考えられるが、被告人はその行動に責任はないと見なされるということだ。脅迫された場合（もし被告人が、よく言われる言葉を使えば、「頭に銃を突きつけられながら」罪を犯した場合）や、心神喪失（精神障害により善悪が判断できない状態）の場合も免責される。

心神喪失抗弁に関する連邦法は、「深刻な精神障害や精神的欠陥の結果として、自分の行為の性質や不法性を認識できない場合」、被告人は免責されるとしている。[11] ようするに、被告人の心が精神疾患によってひどく歪められたため、行為の性質を理解できなかったり、善悪の一般的概念を頭に思い浮かべられなかったりしたわけだ。州によっては、被告人は衝動に逆らえなかったと主張する心神喪失抗弁が認められている。

今度は原因と免責の関係について考えてみよう。すでに見たように、法的概念における人とは、意のままに行動でき、自分の行為の理由を挙げられる行為者のことだ。責任能力は理性があってこそのものだ。人が罪を犯す理由は無数にあるが、どのような弁解（悪いニューロンのせいだ、親が悪い、不運な星の下に生まれたからだ……）をしようとも、被告人は、理性がほぼ損なわれずに備わっているかぎりは、法の咎めを受けるだろう。もし、何か原因があるからというだけで行動が免責されるとなれば、明らかに、すべての行動を免責せざるをえないし、誰も自分の行為に責任をとらされなくなるだろう。生物学的な原因は、免責の条件としてもっと影響力を揮うべきだという直観を多くの人が抱いているにもかかわらず、法律の見地からすれば、そうした原因には特別な重要性は与えられていない。生物学的な原因が免責の理由になると考える罠に陥るのは、法律学者のスティーヴン・モースの言う「精神法学上の根本的な誤り」を犯すことだ。モースが強調しているように、法は、原因因子が、その本質がどうであれ、理性を奪うほどの大きな障害を引き起こしたかどうかのみを考慮する。[12]

精神病質者の症例

脳スキャン画像は、刑事責任があると判断したり減刑したりするときに科学的に正当な役割を担うのなら、法律的な問題に答える一助にもなれるはずだ。つまり、脳スキャン画像はけっきょく、免責や減刑につながったりする可能性のある精神状態（理性の喪失や、意思を形成したり自制心を働かせたりする能力の低下など）にもっぱらかかわるかたちで解読できなくてはならないということだ。これから見ていくように、脳スキャン画像がそのような情報を提供できる程度は、多くの人が理解しているほどではない。

一〇歳のジェニーン・ニカリコの誘拐、強姦、殺人で死刑を求刑されたイリノイ州の男性ブライアン・デュガンの裁判では、弁護団は、善悪を判断する能力に重度の障害があることを示すためにfMRIによる診断を要望した。デュガンはすでに、シカゴで犯した別の強姦や殺人の罪で二回の終身刑を受けて服役中だった。二〇〇九年、デュガンが五二歳のとき、彼の弁護団は、裁判の量刑審査の段階でfMRIによる証拠を引き合いに出し、彼は精神病質者で、道徳面に障害があり、その病気のせいで善悪を感じ取ることができず、善悪の区別に関心もないことを示そうとした[13]。

それならば、デュガンは精神病質者だから、ニカリコをレイプして殺《あや》めるのが法に背くことを知ってはいたが、そのような行為の道徳的重大さがわからなかったことになる。これは、精神病質者にはまったく情動がないからではない。彼らは侮辱されたり屈辱を与えられたり拒絶されたりすると強い怒りを感じる。また彼らは、人を操る達人にもなりうる。つまり、他人の特定の情動を読むのに長けている場合もあるということだ。だが、彼らは、情動的に共感するのが極端に苦手であり、自分が相手に与えた苦痛や苦悩を、「彼らの問題であって、私の問題ではない」とたいてい考える。普通の人なら、良くない結果が出ればそれを教訓として攻撃的衝動を抑えるのだろうが、精神病質者はそうする能力も低い。

心理学者は一般に、対人関係能力の欠如（尊大、傲慢、不誠実など）、情動の欠如（愛情や罪悪感や悔恨の情が抱けない）、衝動的で無責任な行動という三つの特性群を測定することによって、精神病質の程度を表す。専門家の推定では、精神病質者（大半は暴力的ではない）は、囚人の一五〜二五パーセント、一般人の一パーセントの割合で存在し、女性より男性における割合のほうが高いという。[14]

ニューメキシコ大学の心理学者ケント・A・キールは、専門家としてデュガンの重要な証言者となった。デュガンが精神病質者の診断基準と合致することを立証するのが彼の仕事だった。キールは手始めに、「ヘアの精神病質チェックリスト改訂版」〔精神病質研究の第一人者ロバート・ヘアの考案したものの改訂版〕という標準的で詳細な面接検査を行なった。四〇点が上限のこの検査で、デュガンの得点は極端に高い三八・五だった。キールは、デュガンの脳スキャンも行なった。精神病質者には道徳的な意思決定をするときに情動的反応が欠如しているという研究を参考にしてのことだ。そのような情動的反応の欠如自体は、感情を認識して予想と経験に情動的価値を割り振る脳の領域の損傷と結びついている。[15]

キールは、それまでに研究調査で一〇〇〇人以上の受刑者を調べたときと同じように、ｆＭＲＩを使ってデュガンを調べた。受刑者を対象にした研究でキールらは、精神病質の囚人と、精神病質でない囚人〔ヘアのチェックリストで得点が三〇よりも低かった人〕に三種類の写真を見せ、彼らの反応を脳スキャンで調べた。写真は、道徳に関係した情動的なもの、道徳の範疇外の情動的なもの、そのどちらにも属さないニュートラルなものの三種類だった。道徳に関係した画像としては、ＫＫＫ団〔南北戦争後に結成された白人至上主義の秘密結社クー・クラックス・クラン〕の団員が十字架を燃やす儀式を行なっている写真や、おびえて震えている子供を怒鳴りつける大人や殴打されている人などの写真があった。道徳の範疇外の画像、たとえば泣いている子供や獰猛な犬、ぞっとするような顔面腫瘍の写真は見る人の気持ちを掻き乱すが、悪事を働く人は登場していなかった。ニュートラルな種類の写真には、人々がしゃべったり絵を描いたりスポーツをしたりしているところが写っていた[16]。

次にキールの研究チームは、三種類のうちで道徳違反が行なわれている最中の写真に注意を集中するよう受刑者に指示した。精神病質でない人はそのような写真を見ると、脳内の、キールが「傍辺縁系」と呼ぶ部位（情動を処理する複数の構造が相互に連結したひとまとまり。前側頭皮質と前頭前皮質腹内側部を含む）が、道徳の範疇外の写真やニュートラルな写真を見たときよりも大幅に活性化した。これとはきわめて対照的に、精神病質の被験者の脳が示した活性化の度合いは、三種類のどの写真に対しても同じように低かった。キールがデュガンの脳を調べると、これと同様の精神病質者の基本的なパターンが見られた。ところが裁判では、被告人の傍辺縁系の活動が正常でないことを示すスキャン画像を見せることを、判事はキールに許可しなかった。陪審員が混乱することを懸念したのだ。妥協案として、キールが陪審員たちに調査結果を図で示し、それが何を意味するのかを説明することは許可した。最終的に、陪審員はその説明に納得せず、デュガンに死刑を宣告した[17]。

犯罪の生物学的基盤

犯罪行為の原因を脳内に求める動きは以前からあり、キールの研究はそれに新たな一ページを加えた。すでに見たように、一九世紀の骨相学者たちは、悪い行為は悪い性格に起因し、その悪い性格は、頭蓋骨の形状に反映されている、欠陥のある脳組織に由来すると信じていた。骨相学の父フランツ・

ヨーゼフ・ガルは、肥大していたり萎縮していたりすると犯罪行為を引き起こすという、脳の「器官」をいくつか突き止めた。たとえば「殺人」の器官（のちに「破壊性」の器官と改称された）や、「闘争」「強欲」「秘密主義」に対応する器官などがあり、これらはみな、頭蓋骨の特定の場所の隆起というかたちで表れていた。ときに冗談めかして「隆起学」とも呼ばれた骨相学は、一九世紀初頭からなかばにかけてアメリカとヨーロッパの両方で、刑法に大きな影響を及ぼした。有罪判決を受けた者に対する減刑を支持して、骨相学者が証言台に立つのは日常茶飯事だった。彼らは、殺人者が心神喪失なのか、それとも犯罪を計画する能力を持っているのかどうかや、証人が信頼できるかどうかを判事が判断するのも助けた。[18]

司法の場で骨相学の影響が弱まり始めたころに、イタリア人医師チェーザレ・ロンブローゾが、凶悪な犯罪は引き起こされるのであって、自由意思で選ばれるのではないという考えを提唱した。彼は連続強姦殺人犯を検死解剖したとき、頭蓋骨の内側、後方の正中部の、小脳があったと思われる箇所に異常な陥没があることを発見した。この窪みは「下等な類人猿や、齧歯《げっし》類、鳥類」に見られるものと似ているとロンブローゾは記している。一八七六年にロンブローゾは『犯罪人論（*Criminal Man*）』を出版し、その中で、生涯にわたって暴力的な犯罪者には未開人への先祖返りが起こっているという考えを示した。「理論倫理学は、こうした病的な脳は素通りしてしまう。大理石の上にこぼれた油が染み込まずにそのまま流れていくのと同じように」と書いている。こうした生来の犯罪者は万人の安全のために永久に隔離される必要があるのに対して、生物学的により進化している他の犯罪者は教育して更生させるべきだと彼は言う。[19]

二〇世紀を通して、犯罪の生物学的モデルは、精神分析や社会学の理論と衝突し続けた。優勢だったのは精神分析や社会学の理論のほうで、常習的な犯罪行為は心理的・経済的・政治的要因によるものだとされた。社会的学習理論（犯罪は身につけた行為であるという考え方）も影響を及ぼした。だが、一九六七年の夏に起こったデトロイト人種暴動を受けて、生物学的決定論が若干盛り返した。神経外科医のヴァーノン・H・マークとウィリアム・H・スウィートは精神科医のフランク・R・アーヴィンとともに、「ジャーナル・オブ・アメリカン・メディカル・アソシエーション」誌に「暴動および都市部での暴力に見る脳疾患の役割」と題する文章を発表した。マークとアーヴィンは自らの見解を、一九七〇年に出版されて物議を醸した著書『暴力と脳（*Violence and the Brain*）』でさらに発展させ、暴力は「脳の機能不全と関連している」と論じ、それを正すために辺縁系の小さな部分に電極を差し込む治療を施すことを提唱した。ひと握りの神経外科医と数人の刑務所の管理官、そして合衆国司法省がこの主張に注目した。受刑者に対して実際に行なわれた手術はわずか数例にとどまったにもかかわらず、「アイデンティティの破壊」と囚人への非人道的な治療に対して世間の関心が高まった。一九七三年に開かれた連邦議会の公聴会では、国立精神衛生研究所の所長が、精神科の患者でない者の行動を変えるために手術を行なうべきではないと証言した。[20]

心神喪失の判例

　脳科学が、理性と衝動制御の能力の裁定に貢献する日がいつか来るかもしれないが、そこに至る道には数々の技術的な問題が立ちはだかっている。一例を挙げると（この注意点は見逃しようもないが）、脳スキャンが実施される前にすでに犯罪行為は行なわれているという問題がある。脳は年月の経過とともに変化する。歳をとり、損傷や経験を通して再編成が行なわれる。犯罪時における被告人の精神状態の神経相関を示すものを脳スキャンで提示できるのは、非常に稀なのだ。たとえば、被告人の認知能力の一貫した特徴を反映していると考えられる、昔からの欠陥を脳スキャンが示している場合はそれに該当するが、そのときにさえ、そうした欠陥が犯罪の行なわれた時点よりも前から存在していたことを示すのは、口で言うほど簡単ではない。

　したがって、デュガンの脳の情動を仲介する構造の一部に見られる異常は、二〇年以上前に罪を犯したときよりもさらに前からのもので、それが犯罪の一因となった可能性は理論的にはありうるが、彼が長年刑務所暮らしをした結果、生じたということも考えられる。あるいは、その異常が存在していたのはまったく偶然の一致で、彼の犯罪とは直接何の関係もなかったかもしれない。理想を言えば、このパターンが見られる人は全員殺人者なのかどうか、そして、見られない人は全員殺人者ではないのかどうかを知りたいところだ。だが、そのような因果関係の基準を定めることは、はなはだ非現実的だ。[21]

だからといって脳に依拠した技術が、事件の真相の解明に特有のかたちで貢献する日が来ないとは言いきれない。それはその技術が、被告人の認知障害に直接結びつく異常を見つけられるかどうか、そしてその認知障害のために、行為の不法性を認識し、意思を形成し、基本的な法規を学び、法の求めに従うことができないのだと言えるかどうかによるだろう。たとえばデュガンの事例は、道徳違反の写真への反応を測定すれば、その反応によって、ニカリコをつけ狙い、レイプし、殺すようにデュガンを仕向けた思考と情動のパターンと密接に関連する脳処理の特徴が明らかになるだろうという前提に基づいていた。このつながりは、せいぜい示唆される程度のものでしかなく、そこそこ確かであるという水準においてさえも立証されていない。

現在のところ、脳に損傷や重い傷害がある最も極端な場合を除いて、脳の特定の異常が当該の犯罪行為と関係するかどうかは、神経学者や精神科医や心理学者にはわからない[22]。こうした曖昧さには多くの理由がある。

すでに見たように、脳画像法は血液中の酸素濃度の変動を測定することはできるが、脳の活性化の変化を、被告人が（理性が著しく損なわれている、意思を形成できない、衝動を制御する力が弱まっている、などの理由で）十分な責任を負う法的基準を満たすことができない証拠だとする解釈は、まだ科学的に確実な基盤に立っていない。「異常」に機能的な意味があるとはかぎらないことも重要だ。神経学者が何十年も前から認めてきたように、「悪い」脳（不審な損傷が見られたり、機能的スキャンで異常な活性化のパターンを示したりする脳）を持ちながら、法を守っている人は大勢いる。たとえば、前頭葉の損傷は統計的には攻撃性の増加と関連づけられているが、それでもそうした損傷のある人のほとんどは、敵対的でも暴力的でもない。おそらく、各脳領域が緊密に接続しているおかげで、一部の領域が他の領域を調節したり、他の領域の埋め合わせをしたりできるのだろう。逆に、深刻な問題行動があっても、脳スキャンをすると、ほとんどあるいはまったく欠陥を示さない人もいる。[23]

たいそうな見かけはしていながら、けっきょく無関係とされた例が、ハーバート・ワインスタインの脳に見つかった欠陥で、この事例は、今では神経法学において広く知られている。[24]一九九一年、ニューヨークの広告会社の元重役で六五歳のワインスタインは、口論の最中に妻を絞殺し、殺人を自殺に見せかけようとして一二階のアパートの寝室の窓から死体を突き落とした。そして、アッパーイーストサイドにあるアパートの建物の裏手からこっそり逃げようとしたときに、警察に捕まった。ワインスタインは第二級殺人〔アメリカの法制度で、殺意はあるが計画性のない殺人〕で告発され、弁護団はＰＥＴスキャンを含む神経学的診断を彼に受けさせることによって心神喪失の抗弁をしようと試みた。当時、脳画像法が捜査の場や法廷、刑務所で用いられるのは稀で、弁護団は、何かしら異常なものを見つける、いちかばちかの最後の手段だと考えていた。

スキャンの結果は衝撃的だった。ワインスタインの左前頭葉には、ウズラの卵大の黒い空洞がはっきりと見られたのだ。それは、脳を覆うくも膜の中に形成され、髄液などで満たされた嚢胞《のうほう》だった。長年にわたって、嚢胞は前頭葉の下側に向かってゆっくりと拡がっていき、脳組織を押しのけて圧迫していた。その脳組織は、スキャンではエネルギー消費が減っている「代謝低下」の領域を表す色である赤と緑に光っていた。この異常によって、善悪を区別するワインスタインの能力が著しく損なわれたと弁護側は述べた。[25]

見た目が衝撃的だったにもかかわらず、その証拠を調べたX線技師の大半は、ワインスタインの嚢胞は脳機能にほとんど影響を与えていないと結論した。「ＰＥＴ画像は異常でした。［けれど、］それは彼が妻を窓から投げ出したという事実と何ら関係がありません」と検察側の証人として出廷した精神科医は述べた。[26]判事が審理の際に神経学的証拠の一部の提出を認めると決定したのちに、検察側はワインスタインに故殺〔アメリカの法制度で、事前の殺意のない殺人〕の罪を認めさせることに同意した。多くの法学者は、彼がわずか七年という軽い判決を勝ち取ったのは、ＰＥＴスキャンのおかげだと考えている。

慎重を期さなければならない理由は他にもある。一見すると脳の異常と思えるものが、本当の異常ではないことが判明する場合もあるのだ。研究者は被告人の脳スキャン画像を調べるときに、対照用の脳スキャン画像と比較する。それは、多くの被験者のデータの平均をとって作られた「正常な」脳の合成画像だ。陪審員は理解していないかもしれないが、脳は人によって大きなばらつきがあるために、被告人の脳の活性化のパターンが正常な被験者の一部の人のパターンと似ることもある。[27]次のたとえで考えてみよう。アメリカの平均的な男性は、身長一七二・七四センチメートル、体重七九・七四キログラム、右利き、目は茶色、白色人種、四〇歳になるが、そうした特徴がそっくりそのまま当てはまるアメリカ人男性はほとんどいない。このように、たくさんのデータを集める手順のせいで、被告人の脳が実際には正常な脳の一変形にすぎないときに、その脳に欠陥があるように見えてしまいうる。

　脳の欠陥と危険な衝動の間に明確な関連があるときでさえ、被告人が本当にその衝動に抵抗することができなかったのかどうかなど、知りようがあるだろうか？　興味をそそる事例で考えてみよう。脳腫瘍ができたために、子供のポルノ写真に強い興味を抱くようになった四〇歳の学校教師がいた。彼は若いころは成人のポルノ写真に興味を持っていたが、報道によると、二〇〇〇年に初めて幼い義理の娘と大人の女性たちに性的関係を迫ったという。そのころ彼は、頭痛がしたり、歩行に異常を来したり、単語を書くことができなかったりといった神経学的問題を診断してもらうために、ＭＲＩ検査を受けた。すると、右の眼窩前頭皮質に大きな腫瘍ができていることがわかった。腫瘍を摘出してもらったのちに、彼は小児愛の衝動が完全に消えたと述べた。ところが一年後には、子供のポルノ写真への欲求をまた感じるようになった。脳スキャンを受けると、案の定、腫瘍が再発していた[28]。

　腫瘍がこの教師の激しい性的欲求の一因だったことはほぼ間違いない。少なくとも、以前からあった欲望を抑えていたブレーキを緩めたのだろう。だがいずれにせよ、強い衝動を経験する人がすべて、その衝動に基づいて行動するわけではない。実際、腫瘍が発見される直前に、教師は救急処置室に行き、頭痛や他の神経学的症状に加えて、家主の女性をレイプしたいという強い欲求について訴えている。ひょっとしたら、レイプしたいという衝動にひどくおびえたので、自分と家主の両方を守るために助けを求めたのではないだろうか。

脳科学ではまだ、自分を制御できなかった人を、制御しなかった人と区別することができないし、自分の衝動と闘ってなんとか抑え込んだ人とも区別できない。脳科学は、いつになってもそうした区別ができるようにはならないのかもしれない。脳の制御システムの性質や、動機付けと欲求の回路と制御システムとの相互作用について、今後さらに、じつに多くのことを解明する必要がある。科学者は、特定の画像のパターンが、免責や罰の軽減の条件となる類の、理性や自制心の欠如と、密接に関連していることを示せなければならない。科学捜査において、脳スキャン画像から有効な証拠が得られるようになるのは、そのあとだ。

　脳スキャン画像は、極端な事例において、驚くほど頼りにならないこともある。アンドレア・イェーツについて考えてほしい。ヒューストンに住む三六歳のこの母親が、二〇〇一年に五人の幼いわが子を殺した事件は、理性の働きの欠如がもたらした痛ましい例であり、イェーツは心身喪失の理由でけっきょく無罪となった。ある六月の朝、夫が仕事に出かけたあと、イェーツは四人の息子とまだ赤ん坊の娘を一人ひとりバスタブに沈めていった。それから警察に電話し、救急車を呼ぶように求めた。そして玄関口に来た警察官に、「子供たちを殺しました」と告げた。イェーツは七か月前に娘を出産したあと、産後精神病と闘っていた。刑務所で面会した精神科医には、子供たちは「地獄の業火で死ぬ運命にありました」、だから「救われるためには死ななければならなかったのです」と語った。[29]イェーツは精神疾患によって、事実を正しく認識する能力がはなはだしく損なわれてしまい、殺すことによって子供たちが永遠の責め苦から救われると信じたのだ。

裁判で、陪審はイェーツの心神喪失の抗弁を、彼女が殺人は悪いことだと知っていたという事実に厳密に基づいて却下した（テキサス州法では、心神喪失の基準は純粋に、自分の行動が違法であることを被告人が理解しているかどうかだ。イェーツのように、重い精神疾患を明らかに抱えていたとしても、この基準を満たさないことがある）。だが、数年後に事態は意外な展開を見せ、上訴裁判所が彼女の有罪判決を覆した。検察側は、彼女がテレビドラマシリーズ「ロー＆オーダー」のエピソードから殺害の着想を得たとしたが、そのときに使った供述書が事実に反することが明らかになったからだ。二〇〇六年の再審では、イェーツの弁護団が独自の論拠を示し、陪審員は彼女を心神喪失で無罪とした。[30]

　これは特筆に値するが、イェーツの弁護団は脳スキャン画像を証拠として提出しなかった。だが、彼らが提出したとしても、彼女の病気の徴候は脳スキャン画像からは明らかにならなかっただろう。実際、イェーツの裁判から何年も過ぎた今も、脳スキャン画像では、女性が産後精神病であることを依然として証明できない。まして、その女性が、症状が重いときに犯した罪の深刻さを把握できていなかったことなど証明できるはずもない。とはいえ、画像技術が発達し、脳機能障害に基づく新しい診断区分を明確に説明できるようになれば、いつの日にかこの状況が変わるかもしれない。[31]だが、そのような区分は当分出てきそうもない。

脳スキャン画像が法廷にもたらす影響

神経法学の専門家によると、脳科学的証拠は法廷でかつてないほど人気が出てきているという。二〇〇五年から二〇〇九年までに、神経学的証拠または行動遺伝学的証拠が提出された刑事裁判の数は倍増した。死刑がかかった裁判では、判事は判決を下すために、弁護団が道徳的有責性に疑念を投げかけるような証拠を提示するのを認めるかどうかに関してかなり自由な裁量権を持っている。だが証拠を認める範囲は、法的有責性があるかどうかが不確かな裁判では、確固たる科学に裏打ちされた、より高い基準に基づいていなければならない。[32]

サンディエゴに本拠を置く刑事専門の弁護士クリストファー・プラードは、殺人事件の裁判で初めてＰＥＴスキャン画像を証拠として使ったとき、その説得力に舌を巻いた。「りっぱなカラー画像があって、それを引き伸ばせば、医学の専門家がそれを指し示しながら説明できるのだから」と、一九九〇年代初期に行なわれた裁判について彼は記者に語った。「この男性の脳には傷んだ場所があることを裏づけてくれた。陪審はその画像に飛びついた[33]」

弁護士たちもその画像に飛びついた。「精神錯乱状態は科学的に正確に表示できる。そしてその画像は被告人に人間味を持たせ、裁く側に責任と刑罰の限界を悟らせる一助になりうる」とニューヨーク州弁護士会の法律情報サービス部門ディレクター、ケン・ストラティンは述べた。多くの法学者や脳科学者がそのような大げさな言葉に困惑している。それも当然だ。脳の画像を取り巻く科学的な権威というオーラに人が魅せられる可能性があるなら、スキャン画像は陪審員に、犯罪の生物学的な原因として抗いようもないものを現に目にしていると信じ込ませてしまわないだろうか？　そのような、ニューロリアリズムに対する根拠のない信頼は、従来の証拠に見られる、顕著ではあるがもっとありふれたかたちの情報から陪審員の気を逸らしうるだろうか[34]？

　この種の歪曲を指す法律用語は「prejudice（不利益）」だ。誤解のないように言うと、この文脈での「不利益」は被告人の人種や民族に対する差別的な態度とは関係なく（「prejudice」には「偏見」という意味もある）、証拠に対する姿勢にかかわる。判事は、陪審員が不適切なまでに、一片の証拠を正確で正当であると考えてしまう可能性に注意しなければならない。これまで得られた証拠に完全な一貫性があるわけではないことは確かだが、行動の説明に脳画像が伴うと、説得力が増すように人は感じるという見方を支持するように見える研究もいくつかある。たとえば、心理学者マデリン・キーナーとその共同研究者たちは、精密さの程度が違うさまざまな脳スキャン画像を添付した科学論文を被験者に示した。画像が具体的で三次元で「脳に似ている」ほど、しっかりした科学的論考が書かれた論文自体よりも、素人の読者を納得させる可能性が高かった[35]。

　よく引用される実験を紹介しよう。心理学者デイヴィッド・P・マッケイブとアラン・D・キャステルは、大学生に脳スキャン画像を見せ、精神現象についての間違った説明をした。二人は故意に説明を非論理的にすることで、説明した話の意味を画像が歪める力を明らかにできた。彼らは被験者に、テレビを見れば数学の能力を向上させられると言い、テレビを見ることと数学の能力の統計上の関連だけを示すデータを、この主張の有効な証拠として（まったく筋が通らないのに）認めさせようとした（もちろん、そのような推論には、相関関係と因果関係を混同する危険がある）。

マッケイブとキャステルは被験者を三つのグループに分け、各グループに偽のデータとそれに対するそれぞれ異なる説明を提示した。一つ目のグループには結果を文章で説明したものを渡した。二つ目のグループには側頭葉の活動を表す棒グラフ付きの説明を、三つ目にはカラーの脳画像付きの説明を渡した。被験者は、数学とテレビには因果関係があるとする説明の論理的妥当性は、脳画像を伴う場合のほうが信頼度が高いという評価を下した。同様に、心理学者のディーナ・ワイズバーグとその共同研究者たちが、行動に関する非論理的な説明に、「脳スキャン画像が示している」という表現を加えると、そうした説明は脳科学の専門家でない人には説得力を増した（だが、専門家には効果がなかった）。以上の結果を考え合わせると、ときにはおどけて「脳のポルノ」と呼ばれる脳画像と脳科学用語のせいで、陪審員らが間違った判断を下す可能性が浮き彫りになる。[36]

誤解を招くような証拠が法廷に持ち込まれるのを制限するために、連邦証拠規則四〇三は判事に、専門家による証言や証拠物件の持つ潜在的な影響力（陪審員に偏見を与える可能性）と証拠としての価値（陪審員が当該の法的問題を解決することにひと役買う可能性）を、慎重に天秤にかけるよう指示している。[37]判事は、被告人に対するむやみな偏見を陪審員に抱かせると判断した場合は、脳スキャン画像を証拠として法廷に持ち込むことを拒否できる。幼い女の子を誘拐して殺害した、精神病質者と思われるデュガンの裁判で判事がそうしたように。

どんな裁判においても、脳スキャン画像が陪審員に「不利益」を与えたかどうかは、おそらく知りようがないだろう。陪審員がどのように証拠を解釈し、法廷での数多くの情報（専門家による証言から、被告人の態度、弁護士の最終弁論、被告人による自責の念の表現まで）に、どのような相対的重みづけをしたかを、研究者は陪審評議の記録の写しを読んだり、陪審員の退任時の面談を行なったりせずに、どうすれば判断できるのか？　不完全だが有用な代替手段として、彼らはこれまで、被験者に陪審員役を務めてもらい、脳に依拠する証拠が意思決定に与える影響を測定することを試みてきた。

心理学者のマイケル・サックスとその共同研究者たちは、脳に依拠する証拠の無数の側面を解きほぐして、陪審員の意思決定に対するそれらの影響を調べようとした。彼らはサンプルとなる被験者を大勢集め、陰惨な殺人につながった、現実の強盗事件の話を読んでもらった。模擬陪審員はいくつかのグループに分けられ、それぞれ、被告人が殺人を犯す意思を形成できなかった理由について、異なる説明を受けた。たとえば、グループの一つは、スキャン画像で左前頭葉に損傷が見つかったことを説明する脳科学者の証言を読んだ。別のグループは、欠陥が見て取れる実際のスキャン画像を見た。さらに別のグループは、被告人は人格障害を患っていると診断した心理学者の証言を読んだ[39]。

陪審員は最終的に、被告人は脳に特定の欠陥があるのではなくて人格障害を患っていると述べ、犯罪者をより厳しく罰した。だが、脳に依拠する説明には、どれも同等の重みが与えられた。サックスのチームがこの実験に関連した研究を行なったときに見られたように、犯罪者が死刑に処せられることを被験者が知ったときだけ、脳スキャンの証拠によって終身刑に減刑される割合が非常に高かった。

遺伝による暴力的な傾向を示す他の証拠や、身体を調べてわかる神経学的欠陥を示す証拠には、それほどまでの説得力はなかった。サックスは、脳画像は究極の刑罰（死刑）が目前にあるときに、最も影響力があると推測した[39]。

これらの研究結果は何を意味するのだろうか？　模擬陪審員が架空の事件について単独で下す判断は、実際の陪審員が法廷で下す評決に匹敵しうるだろうか？　何と言っても、陪審員が現実の訴訟事件を審理するときには、まとめなければならない細かい点がたくさんある。大量の証言から情報を吸収し、専門家による反対訊問に注意を払い、弁護士の最終弁論や判事の説示を聞き、他の陪審員たちと長時間にわたって話し合う。そして、これが最も影響が大きいかもしれないが、自分たちの決断が生身の人の自由や、多くの場合、生命そのものを左右することも承知している[40]。

研究者たちは創造力を発揮して、こうした障害の一部をうまく乗り越える。陪審員候補団の中から本物の陪審員に実験に参加してもらい、専門家の反対訊問や最終弁論を再現し、評議の前後に評決を求め、関連のある事実について陪審員たちを検査して、脳スキャン画像のせいで混乱したり重大な証言から注意が逸れたりしたかを見るのだ[41]。とはいえ、死刑が求刑されている裁判での「生死の瀬戸際にある命」という要素を実験の場で再現するのは非常に難しく、おそらく不可能だ。

弁護団が脳スキャン画像の証拠を導入した実際の裁判では、その効果はさまざまだった。スキャン画像を提示したおかげで弁護団が依頼人の減刑や無罪を勝ち取れたと思われる事例もある一方、明らかな効果がほとんどない事例もある。だが、まもなく見るように、心理学的あるいは社会的な弁明とは違い、神経生物学的な弁明が道徳的責任に対して見事なまでに異なる見解を引き起こすことには、ほとんど疑問の余地がない。「こんなことをしたのは私の惨めな幼少期のせいなんです」と訴えても責任の帰属は変わらないが、「こんなことをしたのは私の脳のせいなんです」と訴えると責任が軽くなる。この場合は、厳然とした内部プロセスがあって、否応なくたった一つの行動につながることが、神経学的な言葉遣いから示唆される。ところが、行動の理論が心理学的な言葉で表現される場合、人が違った行動をとるところは想像しやすい。そしてこの認知バイアスは、脳スキャン画像によって強化されうる。[42]

二〇〇五年、心理学者のジョン・モンテロッソとその共同研究者たちは、放火や殺人のような犯罪について、「化学的不均衡」といった生理学的な弁明を被験者に与えると、幼少期に虐待を受けたというような心理学的な弁明をした場合よりも、無罪と判断する割合が高いことを発見した。また、心理学者のジェシカ・ガーリーとデイヴィッド・マーカスの実験では、脳スキャンの写真、あるいは脳損傷が起こった経緯についての説明のどちらかを採り入れた専門家の証言によって、被験者の約三分の一が無罪という判断を下した。その割合は、神経学的な証拠抜きの証言によって下された無罪の判断の割合よりも著しく高かった。同様に二〇〇三年、心理学者のウェンディ・P・ヒースとその共同研究者たちは、犯罪行為に対するさまざまな弁明（生物学的根拠、心理学的根拠、環境にまつわる根拠など）の効果を調査した。彼女らの報告によると、被験者は生物学的根拠を他のものより信用できるとし、犯罪者をあまり咎められないと判断したという。さらに二〇一二年に、ユタ大学の研究者たちが本物の事実審判事に依頼して、精神病質の若い男性がレストランのマネージャーを激しく殴打したという架空の事例を検討してもらった。一部の判事は、神経生物学者の証言を読んだ。その神経生物学者によると、被告人を検査したところ、暴力行為や、他者の苦痛に対する無関心と関連する遺伝子変異があるのがわかった、とのことだった。神経生物学者の証言を読んだ判事たちは、平均一三年という判決を下した。これは、遺伝的特徴と暴力についての証言を読まなかった判事たちが下した判決の平均よりも、丸一年少なかった[43]。

これらの研究成果を踏まえると、少年司法の改革論者が合衆国最高裁判所のシモンズ判決によって活気づいた理由も容易に理解できる。判事の意見書——多数意見では、彼らの判断は「成熟していく社会の発展を示す、進化しつつある良識の基準」に基づいている、と表明している——のどれを見ても「脳」という言葉は登場しないにもかかわらず、改革論者は、彼らの長年の努力の正当性が証明されたと、この判決を歓迎した。その努力とは、脳科学を活用して少年の刑期を短くし、暴力的な一〇代の犯罪者を成人刑務所に収容するのではなく更生施設に入れる、というものだ。ある改革論者が言ったように、脳画像法という新しい「ハード・サイエンス（自然科学）」によって、法制度は、若者たちは責任能力が低いという「自然の状態」にあると考えることを余儀なくされるだろう[44]。

はたして、改革論者たちが勢いを増している。二〇一〇年、「グラハム対フロリダ州」裁判では合衆国最高裁判所が、殺人を伴わない犯罪の有罪判決を受けた少年に、仮釈放のない終身刑を科すのを禁じ、少年犯罪者に対して「成長と成熟を立証する機会」を認めた。この裁判は脳科学におおいに頼ってはいなかったが、アンソニー・ケネディ判事は多数派の意見を書くときにその点に触れ、次のように述べた。「少年の行動における違いの生物学的根拠は、成人による類似の行動に伴うほどの有責性を少年の行動に伴わせるべきではないという結論に、さらなる支持を提供する」。少年の殺人者に無条件で科される仮釈放のない終身刑という判決は、残虐で異常な刑罰に対する憲法上の保護に違反すると裁定した、二〇一二年の合衆国最高裁判所における「ミラー対アラバマ州」の判決では、多数意見の中でもこの文言が引き合いに出された。州レベルでは、二〇一二年にカリフォルニア州議会が、仮釈放のない終身刑に服している少年でも、場合によっては二五年服役したのちに仮釈放を認めるという法案を可決した。「脳科学の所見は明確だ。……［ティーンエイジャーの］衝動抑制、計画立案、批判的思考の能力は十分に発達していない」と、法案の提出者で児童心理学者でもある上院議員は述べた。[45]

この政治的な背景に対して不都合な現実もある。それは、ティーンエイジャーの脳を引き合いに出して、暴力的な未成年者の行動を十把ひと絡げに説明することに対して、異を唱えるものだ。一つには、脳科学には親なら誰もがすでに知っていることに付加できる内容がほとんどない。ティーンエイジャー、とりわけ男子は無鉄砲になりやすい。自動車のスピードを出し過ぎたり、アルコールを飲み過ぎたり、階段をスケートボードで降りたりしがちだ。だがクリストファー・シモンズの事件では、前頭葉と扁桃体がまだ十分発達していないからといって、彼の行為にどれほど確固たる説明がついたというのか？　なにしろ、彼の犯罪は衝動的なものではなかったのだ。シモンズはクルック宅に侵入する前に殺人計画を立てていた。それに、脳が完全に形成されていなくても、橋から人を投げ落とすのが悪いことぐらいわかる。普通九歳になれば、死が一巻の終わりを意味するのを理解している。[46]

実際には、ティーンエイジャーの行動には非常な多様性がある。一つには、脳が文化や境遇の影響を多大に受けているからだ。共働きの親を持ち、弟妹《ていまい》の世話をしなければならないティーンエイジャーのことを考えてほしい。彼らは人生経験のせいで、あるいは他人からの要求に応えなければならないせいで速く成長し、鋭い判断力や強い自制力を身につける場合がある。このように、ティーンエイジャーの脳は絶えず変化する環境の中で発達し、そうした環境によって形作られていく。暴力を振るう空想を抱くティーンエイジャーの大半は、そのような空想に従って行動したりはしない。ティーンエイジャーの暴力や殺人の割合は、国によって著しく異なる。産業化以前のコミュニティには、テレビなどの欧米の影響が入り込んだため、ほんの一、二世代のうちに少年の非行が増加した所もある。[47]ここからは次のような教訓が得られる。若者の脳の神経科学的特性を使えば、若者が大人よりも衝動的になりうる理由の、もっともらしい生物学的説明を作り上げやすくはなるが、その説明からは、個々のティーンエイジャーの犯罪者についてはほとんどわからない。

少年司法の改革論者は、若者の脳の発達がその行動に影響を与える程度——そして彼らは当然ながら、その程度は事実上一〇〇パーセントと言っている——を誇張しているからといって、彼らを咎めるのは、たしかに手厳しく見えるかもしれない。だが、善意はさておき、こういった改革論者は、脳科学的な証拠が諸刃《もろは》の剣であるのを肝に銘じるといいだろう。もし脳が未熟なせいでティーンエイジャーが責任を問われなくなるとしたら、彼らが今享受している権利や機会はどうなるのか？　ある州議会の上院議員が主張するように、契約を結ぶのには未熟過ぎるのだろうか？　胎児の生きる権利を尊重する人たちが主張するように、妊娠中絶するには未熟過ぎるだろうか？　消費者による監視団体が主張するように、暴力的なテレビゲームをするには未熟過ぎるだろうか[48]？

　生物学的な説明は、成人の被告人の運命にも影響を与えうる。陪審員のなかには、自制心、意思決定能力、あるいは推論能力が不足しているなら、それは刑を短くするのではなく、長くする正当な理由になると考える者もいるだろう。州の検察官はこれまで、神経学的証拠を持ち出して、被告人は将来暴力的な行為を行なう定めにあるから、社会に戻すのはあまりにも危険だという意識を煽ることがあった。ある例では弁護団が、依頼人は罪を犯しやすい遺伝的な素質を生まれつき持っているので減刑されてしかるべきであると主張したが、検察側は遺伝的な証拠を逆手に取り、暴力へと向かう生来の気質のせいで彼は社会にとってなおさら大きな脅威であるという前提に基づいて、厳しい判決を勝ち取った。仮釈放監察委員会も同様の論法を利用し、釈放の申請を却下できるだろう[49]。

　さらに、万一弁護側が勝利し、脳に依拠する証拠によって刑が軽くなったとしても、世間は犯罪者が新たな暴力犯罪を起こすことを恐れ、刑期満了後も拘禁の継続を要求するかもしれない。この場合、暴力的な性犯罪者関連の現行法が一つの雛形《ひながた》になる。多くの州では、裁判所が再犯の危険性が高いと判断すると、公共の安全という名目で正式の刑期満了後も長い間性犯罪者を拘禁し続ける[50]。けっきょく、脳から引き出される証拠に基づく予防拘禁という発想は、大きな問題を抱えている。科学的に見て、専門家が長期にわたる将来の危険性を予想する精度は、依然として非常に低い。それでも、脳科学がその可能性を高めることができると言いきる脳科学者もいる。市民的自由の見地から見ると、公共の安全と他者の個人的自由をいかにうまく秤《はかり》にかけるか、という古典的な難問があらためて浮かび上がってくる。

現状における結論とさらなる難題

法の適用に与える脳科学の影響に関しては、言わば、陪審の評決がまだ出ていない。死刑がかかわる裁判になると、判事はますます頻繁に脳スキャンの証拠と直面しているが、多数の要因が激しく入り乱れて陪審員の評決に影響を与えるため、研究者がその影響を分析し評価するのは困難だ。画像が斟酌され、陪審員の評決に影響を与える場合でも、画像が「間違った評決」につながるとはかぎらない。心神喪失による無罪放免や減刑が、実際に正当な結末となる裁判もあるかもしれない。法廷での機能的脳画像の価値については、実態はもっと明確だ。スキャン画像はまだ、弁護士や専門家が従来行なってきた科学捜査の方法で得られる洞察の域を超えるには至らない。他の方法でも得られる答えを求めて画像に目を向け、厄介な神経過剰性の問題に陥るのが関の山だ。

疑う者はほとんどいないだろうが、法を理解する能力に欠けている人も少数ながらいるし、衝動を抑えるのが困難で、場合によっては不可能に近いかもしれない人もいる。とはいえ、脳スキャン画像からは、それが誰なのかはまだわからない。アンドレア・イェーツの悲劇的な事件を見ればそれがはっきりする。彼女の脳の中で何かがひどくおかしくなっていた。だが、脳をスキャンしようが、他の生物学的検査をしようが、イェーツ自身やその身内と話をし、彼女の精神科のカルテを読んだ臨床医よりうまく、彼女の歪んだ精神状態を解明できなかっただろう。アンドレア・イェーツと彼女の犯罪を理解するには、「原因を理解する必要がある。だが、fMRIを見たところで、その原因はわからない」[51]。イェーツのために証言した司法精神医のフィリップ・レズニックはそう述べた。

　機能的脳画像法が人を誤った方向へ導く可能性は、今のところ、有益な情報を与える可能性を上回っていると私たちは考えている。技術的な進歩に伴い、一部の目的では、いずれスキャン画像の価値のほうが優るかもしれないが。しかし、脳科学者や法の専門家が脳機能に関する情報を、刑事責任を問う法的必要条件として解釈できるようになるまでは、弁護士や陪審員や判事は、被告人を評価するのに、従来の方法（面接、観察、目撃者の証言、精神科医の記録、確定した臨床診断）に依然として頼らなければならないだろう[52]。いずれにしても、こうした方法を使ったほうが、被告人の精神状態をより細やかに認識できる。

　脳スキャン画像は、犯罪者の心理を（いや、それどころか誰の心理をも）完全に捉えることはできないが、いつの日にか、スキャンが理性的能力や自制心のはなはだしい乱れと密接なかかわりを持つ神経パターンをもっと的確に特定できるかもしれない。また、裁判にかけられないように被告人が精神病を装っているのかどうか、あるいは性的虐待の記憶が偽りなのか本物なのかを判断するといった、厄介な問題の脳科学的な指針が確立されることは大歓迎だ。

画像法から結論を導き出すことを阻む侮りがたい技術上の障害を取り除けるかどうかは、予断を許さないが、たとえそうできたとしても、判断が主観的になるのは避けられない。たとえば、被告人に理性的に行動する能力が欠けていることを、脳に関する証拠が示せる日が来るとしよう。それでも社会は、犯罪に対する責任能力がない、あるいは有責性が低いと陪審員が見なすには、被告人が厳密にはどの程度の能力を持っていなければならないのかという問題に取り組まざるをえない。専門家はどこで線引きすればいいのだろう？　被告人は自制心を働かせることができなかったはずだ、正邪の違いを「感じられなかった」はずだ、理性を適切に働かせることができなかったはずだ、などという主張を裏づけるには、前頭葉の異常やミエリン鞘形成不全や辺縁系の過活動がどれだけ必要なのだろう[53]？

法学者のケン・リーヴィは、精神病質者について、「もし彼らには理性的に正邪の区別がつくにもかかわらず、自分の犯罪行動の道徳的な重大性を情動的に理解できないとしたら、刑事責任を課すべきだろうか？[54]」と問うている。ティーンエイジャーの死刑の適格性に関して言えば、一八歳という年齢で、何か魔法のようなことでも起こるのだろうか？　良かれ悪しかれ、二〇〇五年から法は一八歳で線を引いてきたが、若者が激しやすいティーンエイジャーから冷静に判断を下す成人に変身する、神経発達の厳密な境界線など存在しない。成熟とは徐々に起こるもので、はなはだしい個人差があり、子供には力が及ばない家庭環境、社会環境、文化的背景などにある程度左右される。少年殺人者の死刑を廃止するのは、倫理的な理由から受け容れざるをえない。だが、彼らの脳の神経生物学的特性をひとまとめにし、それによって、ティーンエイジャーをある種の刑罰から一律に除外すべきかどうかは、科学だけで答えが出せる問題ではない。

次章では、脳科学の進歩によって生じた厄介な哲学的問題を探究する。それは、脳科学は、人間――犯罪者だけではなくすべての人――には行動の自由があるという概念を脅かすか、という問題だ。

今やしだいに多くの科学者が、脳に関する知識の激増に言及し、法の根本的な前提に異議を唱えている。それは、多少例外はあるものの、人間は理性をわきまえ、選択し、行動に責任を持つ生き物であるという前提だ[55]。彼らは次のように主張する――私たちの振る舞いが脳の機能に起因し、その脳の機能は遺伝子と環境（私たちには真の意味で制御できない要因）の相互作用に起因していることを考えれば、私たちは自分の行動を本当に「選択している」わけではなく、その結果、いかなる悪行に対しても私たちに道徳的責任を問うことはできない、と。このような観点が、私たちの刑事司法制度の在り方にとって重大な意味合いを持つことは明らかだ。

生物学者のアンソニー・R・キャシュモアは次のように書いている。「行動の化学的基盤の理解が進むと、自由意志の概念を信じ続けることがしだいに難しくなっていくだろう。刑事司法制度の方針は無論のこと、自由意志の概念に関する考え方をも、社会が再評価するのにふさわしい時が来ていると思う[56]」。もっとも、言うは易《やす》く行なうは難《かた》し、だ。そもそも、自由意志に対する私たちの直観的な見方に見切りをつける、あるいはそれを根本的に変えることなど、可能なのだろうか？　そして脳科学は、そうするに足るだけの説得力ある根拠を提供できるのだろうか？　次章では、それが可能とは思えない理由を説明しよう。

第6章

将来、責めを負うのは？

脳科学と道徳的責任

一九二四年五月、二人の若者がある裕福な家庭の子供の誘拐と殺害に及んだ。当時一九歳のネイサン・F・レオポルド・Jrと一八歳のリチャード・ローブは、彼らが「完全犯罪」と称するものについて、数か月前から計画して下準備を重ねていた。殺害の当日、二人はおあつらえ向きの犠牲者を選んだ。それは一四歳のボビー・フランクスで、ローブの遠縁にあたり、地元の富豪の息子だった。午後遅く、シカゴの緑豊かなハイドパーク地区を学校から家に向かって歩いていたフランクスの脇に、二人は借りたオープンカーを停め、乗らないかと誘った。テニスラケットについてたわいのない言葉を数分交わしたあと、二人はフランクスを撲殺し、インディアナ州境に近いある町の郊外まで車を走らせた。そこで二人は、警察による身元特定を妨害するためにフランクスの顔に塩酸を浴びせ、全裸の遺体を急いで排水溝に隠した[1]。

その晩、二人の殺人者はハイドパークに建つレオポルドの壮麗な自宅に戻った。二人は酒を飲み、カードゲームを楽しんだ。真夜中ごろ、ゲームを中断してフランクス家に電話をかけ、息子を誘拐したので身代金要求状が届くのを待つようにと告げた。レオポルドとローブは、よもや自分たちが捕まろうとは思っていなかった。シカゴの裕福な家庭の息子であるこの聡明な若者たち（レオポルドのＩＱは二〇〇だったと言われており、ローブは一八歳で大学を卒業していた）は、自分は凡人を支配する法を免れると信じていた。

数日後、二人の計画は明るみに出た。犯罪現場で発見された特徴のあるべっこう縁の眼鏡の持ち主がレオポルドであることを、警察が突き止めたのだ。その後ほどなく、二人は誘拐と殺人の罪で起訴された。親たちは、著名な弁護士クラレンス・ダロウに依頼して、「世紀の犯罪」として知られることになる罪を犯したとされる二人の弁護にあたらせた。[2]

一か月にわたる公判は一九二四年八月、クラレンス・ダロウによる技巧を凝らした最終弁論で締めくくられた。ダロウは二人を絞首刑ではなく終身刑に処するよう求めた。

> 彼らはなぜボビー・フランクス少年を殺害したのでしょうか？　お金のためでも、恨みからでも、憎しみからでもありません。……ボビーを殺したのは、二人がそのように形作られていたからです。少年あるいは成人の人格形成につながる無数の過程のどこかで、何かが抜け落ちたせいで、この不運な若者たちはここに座り、憎悪や侮蔑、排斥の的となって、社会にその血を求められて

いるのです。[3]

ダロウの主張によれば、レオポルドとローブの行動は、この世の自然の摂理の一部にすぎないという。「自然は強力で、情け容赦がありません。……私たちはみな、その犠牲者なのです」とダロウの抑揚の効いた声が響いた。「犯罪であるか否かにかかわらず、あらゆる行為には原因があります。「そして」同じ条件のもとでは、未来永劫同じ結果が生じるのです[4]」

けっきょく、判事は絞首刑を回避し、レオポルドとローブにそれぞれ殺人に対する終身刑に加えて、誘拐に対する九九年の懲役刑を言い渡した。ただしその理由は、二人が自然の犠牲者だからではなく（この主張を、判事はきっぱりと斥けた）、二人の年齢が低いためだった[5]。

自然の摂理

ダロウの答弁は注目に値する。もし「あらゆる行為には原因がある」のならば、レオポルドとローブのみならず、私たちはみな自然の犠牲者ということになる。これはなんとも大胆な主張だが、じつはダロウの発案ではない。決定論として知られる古い哲学の学説を援用したものだ。決定論とは、あらゆる事象はそこに至るまでの過去の出来事にすべて起因する、あるいは決定されているとする説だ。私たちの決断は、広範な影響因子――遺伝子（と、それが背負っている進化の歴史）や脳のメカニズム、育ち、そして物理的・社会的な生活環境など——の必然的な産物だ。サラダではなくスープを「選ぶ」のであれ、慈悲ではなく殺人を「選ぶ」のであれ、こうした要因が収斂して唯一無二の特定の行動を生むというわけだ。ダロウの言葉を借りれば、あなたは「一機械同様、因果律から逃れる力を」持たない。[6]

人間が自分ではどうにもならない自然の法則に従う機械装置にすぎず、諸因の海で揺れ動く浮きのようなものである世界に生きるとは、何を意味するのだろう？　決定論が正しいとすれば、その帰結は深刻だ。第一に、私たちは道徳的責任の概念を根底から見直さなくてはならない。なにしろ、ある状況におけるあなたの選択が前もって決まっている——そしてそれが唯一「なしえる」選択なのだ——としたら、誰に責めを負わせればいいというのか？　「固い決定論」と称される考え方によれば、そもそも選択の余地がないのだから、責任もいっさい存在しえない。そして、責めを負うべき者がいなければ、道徳的に刑罰に値する者もいない。あなたが悪事を働いたとしても、それはあなたの過ちではない。また、あなたが聖人のように振る舞ったとしても、それはあなたの功績ではない。人間の行為者性についてのこの説明は、自由意志（あるいは、一部の哲学者が言う「究極の自由」）という考え方を根底から揺るがす。[7]

固い決定論者は、社会はこの理論に合うように法の慣行を変更すべきだと考える。哲学者で脳科学者のジョシュア・グリーンと心理学者のジョナサン・コーエンは、この長年の議論に切れ味を与えるうえで、脳科学は特別な役割を担うと主張する。「新たな脳科学は、法律に対する私たちの見方に影響を与えるだろう。ただしそれは、人間行動の本質について新しい見解や議論を提供することによってではなく、従来の議論に新たな息吹を吹き込むことによって、だ」と二人は書いている。「〔それにより〕すべての行動は機械的で、物理的な事象の連続によって引き起こされるもので、最終的には行為者の制御能力を超えた力に帰せられることが理解できるようになるだろう」とグリーンは付言する。この主張を強調するために、グリーンとコーエンはフランスの古い諺《ことわざ》を引用して、「すべてを理解することは、すべてを赦《ゆる》すことである」と言う。二人の最終的な望みは、責任に依拠した刑罰を脳科学時代以前の性質《たち》の悪い遺産として社会が廃止して、それに代わって、将来の行動を方向づけることを目的とする処罰を導入することだ[8]。

　進化生物学者のリチャード・ドーキンスは、犯罪者を機械のようなものと見なす見解について詳述している。彼は動かなくなった自動車の例を引き合いに出して、こう述べる。「私たちは、車を叩くのではなく、問題の所在を調べるだろう。キャブレターがオーバーフローしているのか？　点火プラグかディストリビューターのポイントが湿っているのか？　それとも単なるガス欠か？　それなのになぜ、欠陥のある人間、つまり殺人者や強姦犯などには同じように対応しないのか？　……遺憾ながら、私がそこまで達観することはないように思われる」。生物学者のロバート・サポルスキーは、このたとえをさらに進めて言う。私たちは車を赦すかどうかなどということは考えない。そのかわりに、そうした車から社会を守ろうと努めるのだ。「医学的見地から人間を故障車にたとえるのは、人倫にもとるように感じられるかもしれないが、道徳的見地から罪人と見なすよりもはるかに人道的であるとも言える」。この論理は、ダロウが判事の前で行なった訴えと呼応する。ダロウは、ネイサン・レオポルドとリチャード・ローブは「精神病院で検査を受けて、思いやりのある手厚い治療を受けるべき二人の若者」にすぎないと述べた[9]。

もちろん、人間は自動車でもなければ、命も意識を持たない他のモノとも異なる。知識や制裁、報酬に車は反応しないが、人は違う。そして、そもそも法規制が成り立つのはこのためだ。固い決定論もこの点は争わない。人間は教育可能であり、絶えず新たな情報を吸収しており、したがって常に学習していることを認める。飲酒運転や家庭内暴力を取り巻く社会規範の変遷を例にとろう。こうした行為の厳罰化が周知されるにつれ、それを不法な行為だと考える人も増えた[10]。警告は、自分の行為がもたらす結果の見通しに影響を与える。新たな情報が過去の経験と現在の状況の上に積み重なって、その後の行動の指針となる。自己認識能力の備わった人間は、自動車とは違い、自身の食生活や業務習慣、未来を変える決断をすることによって、因果連鎖の結果に影響を与えることができる。

このように、固い決定論者は、「応報刑論」としても知られる、応報的正義を拒絶するものの、刑罰がときに、犯罪者の再犯率を下げるといった実益ある効果を発揮することは否定しない。「近年明らかになった脳に関する知識に照らせば、違ったアプローチが見えてくる。咎むべき、という概念は、法律用語から排除されるべきだ」と、デイヴィッド・イーグルマンは書いている。目的刑はいかなる道徳的非難の意味合いも持たないが、犯罪者の更正を促し、法律を犯す可能性のある人々に、犯した結果直面すると予想される不利益を示して、未然に犯罪を抑止することによって、有益な影響を及ぼす。[11] そして、犯罪の削減という固い決定論の厳密な目的に照らせば、刑罰が将来の悪事を思いとどまらせる唯一の手段であるならば、その処罰は当然強い拒否感を喚起するものとならざるをえない。

　このような全般的な枠組みが確立してから、すでに何千年にもなるが、固い決定論者のなかには最近、原因と責任の関係に関するこうした古来の見解にひとひねり加えようとする者もいる。彼らは大胆にも、脳科学は応報刑が科学的に誤っていることを明らかにするだろうという実証的な予想を示している。そして、脳科学の研究によって行動の根底にある原因の解明が進むにつれて、世間の人々は、自分たちが抱いている「自由である」という一般的な感覚が幻想にすぎないことを悟るだろうと予言する。

自由意志と決定論

　私たちはみな道徳不在の世界に暮らしているという見解は、実際、人間の在り方に対する共通認識を大きく揺り動かす。私たちは、自らが行動を起こしており、その結果に対する責任も自らに帰すると考える。物事があらかじめ決定されている世界では、どうすれば自由でいられるのかを突き詰めていくと、何か「つかみどころがなく不可解で、かなり背筋の寒くなる」ものと対峙することになると、アメリカの批評家Ｈ・Ｌ・メンケンは記した。イギリスの哲学者アイザイア・バーリンは、道徳的行為者性という概念のない生活とはどのようなものかを思い描いてみた。そして「人間関係に関する語象はすべて、激変にさらされるだろう」との結論に達した。「『私は〜すべきでなかった』あるいは『よくも〜という選択ができたものだ』などといった表現、いやじつのところ、自分や他者の振る舞いに対する批判や評価を意味する言葉のいっさいが、はなはだしい変容を余儀なくされるだろう」[12]

　決断の瞬間に至るまでのあらゆる事象が、その「決断」がどのようなものになるかを完全に規定する世界で、道徳的責任を生き長らえさせる道はあるだろうか？　哲学者たちは、この難問を「自由意志と決定論の問題」と呼ぶ。哲学において非常によく知られた概念上の袋小路の一つだ。誤解のないように言っておくが、ここで問題とされているのは、道徳的責任には選択可能性が必要かどうかという点ではない――必要なことについては、大半の哲学者や脳科学者のみならず、ほぼ誰も異論がないだろう。見解が分かれるのは、どのような選択の自由が必要とされるかについてだ。すでに見たとおり、固い決定論者は、「究極の」自由（ときに「絶対的自由」あるいは「形而上学的自由意志」とも呼ばれる）以外は認められないと主張する。生物学者のジェリー・A・コインはこれを次のように表現する。「自由意志とは、仮にあらゆる点においてまったく同一に構成された世界で、あなたが選択を下す瞬間までの人生をもう一度やり直せた場合に、違う選択をする可能性があったことを意味する」。だが、その選択が異なる可能性はなかったのだから、「人間は悪事を働くことを選択できるという間違った前提に基づく、応報としての刑罰という考え方は」放棄すべきだと、コインは忠告する。[13]

　道徳的行為者性を無効とするという難問に取り組むには、唯物論をきっぱりと否定して、物理的な出来事の流れの外側から何らかの形で行動を司る霊的存在――いわゆる「機械の中の幽霊」――を仮定するというのも一つの方策だ。このような二元論的な論理構成はそのまま信じるしかなく、神のような者の存在と同じく、科学によって反証することはできない。というのも、科学的探究は自然界で生じる計測可能な事象の観察に立脚するものであり、その目的は因果関係を明らかにして、それに基づいて予想を検証することにあるからだ。超自然的なものの範疇に含まれる、非物質的な霊魂や超越した神は、科学の手法にはなじまない。それゆえ、この方法では科学的解決は図れない。

また、私たちの行動を既存の要因から独立したものと捉えるのも一手だ。そのような「因果的空白」においては、人々は自分の好みや態度、信条から解放される。[14] その結果、ある一定の状況下で行動の選択肢が複数生じる。この学説は、哲学で「自由意志論《リバタリアニズム》」と呼ばれる（同名の政治的志向とは何の関連もない）。だが、ここにも救いのよすがはない。行為者性をいっさい認めずに行動を説明しようとしても、存在を巡る新たな頭痛の種をもたらすだけだ。どこからともなくランダムに成り行き任せに生じる人間行動もやはり、行為者が制御できない行動だと言えるだろう。このような状況でもやはり、人間を自由な存在と見なすことはできない。

では次に、「両立可能論」と呼ばれる第三の可能性について検討しよう。この説は、自由意志論と決定論のどちらも間違いだとして斥ける必要のないかたちで、自由と道徳的責任は両立しうると説く。その論旨はこうだ。たとえ人間が究極の自由を持たない（つまり、別の行動をとる能力を欠いている）としても、意識的に思考を重ね、規則に従い、おおむね自制できることに照らせば、知的能力に問題のない成人は道徳的な責任を負うと見なして差し支えない。[15]

両立可能論に大きな影響を与えたのは、一八世紀の哲学者デイヴィッド・ヒュームだ。ヒュームは、行為者の行動が本人の意思や欲求から生起するのであれば、たとえその意思や欲求が因果律によって決定されているとしても、その行動は自由であると説いた。たしかに、私たちは樹木や蝶と同じように、自然の因果連鎖に囚われているのかもしれない。究極の意味における責任を欠いており、決定論の世界では責任を認める余地はない。だが、行為者の価値観や信条がその行動の一因として関係している以上、イギリスの哲学者ジャネット・ラドクリフ・リチャーズが言う「通常の意味」において、道徳的行為者性は存在する。ようするに、別の行動をとる自由は、道徳的責任を問うために必要な自由ではないのだ。競合する欲求から一歩身を引き、理性を働かせてそのうちから一つを選択し、その決断に基づいて行動することができるならば、その人は自由意志と呼ぶに足る能力を有している。称讃や非難に値するのは、さまざまな事柄を勘案したあとにどう振る舞うかだからだ[16]。

通常の意味における責任能力は、一般に人が直観的に捉える道徳的行為者の意味内容に合致するように思われる。心理学者のロイ・F・バウマイスターとその共同研究者たちは、行動に自制心や理性的な選択、計画性、自発性の行使が認められるときに、被験者がその行動を「自由」だと判断することを突き止めた。つまり、普通の人にとって、「自由意志」とは理性によって導かれ、複雑な状況を見極め、道徳規範に従う能力を伴うものであることがわかる。さらに、さまざまな事象はそれに先立つ事象に起因するという見解を受け容れていた（そのため、仮想の加害者の責任を追及する傾向の弱かった）被験者も、加害者が怒りの感情を掻き立てるような凶悪犯罪を行なう筋書きをそのあとに示されると、その責任を認める率が高まることが、多くの研究チームによって確認されている。ようするに、人間は行動の決定権を欠くが責任を負うとの見解に、一般の人が与《くみ》するということが、これらのデータから窺われる[17]。

こうした研究結果は、両立可能論者を活気づけるかもしれないが、本当に正しいかどうかは人気投票ではない。では、もしほとんどの人が自分も他者も「自由意志」を持っていると考えたらどうなるだろうか？　いよいよ、私たちは問題の核心にたどり着いた。すなわち、人間が物質的世界に生きながら、なお道徳的責任を負うことが可能かという問題は、実証不可能なのだ。というのも、科学的な問題ではないからだ。これは概念的・道徳的難問であり、古代から思想家を悩ませ、いまだ解決を見ていない。だが、安心してほしい。私たちの目的は、ここでその難問を解くことにはない。実際のところ、この問題を解くのは不可能だろう。

私たちがここで明確にしたいのは（そして、これはきわめて重要な点でもある）、脳科学もまたこの問題を解決していないという点だ。究極の自由が存在しないのならば、道徳的責任を負わせることには矛盾があり、社会は責任追及をいっさいやめるべきだと考える人々はすでに、哲学的な地歩を固めている。脳の働きに関するデータをさらに積み重ねていくだけでは、決定論が正しいとする彼らの確信はいっそう強まるかもしれないが、決定論と道徳的行為者性の両立を否定する彼らの主張が今より少しでも強固になるということはないだろう。

意識は遅れてやって来る?

ボビー・フランクスを殺害するというレオポルドとローブの「意思決定」は、二人があの五月の午後にハイドパークで下しえた唯一の決定だったのかもしれない。そうだとしても、彼らを意識的な思考や情動を欠いた自動機械《オートマトン》と見る者はほとんどいない。反対に、動機として歪んではいたものの、彼らも欲求を抱き、理由があって行動したと私たちには思われる。たしかに二人の欲求は、本人たちが望んで選び取った心情ではない。また、そのような欲望を持つに至った理由について、二人が漏れなく承知しているとも考えにくい。だが何と言っても、レオポルドとローブは周到に計画を練り、自ら望んだ言語に絶する犯罪を意識的に実行したのだ。

そう考えるのは誤りだろうか? レオポルドとローブがけっきょく、本当に自動機械にすぎなかった可能性はあるのだろうか? 二人の行動が意識的な意図や欲求から出たものではなく、彼らの意識的な自覚を完全に擦り抜けて、二人に降って湧いたのだとしたら? この可能性をさらに一歩進めてみよう。ひょっとすると私たち全員のあらゆる行動は、常に意識的な考察をかいくぐっているのだろうか? これは自由意志の存在に関して一部の脳科学者が提唱し始めた、驚くべき新説だ。すなわち、意識によって導かれる行動など何一つ存在しない可能性を提起しているのだ。こうした過激なまでに還元主義的な見方は、多くの人の目には異様に映るかもしれないが、現代のきわめて著名な科学者のなかにも、個人の主観的な精神状態――願望や信念や意図――は、行動を生起させるうえでまったく何の役割も担わないと主張する人がいる。[18]

この主張の根拠として彼らが挙げるのは、生理学者のベンジャミン・リベットが一九八〇年代に実施した瞠目すべき一連の実験だ。カリフォルニア大学サンフランシスコ校にある研究室で、リベットは被験者を脳波計につなぎ、好きなときに指を上げたり手首を動かしたりするように求めた。そして、動かそうという衝動を感じたら、時計の秒針を見て、その正確な位置を報告するよう指示した。そのうえでリベットは、運動の立案にかかわる補足運動野と呼ばれる前頭葉の領域における電気活動を計測した。その結果、驚くべき事実が判明した。運動野の活動は、指をくねらせようと決断したことを被験者が自覚するおよそ〇・四秒前に検出できたのだ。言い換えれば、指を動かそうという被験者の意識的な自覚が生じたときには、遅すぎて行動に影響を与えられなかった。すなわち、動かそうという意志の経験は、動きに先立つのではなく、動きのあとに生じるのだ。[19]

だがリベット自身も、この結果がただちに、行動を導くうえで意識が果たす役割を全面的に否定するとは考えていなかった。事象が起こる過程に自覚が関与し始めるのは遅いものの、人間は自覚されない潜在的な作用によって引き起こされた行動を「拒否権を発動」して抑制する自由を持っていると彼は推測した。つまり、一部の学者の言葉を借りれば、私たちは自由意志（free will）は持たないが、「自由否定意思（free won't）」を有するというわけだ。[20]それにもかかわらず、リベットの実験結果をもっと過激に解釈して、心あるいは人間――すなわち、私たちが自分自身と見なす実体――が采配を揮ってはいない証拠だと考える人もいた。心理学者のダニエル・M・ウェグナーは、この見解の提唱者だ。ウェグナーによれば、私たちはなんとしても、自分の行動の「作者」であると実感したいために、自分に主導権があると思い込んでいるのだという[21]。

この説を実証するための実験で、ウェグナーは被験者に、呪いの「犠牲者」役を演じる人物の見ている前で、呪いの人形にピンを刺すよう求めた。そして犠牲者役の人たちには、実験に遅れたうえ、横柄な態度をとって、「呪術医」役の被験者を苛立たせるよう指示した。別のグループには、犠牲者役に呪術医を怒らせるよう求めなかった。犠牲者は全員、針を刺す呪術の儀式が終わると頭痛を装ったが、立腹させられた呪術医のほうが、自分の執り行なった儀式が頭痛を引き起こしたと主張する傾向が強かった[22]。

ウェグナーはこの他にも、私たちが意識的意図に導かれていないことを示す鮮やかな事例をいくつも提示している。その一つに、「作話症」と呼ばれる現象がある。これは、外的な力によって引き起こされたことが明らかな行動について、行為者がその行動をとった理由の説明を捏造する現象だ。たとえば、脳の手術中、脳外科医は運動皮質上にある特定の制御部位を刺激して、患者の手の動きを誘発できる。なぜ手を動かしたのかと医師に問われると、患者たち（一部の脳手術では、患者に意識がある）は、医師の注意を惹こうと思ったなどという理由を作り上げ、当人もそれを信じて疑わないことがよくある[23]。

催眠暗示から覚めた人も、同じことをする場合がある。じつのところ、私たちはみな、ときおり作り話をしているのだ。心理学者のティモシー・ウィルソンは、「適応的無意識」という用語を造り、自覚はできないものの、私たちの行動の大部分を支える容易で自動的な認知処理の類を指して使っている。たとえば、なぜジェインではなくメアリーを好きになるのか、なぜデイヴィッドではなくジョエルにはひと目で嫌悪感を覚えるのか、あるいは、なぜ数ある職業のなかから一つを選ぶのかを、私たちは本当に「知って」いるのだろうか？　私たちは願望や選択を正当化する説明を紡ぎ出すが、真実を本当に知りうるのか？　ウィルソンの言うように、私たちは「自分自身を知らず」、方法や理由もよくわからぬまま多くのことを行なうので、自分にとって重要な利益に反することをしでかしたときには、とりわけ困惑してしまうのだ[24]。

　だが、私たちは常に蚊帳の外なのだろうか？　動作を行なおうという意図の自覚に関するリベットの研究は、人間の行動の多くが、普段私たちが考えているような意味では意志の力に支配されていないことを示す強力な裏付けとなっている。だが、私たちのあらゆる行動が常に自動的だ——つまり、人間は本質的に、意識が行動の原因としての役割をいっさい果たさない存在だ——という結論には、異論が噴出している[25]。それはまた、背筋の寒くなるような結論でもある。というのも、私たちの行動がいかなる根拠にも導かれていないのだとしたら、そもそもなぜ行動するのだろうか？　ありがたいことに、これには論理的に筋の通った結論が別に存在している。けっきょくのところ、何かを「しよう」という意図が「したい」という意識的な欲求をときに擦り抜けてしまうからといって、私たちの行動がいつも自分に「偶然降りかかる」ものだとは言えない。とくに、その行動が個人的に重大な結果をもたらす場合や、重い刑罰に該当する場合はそうだ。

周知の事実だが、私たちの脳は考えることに長けている――こうして読み進めている間にも、あなたは考えている。人はさまざまなことを思いつき、それに熟慮を加え、その発想に導かれた行動を意図する。この過程において、自己修正能力を持つ柔軟な脳は経験から「学び」、次回は異なる「推論をする」[26]。意識的な思考のおかげで、長期的な目標に向けて邁進したり、以前とは異なる方向に事を運んだり、過去の出来事についてじっくり考えたりできる。今までにない状況に直面したときにはなおさらだ。

ようするに、私たちの精神状態が行動にいっさい影響しないとは、とうてい思い難い。リベットの実験の被験者は、指や手首を動かしたその瞬間、明確にそのことを意図していなかったかもしれないが、その動き自体は一連の意図的な行動の一環だった。じつのところ、被験者は実験への参加を決断し、実験室にやって来て、実験者の指示に従った。被験者が行動を計画した経緯は、意志決定が意識的な精神状態とは常に無関係になされるという賛否の分かれる理論を提唱する論文を、どの学会誌に投稿すれば最も大きく取り上げてくれるかという戦略を学者が練る場合と、おおむね同じだったと言える[27]。

つまるところ、活動とは自動的なものと分析的なものとの複合物だ。考えてみてほしい。多くの人はパソコンのキーボードを見ずに文字を入力できるが、求人応募書類や結婚案内所のプロフィールや婚前契約書などに書き込む言葉は慎重に選ぶ。あるいは、テニスをしているときはどうだろう。試合に臨む前に、プレイヤーは周到な準備（パートナーたちと予定を組み、自分に鞭打って厳しい練習をするなど）

をしている。だが、いったんコートに立つと、テニスの試合は大半が、一つひとつの動きを計画することなく実施される、おおむね自律的な活動となる。指導者や選手が口を揃えて証言するとおり、スポーツ習得の神髄は自動性の意図的な獲得、すなわち、第二の天性のように自然に体が動くようになることに尽きる。

もし認知作用にかかるエネルギーを節約しなかったら、私たちは日常生活が突きつけてくる要求に圧倒されて、機能停止に近い状態に陥るだろう。歯を磨く、タクシーを止める、感情を抑える、制限速度を守るといった日々の活動に逐一注意を払わなくてはならないとしたら、どうだろう？ 実際、テニス選手としての才能の大部分——そして、市民としての道徳的責任の大部分——は、一連の適切な「自動的」行動を習得することにある。よく知られているように、アリストテレスも「美徳とは、有徳の行動を重ねることによって人間の中に形作られる」と言いきっている[28]。

したがって、この種の自由を、あるかないか、白か黒かという観点で捉えたら誤りになる。おそらく、白や黒や灰色の要素から成るモザイクと捉えるべきなのだろう。私たちの行動のある面はときおり、意識の制御下にある。とりわけ、難しい決断を下す必要があったり、計画を立てたり、重大な局面に立たされたりしたときなどがそうだ。だがその他の場合には、意識は蚊帳の外に置かれている。けっきょくのところ、ほとんどすべての行為が意識的な過程と無意識的な過程の入り交じったものから生じ、その割合は時々の状況によって変わると言えそうだ。行動や自制心をもたらしうる意識的な精神状態を人間が持っているかぎり、とくに法律も人々の道徳観全般も、根底から見直す必要はない。

グリーンやコーエンのような固い決定論者も、人間は意識的思考を用いて自分の行動を制御できるということは認める。それでもなお彼らは、犯罪者は「ニューロン環境の犠牲者」であって、真の選択をする能力を欠くとして、応報刑の撤廃を主張する。刑事司法制度の在り方に対する彼らの理想像――応報刑のない世界――は、興味深い問題をいくつか提起する。はたして法の領域から責任を取り除くことさえ可能だろうか？　私たちの心に深く根差した人間の営為についての考え方から、責任を引き剥がすことができるだろうか？

道徳的責任の存在しない世界という展望は、人間は自由に選択できるという私たちの生まれ持った感覚と真っ向から衝突する。たいていの子供は五歳までに、意図と行為者性を伴うものとして他者の行動を認識するようになる。それをはっきり物語る、こんな実験がある。実験者が幼稚園児の前で、箱の蓋を横にずらして中に手を差し込み、箱の底に触れる。箱の底に触れるしかなかったと思うか、それとも「代わりに何か別のことをすることもできた」と思うかと実験者が尋ねると、ほとんどの子供が、代わりに何か別のことをすることもできたと思うと答えた。だが、蓋の上にボールを一つ置き、ふたを横にずらして、ボールを箱の中に落としたときには、ボールが「代わりに何か別のことをすることもできた」と思うと答えた子供は、ごくわずかだった。[29]

人間には何か別のことができるという直観は、年齢を重ねても変わらない。私たちの下す決定は定まっていて、その他の行動はとりえないという見解は、文化や宗教や国の違いに関係なく、成人は一様に斥ける[30]。

同様に人間は、公正という概念も一貫して非常に大切にしている。だから、どんなコミュニティも、誰が誰にけしからぬ仕打ちを受けたといった噂話には事欠かない。人々は(「私はあなたに二度便宜を図ったのに、あなたは一度しか手を貸さない」などと)損得の勘定をつけ、恩を返さない相手を懲らしめる。アマゾン川流域の熱帯雨林の先住民も、アメリカやヨーロッパやアジアの大学生と同じように、労せず利益をさらう輩《やから》を見つけ出すことに熱心で、加害者を罰するのにやぶさかでない。人類学者のドナルド・E・ブラウンは、一九九一年に出版した著書『ヒューマン・ユニヴァーサルズ』に、全世界で共有されている道徳概念に関する包括的な調査の結果を示した。それらの概念のなかには、殺人や強姦の禁止のみならず、悪事の埋め合わせも含まれていた[31]。

心理学者のジョナサン・ハイトとクレイグ・ジョゼフは、人類学的なデータを丹念に調べ、いかなる文化にあっても人間には、苦痛を与えている人物を目にすると、すぐに怒りや軽蔑、憤りといった感情が自然に湧き上がる傾向があることを突き止めた。こうした反応の普遍性は、「公正、危害、権威の尊重」にかかわる直観が「進化によって人間の心に組み込まれている」ことを強く示唆すると、ハイトとジョゼフは主張する。「まずまずの環境で養育された子供なら誰でも、たとえ大人に教わらなくとも、こうした観念を育むようになるだろう[32]」

公正に対する態度は、行動経済学の研究からもよくわかる。ダニエル・カーネマンとその共同研究者たちは、実験の参加者が進んで自腹を切ってまで、不公正な行為をした人を罰することを実証した。さらに驚くことに、たとえ自分に直接関係のない取引であっても、第三者の不公正な行為が意図的だと考えた場合には、その第三者を罰するために身銭を切る証拠まで得られた[33]。

道徳感情は、幼いころに目覚め始める。心理学者のカレン・ウィンとポール・ブルームは一連の実験で、片方の人形がボールを「盗み」、もう一方がそのボールを正当な持ち主に返すという人形劇を幼児に見せた。すると幼児たちは、「悪い」人形よりも、悪事を正す手助けをした人形に、はるかに高い割合でキャンディを与え、「悪い」人形からだけそのキャンディを取り上げることが判明した[34]。

より広い意味で言うと、公正さを侵害する行為は、復讐心を掻き立てる情動を生む。とりわけ、侵害者が非のない人を意図的に傷つけた場合はそうだ。社会心理学者のフィリップ・テトロックとその共同研究者たちは、被害者の脳に不治の損傷を残すことになる残虐な暴力シーンを含む筋書きを、実験の参加者に提示した。その後加害者に何が起ころうとも（仮想の筋書きの一つでは痛ましい事故に遭い、別の筋書きでは薬の投与によって矯正された）、正義を求める被験者の感情に変化はなかった。加害者が無害化されたり、偶然苦痛に見舞われたりするだけでは、不足だったのだ[35]。いくつかの国が法執行官を派遣して、もはや何一つ危険を及ぼす恐れもないにもかかわらず、南アメリカなどで静かに余生を送っている八〇代の元ナチスの戦争犯罪者を追跡する理由もここにある。私たちの奥深くでうごめく何ものかが、道徳勘定の帳尻を合わせるよう迫るのだ。

応報の観念の本質は、人は自分が与えた苦痛に見合った苦しみを受けなくてはならないという発想だ。ジョナサン・ハイトとその共同研究者たちは、不当な行為を描いたハリウッド映画の一部（子供を強姦して殺害する場面や、捕まった逃亡奴隷の足が切断される場面など）を見せた。続いて彼らは、被験者にさまざまな結末を提示し、どの結末が最も「満足できる」か尋ねた。結末のなかには、「報復」の選択肢もあった。悲しみに駆られた母親が娘の強姦犯を惨殺する、あるいは、奴隷が自分の足を切断した男の足の一部を切り落とす、といった具合だ。そして、「カタルシス」の選択肢では、母親は「プライマル・スクリーム（原初の叫び）」療法（アメリカの心理学者アーサー・ヤノフが考案した心理療法で、幼児期のトラウマをさかのぼって再現し、抑圧された感情を解放することで、カタルシスを得る）を受け、奴隷は自分を捕らえた男の足に見立てた薪を叩き割る。そして「赦し」の結末では、被害者は支援団体に参加したり、より積極的に教会の活動にかかわったりして、犯された罪を赦す術を身につける。選択肢を見終えた被験者は、被害者が悲劇を受け止めて加害者を赦すシナリオには、とうてい満足できなかった。彼らは加害者が報いを受けることを望んだ。そして、その罰が犯した罪に見合っている場合に、最も大きな満足を得た。だが一方で、奴隷が自分を捕らえた男を報復として殺害するという結末は、度が過ぎると感じ、満足度が下がった。[36]

この結果は、心理学者のケヴィン・M・カールスミスとジョン・M・ダーリーの広範な研究成果と一致する。二人の一連の実験から、犯罪者の処罰に関して、被験者は犯罪の重大性——たとえば、腹を空かせた子供に食べ物を与えるために一〇〇ドルを盗んだのか、世界最大のマルガリータ（テキーラをベースにしたカクテル）を作る金欲しさに盗みを働いたのかという点——にとくに注目し、その人物の再犯可能性はほとんど考慮しないことがわかった。被験者は将来なされるかもしれない危害ではなく、もっぱらすでに加えられた危害に応じて刑罰を科した。「人々は刑罰に加害者の行為能力の剝奪や犯罪抑止を望んでいるが、彼らの正義感は処罰が犯罪の道徳的重大性に見合っていることを求める」と二人は結論した。釣り合いのとれない刑罰は、公正に関する人々の直観的感覚を逆撫でしたのだ。[37]

固い決定論者は「責めを負うべきである」という概念は拒絶するものの、厳しい非難が実用的な価値を持ちうることは認める。親なら誰でも承知のとおり、適切な叱責は、励ましとともに、育児には欠かせない。それによって子供は、他人の権利に配慮し、傷ついた人や弱者に優しくし、助けてもらったらそれに報いることができるようになる。各人の責任の上に成り立ち、その行動に対して非難や称讃を与える制度のもとに市民が置かれていないかぎり、現代社会であれ原始的な社会であれ、社会は機能不全に陥り、団結を保てない。[38]刑罰は誰を信用すべきでないかをコミュニティに知らしめ、刑罰の軽重は犯罪の重大性を反映する。ただし、刑罰にまつわるこうした機能はどれ一つとして、誰かに責めを負わせることを必要としない。実用的な目的で、将来の行動を方向づけるためだけに科すことが可能なのだ。

だが、応報となると話はまったく違ってくる。純粋で理論的な形態においては、応報は責任能力のある人物が自発的に違反行為を行なったという事実のみを契機に実践される。刑罰の意義は、加害者が被害者と社会に対してすでに与えた危害に見合う苦しみを科す点にある。規範を強化したり将来の犯罪を予防したりすることから生じ、より広い社会に与えられる副次的な利益は重視されない。[39]だが現実的には、実社会で応報がなされると、そこには必然的に大きな実用的価値が伴う。

一つには、応報によって相互の道徳的義務に関する社会の共通規範が強化される。そこには、被害者の人格は尊重されるべきであるとの規範も含まれる。次のような筋書きを考えてみよう。連続強姦犯のジョンがメアリーを襲い、有罪判決を受けて刑務所に送られた。数か月後、攻撃的な性的衝動を永久に根絶する効果の保障された架空の新たな強姦防止薬「キャストレクス」による治療がジョンに施された。キャストレクスはわずか数回の投与で効果を発揮し、数週間後にジョンは釈放された。彼はもはや誰にも危害を及ぼさないからだ。ジョンの更正は成功した。だが彼に対する軽い処罰は、メアリーやその家族、そしてコミュニティ全体に、嘆かわしい波紋を投げかけるだろう。

社会が加害者を断罪しなかったり、ごく軽微な罰しか与えなかったりすれば、被害者は恨みを晴らせたとは思えず、尊厳をおとしめられ、名誉を汚されたように感じる。犯罪者が法廷で裁かれる前に死んだり、十分な罰を受ける前に刑務所で殺されたりした場合にも、被害者やその家族は激しい怒りを募らせる。犯人が「借りを返さない」と、被害者やその家族は個人的な復讐を考えかねず、現にそれを実行することさえある。一般的な認識とは裏腹に、こうした復讐心が常に、激烈な怒りの感覚や血に飢えた自警主義から生じるとはかぎらない。悪事を働いた者に相応の罰を与えたいという気持ちは、深い悲しみ、あるいは正邪の歪みを正さなくてはならないという誠実な義務感から湧き上がる場合もあるのだ。(40)

コミュニティもまた、刑罰として不十分と見なしたものには抵抗する。本章冒頭に登場した弁護士クラレンス・ダロウのもとには、彼の依頼人が絞首刑になることを望む人たちから、彼の言葉によれば、「この上なく口汚く残忍な」手紙が「山のように」送りつけられた。続いて二〇一一年のケーシー・アンソニーの裁判まで時間を早送りしよう。フロリダ州に暮らす二五歳の女性アンソニーは、二歳の娘が行方不明になったことを通報しなかった。娘を殺害した、少なくともその死に関与したと広く世間で信じられていたアンソニーは、殺人罪を免れたあと、殺害の脅迫を受けた。同じように、法律家もしばしば、被害者とその家族を納得させる道徳的義務について口にする。数千人の投資家から何十億ドルも詐取したことが露見して失脚したニューヨーク市の金融業者バーナード・マドフに、合衆国地方裁判所が禁錮一五〇年の判決を下したとき、刑を言い渡した判事は報道陣に、余命一〇年程度と思しき老人に並外れて長い刑を科したのは、被害者が受けた心の痛手を象徴的なかたちで癒すためだと説明した。[41]

被害者の社会的地位の回復も、応報のきわめて重要な機能だ。悪事を働いた者に法が不十分な刑罰しか科さなかったり、いっさいの罰を免れることを許したりすると、被害者は取るに足らない存在であるから、その権利や安全や財産を侵害しても咎められないという、人々を意気消沈させるメッセージがコミュニティに送られてしまう。公開の法廷で衆人の環視のもと、罪の大きさに見合った判決が下されて、それがマスメディアによって報道されなければならず、法的措置に先立って社会による道徳的非難のメッセージが明示されていなくてはいけない理由がここにある。コミュニティに属する各人が、このような不当な扱いは許されないと再確認する必要があるのだ。法学者のケンワーシー・ビルズは一連の実験で、被験者に強姦の被害者女性の道徳的価値を評価するよう求めた。一人は襲撃した人物が強姦犯として刑に処せされた女性で、もう一人は襲撃者が強姦よりも軽い罪状を認めた女性だった。被験者による評価は、どちらも犯人に処罰が下る前になされた。その後、犯人が強姦罪で有罪判決を受けたことを知らされると、被験者は刑が科される前に比べて、被害者が「尊重された」「重んじられた」「敬意を払われた」度合いを高く評価した。そして強姦犯が性犯罪より軽微な罪を認めたときには、刑の確定前の段階よりも被害者の社会的地位を低く評価した。[42]

コミュニティによる法の執行が妨げられたら、どうなるだろうか？　一九六〇年代なかばに社会学者のメルヴィン・ラーナーは、「公正な世界への信念」の仮説を構築した。[43]この仮説によると、人はみなこの世界を、自分にふさわしいものを手に入れ、それぞれの行動が予想可能な結果をもたらす場所だと信じる強い必要性を抱いているという。公正な世界への信念は、私たちの行為の結果に関して言えば、世界との「契約」のようなものだ。正しい行ないをすれば報われる——あるいは、少なくとも、その後の成り行きがおおむねわかる。ラーナーは、真に公正な世界という概念が幻想にすぎないことは承知のうえで、この概念が生活設計や目標達成に役立つと考えた。

ラーナーの実施した重要な実験の一つで、被験者の学生たちは、記憶に関する学習実験を行なっている仲間の女子学生を撮影した一〇分間のビデオを見るように求められた。彼女は電極のついた装置につながれており、解答を間違うたびに痛みを伴う電気ショックを受けるという（もちろん、本当に電気ショックを受けていたわけではないが、もっともらしく苦痛を装った）。次にラーナーらは、被験者を複数のグループに分けた。あるグループは、被害者の女子学生から電極を外して、正答に対して賞金を出すかどうかを票決するように指示された。そして一人を除く全員が、彼女を救うほうに票を投じた。別の被験者グループには、被害者がつらい電気ショックを受け続けることが伝えられ、苦痛を埋め合わせる選択肢は何一つ与えられなかった。この時点で被害者の女子学生を評価するよう求められると、被害者が報いられる条件下のグループのほうが、苦痛も大きいうえに何ら代償を得られない条件下のグループよりも、女子学生をより好意的に（たとえば、より「魅力的」、あるいはより「りっぱ」などと）評価した。

ラーナーの下した結論は憂慮すべきものだった。「非のない人が報酬や代償を得られる見込みもなく苦しんでいるのを目にすると、その人物の運命と人格とをより適切に均衡させるために、人々は被害者の魅力の評価を引き下げるよう動機づけられた」とラーナーは書いている。言い換えれば、公正に対する被験者の直観にかなう結果が得られると、公正な世界への信念は裏づけられる。だが、被験者（これは社会とも読み替えられる）が公正さを回復できなくなると、彼らは犠牲者に責めを負わせるのだ。この論理に従えば、どういうわけか犠牲者は自ら災いを招いたということになる。[44]

犯罪者が処罰されないのは、被害者のみならず法制度にとっても有害だが、どのような罰でもいいわけではない。刑罰は加害行為に見合っていると見なしうるものでなくてはならない。罰が寛大過ぎるにしろ、厳格過ぎるにしろ、どちらかに偏っていると受け止められると、法はその道徳的効力を失いかねない。ロドニー・キング事件を思い出してほしい。キングはロサンジェルス市警と高速のカーチェイスを繰り広げた末、逮捕されて激しい暴行を受けた。一九九二年、暴行に加担した警察官たちに無罪判決が下った直後の調査では、回答したカリフォルニア州民の半数が、裁判制度を信用できなくなったと述べた。制度が不公正だと見なされれば、陪審員が判事の指示を無視したり、警察官が逮捕の可否について自分たちの意見を押し通したり、被疑事実を捏造したり、被疑者に暴行したりする恐れが生じる。目撃者にしても、反発して、取調べに協力したり証言台に立ったりすることを拒否するかもしれない。研究者たちの所見によると、法がより一般的に自分たちの善悪の感覚にそぐわないと、被験者たちは交通違反やちょっとした窃盗や著作権違反などの軽微な罪を犯す傾向が強まるという。法に即した評決が自分たちの正義や道徳、公正といった感覚に反する場合、陪審員はそれを無効にする——つまり、法律上は有罪である被告に無罪評決を下す——気持ちに傾きやすくなる。不公正だと見なされる例としては、判事による証拠の評価の誤り、検察による証拠の隠匿、警察官の職権濫用や偽証といった事実が疑われる場合が挙げられる[45]。

さらに、私たちの公正さに対する直観は、社会変革の強力な動機ともなる。被害者の人権を擁護する運動は、やり残した仕事があるという強い意識に発している。公正が実現されないと、陪審員や判事、検察官は熱意を失う。こうして、参加者の信頼があればこそ円滑に機能できる制度である法の権威は損なわれる。将来の犯罪を抑制することだけを目指す（そして過去の悪行に対する応報にはいっさい目を向けない）実用一辺倒の取り組みは、多くの被害者に法の道徳的信頼性に対する疑問を抱かせるだろう。被害者たちは、判事が適切な刑罰を科すことを期待しているのは確かだが、加害者が苛酷な処罰を受けることを必ずしも望んでいるわけではない。彼らの一番の望みは、自分の身に起こった出来事が不当で、道徳的な侵害行為だと司法に認めてもらうことだ[46]。事実、「被害者影響陳述（victim impact statement）」という考え方が発展したのは、被害者やその愛する者たちがどれだけの苦しみを味わったのかを、判決を担当する判事が直接聞き取ることを可能にするためだった。被害者のなかには、加害者の謝罪を求める人もいる——刑罰の代わりにではなく、刑罰に加えて。

以上を要約すると、次のようになる。科学者のなかには、脳科学が脳のメカニズムを解明し尽くして、人間は自らの行為を選択できないがゆえに責めも免れるべきだという「事実」を、社会が無視し続けられなくなる日が来ることを期待していると明言する者もいる。そのような見通しは、被害者やその愛する者たち、さらには社会に対して応報が持つ心理的・社会的意味合いと相容れないように思われる。犯罪被害者は、自分の権利を侵害した人物に対する社会の配慮にことのほか敏感だ。当局が妥当な刑罰を科さないかぎり、被害者は見くびられたように感じて、コミュニティにおける道徳的立場を失う。市民が司法を機能不全と見なして、法の道徳的権威に対する信頼が失墜すると、社会もまた痛手を受ける。

責任の未来像

あらゆる行動がそこに至るまでの出来事の連鎖によってあらかじめ決定されている世界で、道徳的責任が存在しうるのかという問題について、哲学者は何世紀にもわたって取り組んできた。この問題はいまだ決着を見ていないが、法学者のスティーヴン・モースが指摘するように、法が勝利する必要はない[47]。法が各人を責任ある行為者と見なすためには、各人が意識的思考によって行動を制御でき、自分が何をしているのかがわかり、規則を理解できなくてはならない。物理的原因の長い連鎖が犯罪に先行するからといって、人に責めを負わせて罰するという法の能力が、そしてその義務が、覆されるわけではない。

だが、本当にそうだろうか？　クラレンス・ダロウの見解は違った。彼はこう訴えた。「無数の要因が相重なって、彼という人間を形作り……［内面的な情動を］持ち合わせずに生まれたせいで、リチャード・ローブ君は責めを負うべきなのでしょうか？」もしそうであれば、「正義には新たな定義が必要となります[48]」。多くの脳科学者が、法による抑止力や犯罪者の行為能力の剝奪、さらには更正を通した犯罪予防だけを純粋に目指す目的刑の概念に基づく司法制度モデルに賛同し、これを推進する。さらにこうした学者たちは、脳の働きに関する最新の知見が一般の人々にも知れ渡れば、道徳的行為者性についての自分たちの見解も、必然的に受け容れられるようになると確信しているようだ。

とはいえこの見方は、あまりにも楽観的過ぎるように思われる。公正な刑罰の価値に関しては、文化を問わず、広く意見の一致を見ていることに鑑みると、公正や正義についての人間の直観は、進化や心理、文化に深く根差しているため、脳科学が新事実を提示したところで、その直観を取り除くのは仮に不可能ではないにせよ、容易ではないだろう。これは、人々が変化を受け容れないからではない。

事実、人間の考え方は時と共に変わりうるし、それは近現代の歴史が裏づけている。私たちはこの二世紀だけでも、奴隷制の廃止から、人種や性別による不平等からの法的保護、何百万という人による同姓婚の是認まで、道徳観の大転換をいくつも目の当たりにしてきた。とはいえ、道徳観の進歩を画すこうした出来事は、公正や正義を求める人間の普遍的渇望なくしては、起こりえなかっただろう。

だがここで議論を深めるために、司法当局が来週、責任を問うことを一時停止すると命じたと仮定してみよう。神経決定論者が主張するように、世界はやがて犯罪者にとって今より人道的な場所となるだろうか[49]？　ことによると、私たち全員にとってより寛大な場所に？　被害者の態度が劇的に変化して、強姦犯にキャストレクスを数錠投与するのが問題の妥当な解決法と思われるようになるだろうか？　これは最終的には試してみなければ答えの出ない問題だが、実際に責任追及を廃止するとなると、深刻な悪影響が生じるだろう。

一つには、責任の存在しない世界は、赦しや贖罪、感謝といった温かな感情の宿る余地のない、凍てついた場所になると思われるからだ。誰一人自分の行動に責任を持たない環境では、いわゆる道徳的情動など理解できないに違いない[50]。もし私たちが、もはや特定の行為を非難に値すると見なすことも、犯罪者にその罪に見合った刑罰を与えることもしなくなれば、被害者の尊厳を回復したり、公正な社会についての共通観念を植えつけたりする貴重な機会を逸することになる。公正な刑罰も含む、一般市民の道徳観を反映していなければ、法はその権威の、大半とは言わないまでも、いくらかを失うだろう。

固い決定論者の見通しは、脳にある種の損傷を受けたり深刻な精神疾患を抱えたりしている人を例外として、人間は理性で考え、意識的な欲求に従って行動するかぎりは、道徳的責任を負うという見解との長年の論争を抜け出せずにいる。脳科学は解決の扉を開いてはくれない。私たちは脳科学に頼る代わりに、道徳的責任を問うためにはどのような自由が必要なのか――究極の自由か通常の自由か――を問わねばならない。その答えは研究室からではなく、公正についての私たちの直観から得られるだろう。どのみち、どんな種類の脳科学の実験にも、問題解決の端緒を開くことさえ望めないのではないか?[51] たとえどこかの研究者のノートにそれを可能にする方法の構想が描かれているとしても、まだ実施を待たねばならない。それまでは、応報刑の価値を巡る議論は、それがもたらす恩恵と、加害者や社会や被害者に及ぼす潜在的な危害を天秤にかけなくてはならない。

脳の研究は今後も、思考や意志決定の科学について、膨大な知識を提供し続けるだろう。その知識は、どのように私たちが物事を熟慮し、選択肢を比較検討し、行動を意図し、欲求について思案し、予見可能な結果に基づいて行動を改めるのかを解明する助けになるだろう。脳科学はまた、前述のような行為が上手にできない人もいる理由を明らかにして、うまくすれば、その人たちを支援する方法を編み出してくれるかもしれない。だが脳科学は、決定論が規定するような世界で人々に責めを負わせたり刑罰を科したりするのが不公正だとも、道徳に反しているとも、けっして立証できない。これはすなわち、責任の未来像は、人間という、思考と意識を持った生物のために特別に仕立てられた問題として、今後も見解の一致を見ずに存在し続けることを意味する。

エピローグ

脳よりも〝心〟

脳科学を象徴する手段である脳画像法は、知らぬ間に、このうえなく魅惑的な渦の目になっていた。第一の潮流に乗っているのは、洗練された、胸の躍るような新技術の魅力だ。第二の流れには、きわめて重要でありながら謎に包まれた器官である脳の存在そのものが高々と揺られている。そして第三の波には、脳と行動の関係についての過度に単純化された説明が、すべて目の覚めるような生物学的画像に仕立てられ、浮かんでいる。このような力強いうねりに巻かれれば、専門家でない人たちや、ときには専門家さえもが、さらわれてしまうだろうことは想像に難くない。

私たちが本書を書いたのは、錨《いかり》の役割を果たしたかったからだ。この企ての狙いは、脳科学やその代表的な道具である脳画像法を批判することではない。まず何よりも、無分別な脳科学について、すなわち、過剰な単純化、勝手気ままな解釈、さらには法や商業、臨床、哲学の領域における脳科学の時期尚早の応用を暴露することにある。[1]第二に（といっても、これまた重要なのだが）、人間行動を理解するためには、脳は最も重要な分析のレベルであり、心（脳の活動の心理的産物）はたいした意味は持たないという思い込みが、ますます広まっている現状への批判にある。

　私たちは、脳科学の技術進歩には心から賛同している。脳画像法技術の登場をはじめとする胸の高鳴るような脳科学の進展は、脳と心の関係のさらなる解明につながるだろう。研究を行ない、それを次々と新たな発見に結実させ、切望されてきた治療を、ことによると遠からず提供できるであろう脳科学者を、私たちは深く尊敬してもいる。とはいえこれまでの章で、脳科学の実社会への適用や、脳科学から得られる洞察に導かれた人間社会の未来像についての考察に対しては、慎重な見解を提起するように心がけてきた。すでに見たように、脳をスキャンしても、ありのままの心の姿がわかるなどと思ってはならない。また、関連する神経メカニズムが「脳の内部に」あることが証明できるという一事によって、行動は個人の制御の埒外《らちがい》にあると見なすことにも、論理的に無理がある。

　スキャン画像からだけでは、ある人が恥知らずの嘘つきなのか、あるブランド製品に思い入れがあるか、コカインを使用せずにはいられないか、殺人の衝動に抵抗できないのかといったことはわからない。事実、このような判断をするために私たちが拠り所にしているごく平凡な情報に脳由来のデータを加えても、今のところほとんど得るものはなく、たいていは神経過剰《ニューロリダンダント》にすぎない。悪くすると、脳科学の情報は、心理現象の正しい説明と間違った説明を区別する私たちの能力を歪める場合さえある。

脳科学が法制度の変革を推進するとも思えない。私たちは、フロイト派の精神分析や行動主義心理学、社会学のシカゴ学派、説明の切り札と期待された遺伝学など、これまでに法廷でいっとき脚光を浴びた他の学問と同じ末路を、脳科学もたどるだろうというスティーヴン・モースの見解に賛同する。モースによれば、「脳科学が他と違うのは、きれいな画像がある点と、より科学的だと思われる点だけだ[2]」。フロイト主義は別かもしれないが、それ以外の学問は、人間行動の理由を理解するうえで、たしかに法廷で貢献してきた。だがそれらも、目撃者証言や反対訊問のようなごく平凡な法的手段に取って代わった例はほとんどない。

脳科学者は、脳のデータと行動の間に緊密な因果関係をいまだに構築できていない。有責性——つまり、誰が理性に従うことができて、誰ができないか——の判断に重要だと法律が見なすほどの有意義な特性を脳科学が明らかにできるまでは、脳画像の価値は法的妥当性をはるかに踏み越えた、ただの誇張にとどまるだろう。法律の枠内では、刑事的・道徳的責任の帰属は、悪しき行動を引き起こした原因にはかかっておらず、加害者が予見可能な結果に影響を受け、それに従って行動を改めるに足る理性を有していたかどうかで決まる。これが今日の法廷で「行動は画像より雄弁だ」と言われる所以《ゆえん》であり、本来あるべき姿でもある[3]。

きわめて重要な心理や社会、文化のレベルでの分析を顧みずに、過剰な食欲や社会行動を脳に依拠して説明すると、神経中心主義の罠に陥る。したがって、そのような説明がろくな成果を生まないことはほぼ間違いない。科学者は（ニューロンや心、行動、社会生活といった）さまざまなレベルで人間の行動を記述できるが、物理的側面と心理的側面の大きな隔たりを埋め合わせる段階にはほど遠い。脳は心を、ひいては人間の機能を可能にする。だがその仕組みを、脳科学は（仮にいつかはできるとしても）いまだ十分に解明できていない。

　脳科学が文化全体に浸透するにつれて、脳科学リテラシーはますますその重要性を増していく。重要性の点で、脳科学はこの半世紀でも指折りの知的業績だが、まだ歴史は浅く、その方向性も模索中だ。脳科学に見当違いのことを求めたり、その成果に期待をかけ過ぎたり、早まってその技術を応用したりすれば、この科学の信頼性を損なうのみならず、政府による研究補助金を含めた、限りある貴重な資源を、実りの少ない試みやどこにも行き着かない袋小路に振り向けてしまう危険もあるだろう。

　脳を過大評価する人はしだいに数を増している。熟練の科学ジャーナリストやブロガーは今や、大衆向けの書物を著す脳科学者や哲学者、（実践哲学と実用科学の双方を修めた学際的な学者である）神経倫理学者らとともに、そうした人々から脳科学の本来の姿を守るのが自分の仕事の役割の一つだと考えている。[4] 信頼のおける脳科学の代弁者は、健全な懐疑主義を推奨しており、とくに判事や政治家に向けて、ごく限られた実験条件下で生じた脳の活動は目下のところ、実社会における人間行動を説明したり予想したりするに足る情報を提供できておらず、まして社会政策の立案に寄与することなどとうていありえないと警告する。

　脳科学リテラシーに関しては、脳科学が答えられる問題とそうでない問題を区別することの重要性を周知徹底させることも大切だ。脳科学の役割は、精神現象に関連した脳のメカニズムを解明することにあり、その専門知識を有効に活用できる問題に適用すれば、発想の大躍進や臨床的な進歩につながる見込みは十分ある。だが、不向きな問題を振り向けられても、答えの出ない袋小路に迷い込むのがおちで、悪くすれば、科学の権威の悪用につながるだろう。

　本書の序で取り上げた脳科学者のサム・ハリスを思い出してほしい。「人間に対する脳のレベルでの理解が深まるにつれて、人間の価値観に関する問題への回答には正しいものも誤ったものもあることがしだいに明らかになるだろう」と彼は書いている。[5] これはどうしてだろう？　脳科学は道徳的な意志決定にかかわる神経作用の問題についての疑問に答える助けにはなるが、どうしたらそのような解明可能な事実が、物事がどうあるべきかを決定する処方箋となりうるのかは、皆目わからない。実証された事実を参考にすれば、自らの価値観に基づいてより効果的に行動できることは間違いない。たとえば、受刑者をより効果的に更正させたいのなら、新たな治療法に関するデータは不可欠だ。この点については、脳科学は指針を示せるかもしれない。だが、道徳的理由から応報の実践をやめるべきか否かは、脳科学を含め、科学が答えられる問題ではない。ところが実際に歴史を振り返ると、生物学を用いて社会変革を目指すという、不毛で、ときに残忍な試みの例は引きも切らない。昔も今も、科学だけに基づいて倫理体系を構築できると考えるのは重大な誤りだ。この「道徳（べし）」と「実状（である）」の混同は、哲学では「自然主義的誤謬」と呼ばれる。

　それにもかかわらず、脳科学は大きな文化的影響力を持つために、さまざまな政治的・社会的もくろみに利用しようと、否応なく担ぎ出される。依存症を脳の病と位置づけて、その研究にはいっそう多くの資金を、薬物濫用者のためにはより良いサービスを獲得しようとするのは、人道にかなったことのように思われるかもしれない。実際ほとんどの場合、善意に基づいていることは間違いない。だがこの見方は、依存症の持つ重層的な性質をひどく曲解して伝え、臨床医を非常に有望な種類の治療から遠ざけてしまう危険がある。同じことが、他の精神疾患の多く（殺人犯ブライアン・デュガンも該当する可能性の高い精神病質を含む）にもある程度当てはまる。こうした精神疾患は、脳の何らかのレベルの機能不全に起因していることは確実だが、動機や感情、思考、意思決定といった要素も考慮して初めて、十分に理解できるようになる。

同様に、責任を否定して刑罰を廃止するための理論的根拠として脳科学を引き合いに出すのも見当違いだ。脳科学そのものは、人間性にとって脅威とはならない。人間の行為者性の仕組みを解明する一助にはなるだろうが、説明し尽くすことはできないだろう。目的にのみ立脚した――すなわち、責めを負うことが本当にふさわしいからではなく、嫌悪感を起こさせる刺激が社会の機能を向上させるからという理由だけで刑罰を行なう――司法モデルは、見方次第で、長所も短所も持つ。だが、物質世界に生きる人間が道徳的行為者でもありうるのかという問題は、脳科学では解決できない。研究者が何かとてつもない事実――人間が根拠に基づいて行動し、理性に従う意識的な存在ではないこと――を証明できる日が来るのであれば話は別だが。たしかに、私たちは自分で思っているほど自らの行動を意識的に制御しているわけではないが、だからといって、私たちが無力だということにはならない。

一九九六年に作家のトム・ウルフは、広く引用されることになるエッセイ「残念だが、君の魂はたった今死んだ（Sorry, but Your Soul Just Died）」をものした。脳科学は「一〇〇年前のダーウィン説に匹敵するほどの大きな衝撃を与えることになる、統一理論構築の端緒を開いた」と彼は書いている。[6] それから二〇年近くを経た今も、脳科学を取り巻く熱気は、相変わらず高まり続けており、それも当然と思われる。だが、近い将来に統一理論が打ち立てられるという見込みは幻想にすぎない。ダーウィン説の概念的二大遺産である社会生物学とゲノム革命の場合と同様に、私たちは脳科学に人間性のすべてを解き明かすよう求めるのではなく、そこから得られる叡智をうまく引き出すべきなのだ。

サイエンスライターのデイヴィッド・ドブズは二〇一一年に、脳科学者たちの会合でのはっとさせられるような経験について述懐した。ドブズは科学者たちにこう尋ねた。「脳を完全に理解するために知る必要があることのうち、目下のところ何パーセントほどわかっているのでしょうか？」[7] 科学者たちは一様に、一桁の数字を挙げた。この屈辱的な評価はもちろん、時とともに改善していくはずだ。脳画像法はより正確になり、いまだ想像すらできないものも含めて、いくつもの斬新な科学技術が姿を現すだろう。それでもなお、探究の成果がどれほど素晴らしくても、その成果を生んだ手段がどれほど巧妙なものであっても、善きにつけ悪しきにつけ、それらを実際に利用するときに指針となるのは私たちの価値観なのだ。脳科学が導いてくれるはずの場所に向かうという建前でこうした価値観を混乱させることには、危険が潜む。

一部の脳科学者や哲学者から見れば、あなたは脳以上の何者でもないかもしれない。そして当然ながら、脳がなくては意識もまったくありえない。だがあなたにとって、あなたは「自分自身」であり、他者にとって、あなたは一人の人間――意思決定する能力も、そうした決定がどのようになされたのかを考える力も、その決定がもたらす責任と自由について考量する知恵も同時に持ちうる脳を戴いた、人間なのだ。

謝辞

私たちは、多数の同僚や仲間の知識と洞察に多くを負っている。スティーヴン・モースとハンク・グリーリーは、法律問題にかかわる章を執筆するうえで、かけがえのない存在だった。ピーター・バンデッティーニはｆＭＲＩについて、二人の素人に、これ以上望みようもないほど根気強く教えてくれた。タムラー・ソマーズは、危険の潜む困難な哲学の瀬を抜ける道標となってくれた。マーク・クレイマンは、中毒を論じた章の何稿にも及ぶ草稿に倦《う》むことなく目を通してくれた。

私たちは幸運なことに、持てる叡智を惜しみなく分け与えてくれる素晴らしい仲間に恵まれた。以下におもな人々を挙げておく。クレイグ・ベネット、マーク・ブリッツ、ポール・ブルーム、ナンシー・キャンベル、クリストファー・チャブリス、デイヴィッド・コートライト、フランツ・ディル、ロジャー・ドゥーリー、ロバート・デュポン、スティーヴン・エリクソン、マーサ・ファラー、ニータ・ファラハニー、ネイサン・グリーンスリット、スティーヴン・ハーマン、レイ・ハーバート、ブライス・ヒューブナー、スティーヴン・ハイマン、ジェローム・ジャッフェ、アダム・ケイパー、アダム・コルバー、アニー・ラング、カール・マーチ、ロリ・マリーノ、リチャード・マクナリー、バーバラ・メラーズ、ジョナサン・モレノ、エミリー・マーフィー、エリック・ネスラー、ジョシュア・ペンロッド、スティーヴン・ピンカー、デイヴィッド・ピザロ、ラッセル・ポルドラック、アンソニー・プラトカニス、エリック・ラシーン、リチャード・レディング、ケヴィン・サベット、チャールズ・シュスター、ロジャー・スクルートン、フランシス・X・シェン、レイモンド・タリス、キャロル・タヴリス、ネハル・ヴァダン、エドワード・ヴァル、エイミー・ワックス、クリストファー・E・ウィルソン。

　薬物依存症についての自分の見解を公然と批判する人間と話し合う時間を快くとってくれたアラン・I・レシュナーには、格別の感謝を捧げたい。そして、草稿の各章を読み込んで、脳科学の文化的側面について豊かな議論を提供してくれたカーリン・ボウマン、フランシス・キスリング、クリスティーン・ローゼン、アラン・ヴィアードには、とりわけ深く感謝している。また、「マインド・ハックス（Mind Hacks）」や「ニューロスケプティック（Neuroskeptic）」、「ザ・ニューロクリティック（The Neurocritic）」――みな脳科学ブロガーだ――によるウェブ上での批評は一様に素晴らしく、それらを定期的に読むことで、脳科学における重要な動向を押さえることができた。見事な編集作業をしてくれたシェリル・ミラーとスーザン・アダムズにもお礼を申し上げたい。ウィスター・ウィルソン、キャサリン・ギフィン、エリザベス・デメオ、ブリタニー・フレンチは、私たちの研究助手として敏腕を揮い、ジェリー・オーストロムは、アメリカン・エンタープライズ研究所（ＡＥＩ）におけるサリー・サテルの研究を手厚く支援してくれた。何らかの誤りがあれば、それは私たちの責任である。

　ベーシック・ブックス社の発行人で、私たちの編集者でもあるララ・ハイマートがいなければ、本書が書かれることはなかっただろう。初めての打ち合わせのときから私たちの企画に期待をかけ、いつも賢明な助言をくれたことに感謝している。同様に、素晴らしい編集をしてくれたチャールズ・エバーライン、メロディ・ネグロン、ロジャー・ラブリーにも深い感謝をお伝えしたい。インクウェル・マネージメント社のマイケル・カーライルは、望みうるかぎり最も懐が深く励ましに満ちたエージェントだ。

　ワシントンに本拠を置くシンクタンク、アメリカン・エンタープライズ研究所の所長であるアーサー・ブルックスが、広範にわたる知的環境を整えてくれたおかげで、私たちのアイディアは（従来の意味で政治的なものでも、純粋に政策志向のものでもなかったにもかかわらず）、一冊の本として花を咲かせることができた。

訳者あとがき

このような本に興味を持たれたあなたは、色とりどりに塗り分けられた脳画像を目にしたことがあるはずだ。今こうして本書を読んでいるあなたの脳をスキャンしたら、やはり彩り豊かな画像が得られるに違いない。とはいえ、脳を直接眺めることができたら、自分の脳がその画像と同じように色鮮やかに輝いていると思う人はさすがにいないだろう（ｆＭＲＩなどの脳画像法は、脳の様子をカラーで３Ｄ実況中継しているわけでは断じてない）。それでは、脳画像は何を語っているのか？　まあ、各部の活動の程度は画像の色で判断できる。とはいえ、その意味合いは？

　他人と比較したら手掛かりがつかめるかもしれない。本書の同じ箇所を読んでいる誰か別の人の脳をスキャンしたとしよう。だが、待ってほしい。その人の頭の形はあなたと同じだろうか？　脳の形は？　ｆＭＲＩは脳を約五万の小片に分割して捉える。その一つひとつが、その機能に至るまで、二人の人間の間で完全に一致することなど、まずありえないのではないか？

これは思考実験だから、百歩譲って完全に一致したとしよう。いや、補正して一致させられたとしよう。だが、たとえ同じ本の同じ箇所を読んでいるからといって、脳画像まで完全に一致するのだろうか？　怪しいものだ。一致しなかったら、そこから何がわかるのか？　その人とあなたが違うということ？　そんなことなら、わざわざ脳画像検査をするまでもなく、わかりきっている。

それでは、もっと大勢と比較したらどうなるだろう？　あなたに加えて一〇人の人に同じ音楽を聴かせながら脳をスキャンし、今回も補正を加える。だが、なかには音楽家がいるかもしれないし、その音楽を初めて聴く人も、すでに飽きるほど聴いている人もいるかもしれない。それぞれ好みも違えば、そのときの気分や体調も違うだろう。だから画像は、先ほどよりなおさら一致しにくくなる。

ここでまた大幅に譲って、こうした違いまで補正できる（!?）としよう。それでも一〇人の脳画像が一致しなければ、平均をとって「標準」画像を合成するという手がある。さて、その「標準」画像とあなたの脳画像が一致していたら、あなたはその一〇人と同じ音楽体験をしていることになるのか？　逆に、あなたの画像が「標準」画像と違っていて、あなた以外の一〇人が一〇人とも、その音楽に感動したと回答したら、あなたは感動していないことになるのだろうか？　たとえ、自分では感動したと思っていても。

これも考えてほしい。その音楽を聴いていたときと同じパターンをあなたの脳画像が示す状況が他にあったとしたら、そのときもあなたは感動しているのか？　あるいは、仮に誰かがあなたの脳を直接刺激して、音楽を聴いていたときと同じパターンを音楽抜きで再現できたら、あなたは頭の中でその音楽を聴き、感動するのだろうか？

こうした疑問を念頭に置きながら、さらに別の場面を想像してみよう。マーケティングの専門家に、見るも鮮やかな脳画像を示され、このコマーシャルはそれを見た消費者の脳内の「購入ボタン」をこのように活性化させて、この商品を買わせるのです、と言われたら信じるだろうか？ あるいは、あなたが企業のマーケティング担当者なら、そのような脳画像を示しながら自社が制作するコマーシャルの威力を売り込むセールスマンを信用するだろうか？

もっと重大な場面もある。あなたが裁判の陪審員に選ばれて、検察側に被告の脳画像を示され、これは脳スキャンを使った嘘発見器から得られたもので、被告が無実だという虚偽の供述をしている証拠です、と言われたら、有罪という判断を下すだろうか？ あるいは、あなた自身が濡れ衣を着せられて容疑者となったとき、人が嘘をついているか真実を語っているかを、これまでの多くの脳画像データに基づいて判定できるという触れ込みの嘘発見器に、裁判の行方を任せるだろうか？ はたまた、弁護士に勧められて脳をスキャンしてもらい、脳科学の専門家に脳画像を示され、ほら、脳があなたの行動をすべて決めているのです、あなたには自由意思などありませんから、有責性もないのです、と告げられたら、あなたは納得するだろうか？

ここまで読む間に、あなたの頭にも脳科学や脳画像に対する疑問が湧いてきたとしたら、脳科学リテラシーの世界へようこそ。

昨今、脳科学は注目を浴びている。注目されること自体はけっこうなのだが、脳科学が過大評価され、営利目的やその他の目的で濫用されるとともに、人間の本性や心が見失われるという事態になっているとすれば、これは看過できない。しかも、「脳科学」や「脳画像」のデータ、証拠には強力なオーラが漂っているらしく、私たちは脳科学に基づくと聞いただけで、他の種類のデータや証拠よりも信じやすくなるというからなおさらだろう。この現状を危惧し、正しい理解を促すことを目指したのが、本書の著者、サリー・サテルとスコット・O・リリエンフェルドだ。サテルはワシントンに本拠を置くシンクタンク、アメリカン・エンタープライズ公共政策研究所の常勤研究員で、精神科医としてクリニックで働く傍ら、イェール大学医学大学院の講師も務める。リリエンフェルドはエモリー大学の心理学教授で、臨床心理学者でもある。

著者は序論に続いて、脳画像法の花形であるｆＭＲＩの概説をし、ｆＭＲＩが実際にできることとできないことを区別したあと、俗社会に目を移し、まずニューロマーケティングを取り上げる。消費者は自分が何を欲しているのかわかっておらず、消費者の脳を調べれば、効果的な広告やキャンペーンを行なえるとニューロマーケターは言うが、はたしてそれは正しいのかを検討する。次に取り上げるのが中毒で、中毒は「脳の疾患」という説が幅を利かせるようになりつつあるものの、じつは脳という生物学的次元にだけこだわっていてはならないことを明らかにする。

本書の後半のテーマは脳科学が法に対して持つ意味合いで、まず、脳を調べれば嘘を検出できるという考え方の科学的妥当性を問う。次に、脳科学に依拠した証拠が法廷に持ち込まれたとき、被告人の責任追及にどんな影響が出るかを考察する。著者はさらに話を発展させ、私たちは自由意思を持つ行為者であるという考え方に脳科学が呈する疑問に取り組み、人間の行動について脳科学には何が語れるか、語れないかという問題を検討して締めくくる。

念のために付け加えておくが、本書は脳科学を否定するものではない。脳科学や脳画像法の発展は、科学史における（そして現代史における）画期的な出来事であり、その将来が有望であることは著者も十分認めている。ただ、脳科学だけでは人間を完全に理解することはできず、さまざまなレベルから、心の領域にも光を当てる必要があり、また、科学のみでは人間にまつわるさまざまな問題は解き明かしえないということだ。

本書をお読みになった方々が、脳科学に対する関心を深めていただければ幸いこの上ない。そして、誰もが脳科学リテラシーをさらに磨き、脳にまつわる過剰な宣伝や短絡的な意見、脳偏重の一元的な見方に今度出くわしたとき、思わず飛びつく代わりに、いったん立ち止まって考えてみるきっかけとしていただければ著者も本望だろう。

最後になったが、翻訳作業中に私が送った質問に丁寧に回答してくださった二人の著者に感謝する。また、今回も入念に編集作業に取り組んでくださった紀伊國屋書店出版部の和泉仁士さん、厖大な原注の校正をお手伝いいただいた同出版部の米山明里さん、デザイナーの芦澤泰偉さんと児崎雅淑さんをはじめ、刊行までにお世話になった大勢の方々に、この場を借りて心からお礼を申し上げる。

柴田裕之

二〇一五年六月

(2) Jeffrey Rosen, "The Brain on the Stand," *New York Times Magazine*, March 11, 2007.

(3) Apoorva Mandavilli, "Actions Speak Louder Than Images — Scientists Warn Against Using Brain Scans for Legal Decisions," *Nature* 444 (2006) : 664-665, 665.

(4) ジャーナリストのウィリアム・サファイアは「神経倫理学」という用語を広めた人物として知られる。10年余り前にサファイアは、神経倫理学とは「人間の脳の治療、改善、あるいは望ましくない侵襲や気がかりな操作などについて、その正誤や善悪を検証する」ものであると定義している。William Safire, "Our New Promethean Gift." 2002年5月13日にカリフォルニア州サンフランシスコでダナ財団が開催した「神経倫理学——その領域のマッピング」という国際会議での発言。2012年9月4日に、http://www.dana.org/news/cerebrum/detail.aspx?id=2872 でアクセスしたもの。

(5) Sam Harris, *The Moral Landscape: How Science Can Determine Human Values* (New York: Free Press, 2010) , 2.

(6) Tom Wolfe, "Sorry, but Your Soul Just Died," in *Hooking Up* (New York: Picador, 2000) , 90.

(7) David Dobbs, "Naomi Wolf's 'Vagina' and the Perils of Neuro Self-Help, or How Dupe-amine Drove Me into a Dark Dungeon," *Wired Science Blogs*, September 10, 2012, http://www.wired.com/wiredscience/2012/09/naom-wolfs-vagina-the-perils-of-neuroself-help/.

チャード・ローブ」裁判での、1924年8月22日のクラレンス・ダロウによる最終弁論。http://law2.umkc.edu/faculty/projects/ftrials/leoploeb/darrowclosing.html より。

(49) 最終弁論でダロウは、ローブについてこう述べている。「私はこれまでの人生で、人々を責めから解放するよりも、責めを負わせることに興味を惹かれたためしは一度もありません。……この哀れな少年に［死］刑を科すのは残虐の極みと言えるでしょう」。同上。「自分ではどうにもならない力の産物である行動をとってしまう人物を、法は毅然として、しかし慈悲深く取り扱う」と、重度の精神疾患の犯罪者に言及して、グリーンとコーエンは言う。「いつの日か、法は有罪判決を受けた犯罪者全員をこのように扱うかもしれない。つまり、人道的に、だ」。Greene and Cohen, "For the Law, Neuroscience Changes Everything and Nothing," 1783. サム・ハリスは「［人間行動の原因に関する］理解のこうした転換は、より深く、いっそうの一貫性と慈愛を持って、私たちに共通する人間性を再評価することへ向けた前進を意味する」(*Free Will*, 55) と書いている。Luis E. Chiesa, "Punishing Without Free Will," *Utah Law Review*, no. 4 (2011) : 1403-1460 は、有効性と人間性の名のもとに、責めを負わせることに異議を唱えている。Nick Trakaskis, "Whither Morality in a Hard Determinist World?," *Sorites* 14 (2007) : 14-40, http://www.sorites.org/Issue_19/trakakis.htm は、決定論は憤激や復讐心を弱めて、利他的な行為や共感を増すことになるはずだと主張している。Kelly Burns and Antoine Bechara, "Decision Making and Free Will: A Neuroscience Perspective," *Behavioral Sciences and the Law* 25, no. 2 (2007) : 263-280 は、脳科学は意志の自由という法的概念を覆し、それにより人道的かつ効果的な刑事司法制度を導入するものとしている。

(50) 私たちは相手を責任ある人物だと考えた場合に、態度を示すと、高名なイギリス人哲学者ピーター・F. ストローソンは主張する。表明する態度には、恨みや憤り、傷ついた思い、怒り、感謝、互いへの愛、赦しなど、個人的な人間関係を持つことから生まれる幅広い態度が含まれる。P. F. Strawson, ed., *Freedom and Resentment and Other Essays* (New York: Routledge, 2008) , 5.

(51) ストローソンは、日常的な活動のなかで、私たちは受身の態度をとると説く。その態度とは相手を研究の対象ではなく、コミュニティの一員として扱う態度で、恨みや憤り、感謝、互いへの愛、赦し、義務のような態度だ。こうした態度や活動は人間に深く根差した基本的なものなので、どのような自由意志理論をもってしても、変えることはできない。たとえこの問題に関する深遠な形而上学的真実がどのようなものであっても。(*Freedom and Resentment*, 1-28) . Tamler Sommers, *Relative Justice: Cultural Diversity, Free Will, and Moral Responsibility* (Princeton, NJ: Princeton University Press, 2012) , 173-202.

エピローグ 脳よりも"心"

(1) Neuroskeptic, "fMRI Reveals True Nature of Hatred," *Neuroskeptic* (blog) , October 30, 2008, http://neuroskeptic.blogspot.com/2008/10/fmri-reveals-true-nature-of-hatred.html.

機能するように思われる」(viii). 戦後法廷や真実和解委員会 (TRC) を巡っては、国際的な法曹界で広範な議論が展開されているが、それらが被害者にどれだけのカタルシスを与えられるのかという点に関する量的データは、きわめて少ないことに注意。Michal Ben-Josef Hirsch, Megan MacKenzie, and Mohamed Sesay, "Measuring the Impacts of Truth and Reconciliation Commissions: Placing the Global 'Success' of TRCs in Local Perspective," *Cooperation and Conflict* 47, no. 3 (2012) : 386-403; and Neil J. Kritz, "Coming to Terms with Atrocities: A Review of Accountability Mechanisms for Mass Violations of Human Rights," *Law and Contemporary Problems* 59, no. 4 (1996) : 127-128 を全般的に参照のこと。クリッツは、真実和解委員会が「国内外で正当かつ公平と見なされている公的機関によって過去の不正行為が認められるという意義」を付加すると述べている。「このような組織に検察当局の代わりは務められない――また、司法手続きで認められているようなしかるべき法的保護を、審理に関与した者に保障できることは稀である――が、以下のような範囲において、司法制度と同様の多くの目的に資することは可能だ。(1) 過去の不正行為に関する公的調査に権限と権威を与える。(2) 受けた不正行為と苦痛を世間に公表して被害者にカタルシスを与え、結果として真実を公的記録に残すことが可能になる。(3) 被害者やその血縁者に自らの言い分を訴える公の場を提供し、その話を公的記録の一部として残して、彼らの失ったものについて社会にある程度知らしめることができる。(4) 場合によっては、その後の犠牲者への補償、および／あるいは、加害者の処罰のための公的基盤を構築できる」。旧ユーゴスラビア国際刑事裁判所 (ICTY) を巡る議論において、パヤム・アクハヴァンは次のように書いている。「真実の証言は、国際社会環視のもと、公式に認可された法廷において、被害者が (自分自身の個人的な経験であれ、自分と同じような境遇の人の経験であれ) 自分たちの話が陳述されるのを見たり聞いたりする手立てともなるだろう。……オルブライト国連大使は安全保障理事会で、ICTY の設置を知ることになる『何百万もの人のなかには、旧ユーゴスラビア国内で人道に対する恐るべき戦争犯罪の犠牲者となった何十万もの民間人が含まれるのです。私たちはこの行動によってその人々に、あなたがたの苦痛、あなたがたの犠牲、あなたがたの公平への希望がけっして忘れられていないことを言明いたします』と説いた。これに関連するが、過去を想起して正しく認識することは、部外者には過小評価されがちであるものの、被害者にとってはきわめて有益な行為であると強調することが重要だ」。Payam Akhavan, "Justice in the Hague, Peace in the Former Yugoslavia? A Commentary on the United Nations War Crimes Tribunal," *Human Rights Quarterly* 20, no. 4 (1998) : 766-767.

(47) Roskies, "Neuroscientific Challenges to Free Will and Responsibility" には、法的・道徳的責任の観念から自由意志を切り離すことを支持する主張が詳述されている。Dennett, *Elbow Room* も参照のこと。モースの見解は、Stephen J. Morse, "The Non-problem of Free Will in Forensic Psychiatry and Psychology," *Behavioral Sciences and the Law* 25 (2007) : 203-220 より。

(48) イリノイ州シカゴで行なわれた「イリノイ州対ネイサン・レオポルドおよびリ

and Society Review 24 (1990) : 837-861, とくに 854 ページの記述によると、遵法行為を支える要因としては、公式の法的制裁への恐れよりも、社会的非難への恐れの力のほうが大きいという。Tom Tyler, "Psychological Perspectives on Legitimacy and Legitimation," *Annual Review of Psychology* 57 (2006) : 375-400 によると、司法当局の正当性を認めている場合、刑罰に対する恐れや報酬への期待というよりはむしろ、市民の義務として、人々は当局の決定や規則に従うべきだと考えるという。目撃者の行動については、Kevin M. Carlsmith and John M. Darley, "Psychological Aspects of Retributivist Justice," *Advances in Experimental Social Psychology* 40 (2008) : 193-263 を参照のこと。法学者のジャニス・ナドラーは、18 歳の少年デイヴィッド・キャッシュが実際に起こした事件に対する被験者の反応を調査した。1997 年、キャッシュと友人はネヴァダ州のカジノを訪れた。同行した友人は、カジノのトイレでキャッシュが見守るなか、7 歳の少女を押さえつけて、体を触った。キャッシュがその場を立ち去ってまもなく、友人は少女を強姦したうえで殺害した。その後キャッシュに合流した友人は、自分のしたことを打ち明けた。2 人の若者はその後も 2 日間、ギャンブルに興じた。ナドラーは被験者に、2 通りの筋書きを示した。「公正な結末」では、キャッシュは殺人の事後従犯として訴追され、1 年間服役する。一方「不公正な結末」(こちらがこの事件に下された実際の処分だった)では、キャッシュは無罪放免となった。「公正な結末」を示されたグループの被験者は、続いて窃盗事件を取り扱った際に、判事の指示に従う傾向が強かった。一方、(キャッシュが無罪放免となった)不公正な結末を聞かされた被験者たちは、より高い割合で不服従の態度を見せた。Janice Nadler, "Flouting the Law," *Texas Law Review* 83 (2005) : 1339-1441, 1423-1424 (実験の記述). 陪審による法の無視については、James M. Keneally, "Jury Nullification, Race, and *The Wire*," *New York Law School Law Review* 55 (2010-2011) : 941-960, http://www.nyls.edu/user_files/1/3/4/17/49/1156/Law%20 Review%2055.4_01Keneally.pdf を参照のこと。

(46) Susan Herman, *Parallel Justice for Victims of Crime* (自費出版、2010) , http://www.paralleljustice.org/thebook/ を全般的に参照のこと。ハーマンは、被害者の公正に対する直観にかなう結果が得られると、公正な世界への信念が保たれると述べている。Lawrence W. Sherman and Heather Strang, "Repair or Revenge: Victims and Restorative Justice," *Utah Law Review* 15, no. 1 (2003) : 1-42; and Melvin J. Lerner and Leo Montada, eds., *Responses to Victimizations and Belief in a Just World* (New York: Plenum Press, 1998) も参照のこと。ラーナーとモンターダは研究の概説で、被害者には自分に対して行なわれた犯罪が不当で道徳に反すると、法的に認めてもらう必要があるという見解を支持しつつ、公平な世界への信念が持ちうる被害者にとっての価値について言及している。2 人が序文で説明しているように、「一連のかなり新しい研究により、被害者が自身の困難や問題に対処するうえで BJW [公正な世界への信念] が果たす役割が描き出された。BJW のおかげで、被害者は自分の状況について否定的で精神的苦痛の大きい捉え方をせずに済むこと、とりわけ、不当な扱いを受けるのではないかという恐れを抱かずに済むことを示す証拠が、複数の寄稿者から報告されている。この意味において、BJW は被害者の救済手段としても

守させる真の力は、社会や個人による道徳統制の力が複雑に絡み合ったものの中には存在せず……。具体的には、刑法こそが道徳規範を支えるために必要な社会的コンセンサスを生み出し、維持するのに中心的な役割を果たしている」(458)と結論する。Jean Hampton, "An Expressive Theory of Retribution," in *Retributivism and Its Critics*, ed. Wesley Cragg (Stuttgart, Ger.: Franz Steiner Verlag, 1992), 5(「犯罪はその被害者を、加害者よりもおとしめられた存在として描き出す。刑罰はその屈辱的なメッセージを『取り消す』ものだ」)も参照のこと。ジェニファー・ケンワーシー・ビルズは一連の実験で、犯罪被害者になると、本人の目にも周囲の人の目にも、その人の評価が下がる傾向があり、その傾向は犯人に対する報復がなされない場合には、さらに顕著になることを突き止めた。Jennifer Kenworthey Bilz, "The Effect of Crime and Punishment on Social Standing" (Ph.D. diss., Princeton University, 2006), 72-73. 残念なことに、ビルズのサンプルはわずか20人の大学生だった。Kenworthey Bilz and John M. Darley, "What's Wrong with Harmless Theories of Punishment?," *Chicago-Kent Law Review* 79 (2004): 1215-1252も参照のこと。だが、処罰を免れても、加害者の社会的地位はもとの基準からごくわずかしか上昇しない。第三者は刑罰から、加害者よりも被害者にとっての意味を多く読み取っているのではないかと、ビルズは推測するが、その理由は定かではないという。Bilz, "Effect of Crime and Punishment on Social Standing," 42, fig. 2を参照のこと。

(43) Melvin J. Lerner, *The Belief in a Just World: A Fundamental Delusion* (New York: Plenum Press, 1980).

(44) Melvin J. Lerner and Dale T. Miller, "Just World Research and the Attribution Process: Looking Back and Ahead," *Psychological Bulletin* 85, no. 5 (1978): 1030-1051, 1032; この見解/解釈を裏づけるその他の研究については、1050-1051を参照のこと。A. Lincoln and George Levinger, "Observers' Evaluations of the Victim and the Attacker in an Aggressive Incident," *Journal of Personality and Social Psychology* 22, no. 2 (1972): 202-210も参照のこと。この実験では、研究者たちは被験者に警察官に暴行された非のない被害者についての報告を提示した。被験者による被害者の評価は、彼ら(被験者)が当該警察官を告訴できる場合よりも、告訴できない場合のほうが否定的だった。Robert M. McFatter, "Sentencing Strategies and Justice: Effects of Punishment Philosophy on Sentencing Decisions," *Journal of Personality and Social Psychology* 36, no. 12 (1978): 1490-1500所収の研究では、加害者に最も軽い刑を科した被験者は、より厳しく加害者を罰した被験者よりも、犯罪被害者を強く非難した。

(45) Tom R. Tyler, *Why People Obey the Law* (Princeton, NJ: Princeton University Press, 2006), 19-69. Cathleen Decker, "Faith in Justice System Drops," *Los Angeles Times*, October 8, 1995, S2; Cathleen Decker and Sheryl Stolberg, "Half of Americans Disagree with Verdict," *Los Angeles Times*, October 4, 1995, A1(ロサンジェルスの住民にかぎらず、全国的な世論調査でも司法制度に対する同様の不信感が示されたことを伝えている); and Alexander Peters, "Poll Shows Courts Rate Low in Public Opinion," *Recorder*, December 11, 1992, 1も参照のこと。Harold G. Grasmick and Robert Bursick, "Conscience, Significant Others, and Rational Choice: Extending the Deterrence Model," *Law*

of Experimental Social Psychology 42 (2006) : 446. Kevin M. Carlsmith, John M. Darley, and Paul H. Robinson, "Why Do We Punish? Deterrence and Just Deserts as Motives for Punishment," *Journal of Personality and Social Psychology* 83 (2002) : 284-299も参照のこと。カールスミス、ダーリー、ロビンソンの3人は、犯罪者を処罰するにあたり、人々は抑止論（「加害者の処罰は将来の侵害行為を防止するに足る程度にとどめるべきであると主張する」理論）よりも、「応報」論（刑罰を科す者は「加害行為に見合った刑罰を与えること」に心を砕くとする理論）を好むという説に裏付けを提供する。Kevin M. Carlsmith, John M. Darley, and Paul H. Robinson, "Incapacitation and Just Deserts as Motives for Punishment," *Law and Human Behavior* 24, no. 6 (2000) : 659, 676も参照のこと。ジャレド・ダイアモンドは「ニューヨーカー」誌に、ホロコーストで母親と姉妹、姪を失った亡き義父について書いている。生き延びた義父にあるとき、家族の死に関与した人物を殺害できる機会が巡ってきたのだが、義父はその男を警察に引き渡すことにした。その殺人犯は、わずか1年で出所した。ダイアモンドの義父は、家族を殺した犯人を図らずも自由の身にしてしまったことを死ぬまで悔やみ続け、自責の念に駆られていたという。Jared Diamond, "Annals of Anthropology: Vengeance Is Ours," *New Yorker*, April 21, 2008, 74-89, http://www.unl.edu/rhames/courses/war/diamond-vengeance.pdf. Samuel R. Gross and Phoebe C. Ellsworth, "Hardening of the Attitudes: Americans' Views on the Death Penalty," *Journal of Social Issues* 50, no. 2 (1994) : 27-29には、アメリカ人が死刑を擁護する根拠として最も頻繁に挙げるのが応報であることが記されている。処罰の動機付けについては、Peter French, *The Virtues of Vengeance* (Lawrence: University Press of Kansas, 2001) ; Jeffrie G. Murphy, "Two Cheers for Vindictiveness," *Punishment and Society* 2, no. 2 (2000): 131-143を参照のこと。さらに、William Ian Miller, *Eye for an Eye* (Cambridge, UK: Cambridge University Press, 2006) を全般的に参照のこと。

(41) Clarence Darrow, *The Story of My Life* (New York: Da Capo, 1996) , "hanged" at 238, "abusive" letters at 233. Suzan Clarke, "Casey Anthony Verdict: Anthony Family Gets Death Threats in Wake of Acquittal, Asks for Privacy," *ABC News*, July 5, 2011, http://abcnews.go.com/US/casey-anthony-verdict-anthony-family-death-threats-wake/story?id=14004306#.UJhDjHglZFI; Benjamin Weiser, "Judge Explains 150-Year Sentence for Madoff," *New York Times*, June 29, 2011, http://www.nytimes.com/2011/06/29/nyregion/judge-denny-chin-recounts-his-thoughts-in-bernard-madoff-sentencing.html?hp#.

(42) Donald Black, *The Behavior of the Law, Special Edition* (Bingley, UK: Emerald Group Publishing, 2010) . 犯罪者に科される刑罰の軽重が被害者の社会的地位に左右されるという私たちの――そして、ほかの社会にも間違いなく共通するであろう――制度の真の姿は、きわめて憂えるべきだ。「被害者よりも加害者のほうが教育水準が高い場合、加害行為の重大性は減少する」(66) . Paul H. Robinson and John Darley, "The Utility of Desert," *Northwestern University Law Review* 91, no. 2 (1997) : 458-497は、「犯罪抑止や犯罪者の行為能力の剝奪ならびに更正といった従来の目的刑論は……多くの事例においてほとんど影響力を持たず、所定の行為に対する社会の規則を遵

(38) 厳しい非難の実用的な価値については、Harris, *Free Will*, 56を参照のこと。Sarah Mathew and Robert Boyd, "Punishment Sustains Large-Scale Cooperation in Pre-state Warfare," *Proceedings of the National Academy of Sciences* 108, no. 28 (2011): 11375-11380; Benedikt Herrmann, Christian Thöni, and Simon Gächter, "Antisocial Punishment Across Societies," *Science* 319 (2008): 1362-1367; Robert Boyd, Herbert Gintis, and Samuel Bowles, "Coordinated Punishment of Defectors Sustains Cooperation and Can Proliferate When Rare," *Science* 328 (2010): 617-620も参照のこと。

(39) 社会による将来の犯罪の制御や削減は、応報刑の歓迎すべき副産物かもしれないが、それは本来の目的とは無関係であることに注意。

(40) 刑罰のいわゆる「表出機能」については、Jean Hampton, "The Moral Education Theory of Punishment," *Philosophy and Public Affairs* 13, no. 3 (1984): 208, 215-217, 227; and Joel Feinberg, "The Expressive Function of Punishment," in *Doing and Deserving* (Princeton, NJ: Princeton University Press, 1970), 95-101に丁寧に説明されている。古典的な専門書の中で、19世紀のフランスの社会学者エミール・デュルケームは、コミュニティによる法の執行はその構成員の社会的連帯を強めると主張した。Emile Durkheim, *The Division of Labor in Society* (New York: Free Press, 1997), 34-41を参照のこと。「キャストレクス」の例は、James Q. Wilson, "The Future of Blame," *National Affairs*, Winter 2010, 105-114から着想を得た。そこには、映画『時計じかけのオレンジ』風のただならぬ雰囲気が漂う。1962年のアンソニー・バージェスによるディストピア小説に基づいて、1971年に同タイトルで制作されたこの映画では、暴力的な不良で強姦魔の主人公は嫌悪療法を受けさせられる。その治療は、主人公に吐き気を引き起こす薬剤を投与しつつ、暴力的な映画を見せるというものだった。治療の唯一の目的は、将来の暴力行為の抑止だ。2週間のうちに、主人公は暴力やセックスのことを考えるだけで気分が悪くなるようになる。内務大臣は主人公が治癒したと宣言するが、刑務所の教誨《きょうかい》師はそうは考えず、選択のないところに道徳性はないと指摘する。事態を見守っているコミュニティの観点からすれば、もしここで誰かが「そうか、レイプしてもお咎めなしなのか。何週間か刑務所に入って薬を飲めばいいんだ」と言ったとしたらどうだろう？　このような言語道断な結末が法の抑止効果――応報に反対する勢力が支持する効果だ――という枠組みにおいて考慮されており、これだけでも強姦犯により厳しい判決を下す根拠となるだろう。犯罪者と法を遵守する市民との間の公平性を回復するメカニズムとしての応報については、John Finnis, "Retribution: Punishment's Formative Aim," *American Journal of Jurisprudence* 44 (1999): 91-103を参照のこと。ケンワーシー・ビルズは「1つには、研究結果が一貫して示しているように、被害者も関係のない第三者も一様に、犯罪抑止や犯罪者の行為能力の剝奪あるいは更正といった目的の手段とするためではなく、復讐心から処罰を望んでいる」と述べている。Kenworthey Bilz, "The Puzzle of Delegated Revenge," *Boston University Law Review* 87 (2007): 1088.　心理学教授の故ケヴィン・M. カールスミスが行なった実験で、「犯罪者に判決を下すとき、人は実利ではなく応報を求める立場からそうする」ことが判明した。Kevin M. Carlsmith, "The Roles of Retribution and Utility in Determining Punishment," *Journal*

Hoffman and Timothy H. Goldsmith, "The Biological Roots of Punishment," *Ohio State Journal of Criminal Law* 1 (2004): 627-641 も参照のこと。Samuel Bowles and Herbert Gintis, *A Cooperative Species: Human Reciprocity and Its Evolution* (Princeton, NJ: Princeton University Press, 2012); Alan Fiske, "Four Elementary Forms of Sociality: Framework for a Unified Theory of Social Relations," *Psychological Review* 99, no. 4 (1992): 689-732; and Donald E. Brown, *Human Universals* (New York: McGraw-Hill Humanities, 1991) [『ヒューマン・ユニヴァーサルズ――文化相対主義から普遍性の認識へ』鈴木光太郎・中村潔訳、新曜社、2002 年]を全般的に参照のこと。

(32) Jonathan Haidt and Craig Joseph, "Intuitive Ethics: How Innately Prepared Intuitions Generate Culturally Variable Virtues," *Daedalus: On Human Nature* 133, no. 4 (2004): 55-66. John Mikhail, "Universal Moral Grammar: Theory, Evidence, and the Future," *Trends in Cognitive Sciences* 11, no. 4 (2007): 143-152 も参照のこと。引用は Haidt and Joseph, "Intuitive Ethics," 55 より。とはいえこれは、道徳的行為のすべての面がどの文化でも等しく重視されることを意味してはいない。Joseph Henrich et al., "Markets, Religion, Community Size, and the Evolution of Fairness and Punishment," *Science* 327 (2010): 1480-1484 によれば、15 の異なる地域の住民を調査したところ、見知らぬ人に親切にしたり、不公正を罰したりする性向が最も強いのは、市場経済を有する大規模な社会であることが判明したという。規模の大きな社会では、取引が円滑に機能するために、このような規範が欠かせないからだ。「こうした結果からは、現代の向社会性は生得の心理の産物であるばかりでなく、人類の歴史の中で登場した多くの規範や制度をも反映していることが窺われる」(1480).

(33) Daniel Kahneman, Jack L. Knetsch, and Richard H. Thaler, "Fairness and the Assumptions of Economics," *Journal of Business* 59, no. 4 (1986): S285-S300.

(34) さらに幼い子供でさえも、優しい行為者には親しみの感情を示す。生後 8 か月の赤ん坊たちが、仲間の邪魔ばかりする「悪い」ぬいぐるみよりも、仲間に優しくする動物のぬいぐるみを好む――つまり、手に取ろうとする――という行動にもそれは表れている。Paul Bloom, "Moral Nativism and Moral Psychology," in *The Social Psychology of Morality: Exploring the Causes of Good and Evil*, ed. Mario Mikulincer and Phillip R. Shaver (Washington, DC: American Psychological Association, 2012), 71-89; also Stephanie Sloane, Renee Baillargeon, and David Premack, "Do Infants Have a Sense of Fairness?," *Psychological Science* 23, no. 2 (2012): 196-204; and Judith Smetana et al., "Developmental Changes and Individual Differences in Young Children's Moral Judgments," *Child Development* 83, no. 2 (2012): 683-696.

(35) Philip E. Tetlock, William T. Self, and Ramadhar Singh, "The Punitiveness Paradox ―― When Is External Pressure Exculpatory and When a Signal Just to Spread Blame?," *Journal of Experimental and Social Psychology* 46, no. 2 (2010): 388-395.

(36) Jonathan Haidt and John Sabini, "What Exactly Makes Revenge Sweet?" (未発表文書、University of Virginia, 2004) 所収の実験。

(37) Kevin Carlsmith and John M. Darley, "Psychological Aspects of Retributive Justice," *Advances in Experimental Social Psychology* 40 (2008): 199, 207.

358. この2人の報告によると、中国、インド、コロンビアの各国民は、人間の意志決定が自分たちの選択によるものではないという見解を斥けたという。Nadia Chernyak et al., "A Comparison of Nepalese and American Children's Concepts of Free Will," *Proceedings of the 33rd Annual Meeting of the Cognitive Science Society*, ed. Laura Carlson, Christoph Hoelscher, and Thomas F. Shipley (Austin, TX: Cognitive Science Society, 2011), 144-149.

(31)「正義の冒瀆は危害であり、非難を受けてしかるべき諸動機から、特定の人々に対して実際に明白な害をなすものである。したがって、それは憤慨に値する対象であり、憤慨の当然の帰結である処罰を受けるのがふさわしい」。Adam Smith, *The Theory of Moral Sentiments*, chap. 1, sec. II, pt. II (London: A. Millar, 1790)[『道徳感情論』水田洋訳、岩波文庫、2003年、他], Library of Economics and Liberty (online), http://www.econlib.org/library/Smith/smMS2.html. Paul H. Robinson and Robert Kurzban, "Concordance and Conflict in Intuitions of Justice," *Minnesota Law Review* 91, no. 6 (2007): 1829-1907; David A. Pizarro and E. K. Helzer, "Stubborn Moralism and Freedom of the Will," in *Free Will and Consciousness: How They Might Work*, ed. Roy F. Baumeister, Alfred R. Mele, and Kathleen D. Vohs (Oxford: Oxford University Press, 2011), 101-120も参照のこと。一部の社会的動物にも公正に対する原始的な認識が見られる。Megan van Wolkenton, Sarah F. Brosnan, and Frans B. M. de Waal, "Inequity Responses of Monkeys Modified by Effort," *Proceedings of the National Academy of Sciences* 104, no. 47 (2007): 18854-18859を参照のこと。この3人は、オマキザルが同じ課題をこなした見返りに、仲間のサルが自分よりも良い褒美(味気ないキュウリの切れ端の代わりに大きくて美味しそうなブドウの粒)をもらうと、不満を覚えるらしいことを発見した。キュウリを与えられたサルたちは、もらった褒美を実験者に投げつけた。Friederike Range et al., "The Absence of Reward Induces Inequity Aversion in Dogs," *Proceedings of the National Academy of Sciences* 106, no. 1 (2009): 340-345; and Leda Cosmides and John Tooby, "Neurocognitive Adaptations Designed for Social Exchange," in *Handbook of Evolutionary Psychology*, ed. David M. Buss (Hoboken, NJ: John Wiley and Sons, 2005), 584-627も参照のこと。ずるい輩を見つけて罰することについては、Elsa Ermer, Leda Cosmides, and John Tooby, "Cheater-Detection Mechanisms," in *Encyclopedia of Social Psychology*, ed. Roy F. Baumeister and Kathleen D. Vohs (Thousand Oaks, CA: Sage, 2007), 138-140を参照のこと(誇りや恥といった道徳的情動はおそらく、人間どうしの協調行動とともに進化したのだろうと推測する。というのも、こうした感情によって動機付けされた個体群で暮らしていた祖先たちのほうが、生き残る可能性が高かったからだ[139])。Alan P. Fiske, *Structures of Social Life* (New York: Free Press, 1991); Shalom H. Schwartz and Wolfgang Bilsky, "Toward a Theory of the Universal Content and Structure of Values: Extensions and Cross-Cultural Replications," *Journal of Personality and Social Psychology* 58 (1990): 878-891; Richard A. Shweder et al., "The 'Big Three' of Morality (Autonomy, Community, and Divinity) and the 'Big Three' Explanations of Suffering," in *Morality and Health*, ed. Allan M. Brandt and Paul Rozin (London: Routledge, 1997), 119-169; and Morris B.

は、自分に偶然降りかかったように思われる行動が見られる類の、自動的な状況も探究している。それには、催眠に誘導された行為や心霊術用のウィジャ盤を用いた綴り字、自動書記、トランス状態での交霊などが含まれる。これらはみな、行為者によって引き起こされる。こうした状況は、意識的意志の実感が行動の真の原因と必ずしも結びついていないこと示す好例だ。Michael S. Gazzaniga, *Who's in Charge?: Free Will and the Science of the Brain* (New York: Harper Collins, 2011), 82-89.［前掲『〈わたし〉はどこにあるのか』］ 左右の脳半球をつなぐ神経線維束を切断するという癲癇の外科的治療を受けた「分離脳」患者における作話症について、ガザニガは詳しく記述している。ガザニガは、左脳半球で行なわれる作業が、環境からの刺激に対する認知的、あるいは情動的な行動や反応の解釈を可能にしていることを突き止めた。彼によれば、「解釈者《インタープリター》」は常に、自分自身の行動や情動、思考、夢についての絶え間ない物語を紡ぎ出しているという。この解釈者こそが、私たちの物語の統一性を保ち、一貫性を持った理性的な行為者であるという自己認識を生み出す「接着剤」なのだ。作話症は、脳卒中などの神経系の疾患を抱える患者や催眠状態にある人にも見られる。

(24) Timothy Wilson, *Strangers to Ourselves: Discovering the Adaptive Unconscious* (Cambridge, MA: Harvard University Press, 2004).［『自分を知り、自分を変える――適応的無意識の心理学』村田光二監訳、新曜社、2005年］

(25) 概説については、Roy F. Baumeister, E. J. Masicampo, and Kathleen D. Vohs, "Do Conscious Thoughts Cause Behavior?," *Annual Review of Psychology* 62 (2011): 331-361を参照のこと。

(26) "Want to Understand Free Will? Don't Look to Neuroscience," *The Chronicle Review*, March 18, 2012, http://chronicle.com/article/Hilary-Bok/131168/ で、哲学者のヒラリー・ボックが指摘しているように、決定論はけっきょくのところ、意志決定の必要性から私たちを解放するわけではない。

(27) ロイ・F. バウマイスターはこう指摘する。「意識的思考が不要であることを実証したと主張する研究者の多くが、自らの被験者に意識的な処理を要する重要な指示を与えているのは皮肉なことだ。指示を与えることで、研究者たちは自らが無効としたと信じている、まさにその能力に大きく依存しているのだから」。2012年6月6日付けの著者との私信より。自分には結果を左右する力があると信じることから生じる実益についても考えてほしい。この意識は行動を改めるうえで欠かせない。自己効力感の弱い人よりも強い人のほうが、禁煙やダイエットに成功する可能性がはるかに高いことを、大量のデータが示している。自己効力感については、Albert Bandura, *Self-efficacy: The Exercise of Control* (New York: Freeman, 1997) を全般的に参照のこと。

(28) Will Durant, *The Story of Philosophy* (New York: Pocket Books, 1991), 76.

(29) Shaun Nichols, "The Folk Psychology of Free Will: Fits and Starts," *Mind and Language* 19 (2004): 473-502.

(30) Nichols and Knobe, "Moral Responsibility and Determinism"; Hagop Sarkissian et al., "Is Belief in Free Will a Cultural Universal?," *Mind and Language* 25, no. 3 (2010): 346-

なのかという点を巡るものになっている。被験者の解釈次第で、反応が異なってくると考えてまず間違いないだろう。この重大な方法論の問題を別にすれば、差し迫った疑問は、どのような（たとえば、状況的、文化的、性格的、情動的、環境的などの）事情によって、責任に対する直観が異なってくるのかということであり、私たちの道徳的感受性は、世界を経験するにつれて深まり、変容するものであることを心に留めておかねばならない。A. Feltz and E. T. Cokely, "Do Judgments About Freedom and Responsibility Depend on Who You Are? Personality Differences in Intuitions About Compatibilism and Incompatibilism," *Consciousness and Cognition* 18, no. 1 (March 2009) : 342-350; and David A. Pizarro and Erik G. Helzer, "Freedom of the Will and Stubborn Moralism," in *Free Will and Consciousness: How Might They Work?* , ed. Roy F. Baumeister, Alfred R. Mele, and Kathleen D. Vohs (Oxford: Oxford University Press, 2010) , 101-120 を参照のこと（私たちの認知バイアスは、当該行為が善い行ないであるときよりも悪い行ないであるときのほうが、その行為者により大きな行為者性を帰するように働くことを指摘している）。

(18) 決定論と幻想説は重なる部分もあるが、けっして同一の世界観ではないことに留意してほしい。どちらも人間が行動を選択するという見解を全面的に拒絶し、それゆえともに「自由意志」の概念を否定する。だが、幻想説に立つ者はみな決定論者だが、決定論者がみな幻想説の擁護者とはかぎらない。つまり、意識的状態はすでにとられた行動をあとから正当化する手段となるためだけに用いられるという幻想説の意見を、すべての決定論者が持っているわけではない。

(19) Benjamin Libet et al., "Time of Conscious Intention to Act in Relation to Onset of Cerebral Activity (Readiness-Potential) : The Unconscious Initiation of a Freely Voluntary Act," *Brain* 106 (1983) : 623-642; John-Dylan Haynes, "Decoding and Predicting Intentions," *Annals of the New York Academy of Sciences* 1224, no. 1 (2011) : 9-21.　ヘインズは fMRI を利用してリベットのものに類似した実験を行ない、人が右手でボタンを押すか、それとも左手で押すかを、本人がどちらを押すか決断したことを自覚する丸々7秒も前に、平均60パーセントほどの精度で予想できた。

(20) Sukhvinder S. Obhi and Patrick Haggard, "Free Will and Free Won't," *American Scientist*, July-August 2004, 358-365, http://www.americanscientist.org/template/AssetDetail/assetid/34008/page/5.

(21) Benjamin Libet, *Mind Time: The Temporal Factor in Consciousness* (Cambridge, MA: Harvard University Press, 2004) , 137-138.［『マインド・タイム——脳と意識の時間』下條信輔訳、岩波書店、2005年］Daniel M. Wegner, *The Illusion of Conscious Will* (Cambridge, MA: MIT Press, 2002) ; and John Tierney, "Is Free Will Free?," *New York Times*, June 19, 2006, http://tierneylab.blogs.nytimes.com/2009/06/19/is-free-will-free/ を全般的に参照のこと。

(22) Emily Pronin et al., "Everyday Magical Powers: The Role of Apparent Mental Causation in the Overestimation of Personal Influence," *Journal of Personal and Social Psychology* 91, no. 2 (2006) : 218-231.

(23) Wegner, *The Illusion of Conscious Will*; ウェグナーは、行為者が自らとったというより

Philosophy and Free Will," *Philosophy Compass* 5, no. 2 (2010): 199-212; and "Critiques of xphi," *Experimental Philosophy* (blog), http://pantheon.yale.edu/~jk762/xphipage/Experimental%20Philosophy-Critiques.html.　ヴォースとスクーラーは、被験者に 3 種類の文章のうち 1 つを読ませた。最初の文章は決定論を信じるよう促すものだった（「けっきょくのところ、私たちは生物コンピューターなのだ——進化により設計され、遺伝子によって組み立てられ、環境によってプログラムされている」）。2 つ目の文章は、自由意志を主張するものだった（「折にふれて私の行動に影響を与える遺伝や環境による要因を、私は覆すことができる」）。3 つ目はどちらの見方とも無縁の、農業に関する文章だった。自由意志を認めない文章を読んだ被験者は、他の 2 種類の文章を読んだ被験者に比べて、問題解決の課題において不正行為をする傾向が強かった。Kathleen D. Vohs and Jonathan W. Schooler, "The Value of Believing in Free Will: Encouraging a Belief in Determinism Increases Cheating," *Psychological Science* 19 (2008): 49-54.　同様の別の実験では、決定論を信じるようバイアスをかけられた被験者は、他人に手を貸すことに消極的で、仕事を怠ける傾向があり、ある際立った事例では、相手が辛い食べ物が苦手なことを承知のうえで、嫌がらせのためにホットソースを料理にかける傾向が強いという結果まで出た。仕事を怠ける傾向に関する実験結果については、Tyler F. Stillman et al., "Personal Philosophy and Personal Achievement: Belief in Free Will Predicts Better Job Performance," *Social Psychological and Personality Science* 1, no. 1 (2010): 43-50 を参照のこと。ホットソースの実験結果については、Roy F. Baumeister, E. J. Masicampo, and C. N. DeWall, "Prosocial Benefits of Feeling Free: Disbelief in Free Will Increases Aggression and Reduces Helpfulness," *Personality and Social Psychology Bulletin* 35, no. 2 (2009): 260-268 を参照のこと。物事を決定論のレンズを通して見ると、人間は問題行動を起こしがちになるだけでなく、懲罰についてより寛大な態度を見せる場合もある。心理学者のアジム・シャリフとその共同研究者たちは、自由意志に反対するメッセージでバイアスをかけると、被験者が仮想の殺人者の処罰にも人間関係にも、より寛大な態度を報告することを突き止めた。これは、決定論的な環境にあっては、行為者は自分自身および他者の責任を軽く見積もる場合があるという見解に一致する。Azim Shariff et al., "Diminished Belief in Free Will Increases Forgiveness and Reduces Retributive Punishment," *Psychological Sciences*, (掲載準備中)。強い情動を引き起こすように意図された犯罪（ビルはストーカー行為を働いたうえ、ある女性を強姦した）と、それほど挑発的でない犯罪（マークは脱税をした）が設定された。被験者の 3 分の 2 が、ビルは自分の行為に対して全面的に責任があると答えたが、マークが全責任を負うべきだと答えた人は 23 パーセントにすぎなかった。各国の研究者から成るチームと協力して、ノーブとニコルズは、アメリカ、香港、インド、コロンビアを含む多くの国において、同じ結果が出ることを突き止めた。H. Sarkissian et al., "Is Belief in Free Will a Cultural Universal?" *Mind and Language* 25, no. 2 (2010): 346-358 を参照のこと。最終的に、哲学者と心理学者の議論は、描き出された状況が被験者に示唆するのが、意識的な精神状態が行為者の行動を方向づける決定された世界なのか、意識的な精神状態は完全に蚊帳の外に置かれた世界

かったと証明するのは不可能のように思われる。Harris, *Free Will*, 76n17 での引用。

(14)「因果的空白（causal vacuum）」という用語は、哲学者パトリシア・チャーチランドによる造語だ。Patricia Churchland, "The Big Questions: Do We Have Free Will?," New Scientist, November 2006, http://philosophyfaculty.ucsd.edu/faculty/pschurchland/papers/newscientist06dowehavefreewill.pdf. 思想家のなかには、非決定論を斥ける方策として、量子力学を持ち出す者もいる。私たち人間はつまるところ、電子で構成されており、電子はニュートン物理学には従わない。電子とは、一時にさまざまな状態で雲のようにぼんやりと分布する存在だからだ。とはいえ、原子未満のレベルにおけるランダムな事象（量子の非決定性）が脳の機能や人間行動に影響を与えるか否かに関しては議論が分かれ、賛同する者もいれば、否定する者もいる。Roskies, "Neuroscientific Challenges to Free Will and Responsibility" を参照のこと。

(15) Nancey Murphy and Warren Brown, *Did My Neurons Make Me Do It? Philosophical and Neurobiological Perspectives on Free Will* (Oxford: Oxford University Press, 2009)；とくに、第5章を参照のこと。

(16) "Hume on Free Will," Stanford Encyclopedia of Philosophy, "1. Two Kinds of 'Liberty': The Basics of the Classical Interpretations," December 14, 2007, http://plato.stanford.edu/entries/hume-freewill/. Janet Radcliffe Richards, *Human Nature After Darwin: A Philosophical Introduction* (London: Routledge, 2000), 148. また、哲学者のハリー・フランクファートによると、別の行動をとる自由は道徳的責任を問うために必要な類の自由ではないという。Harry Frankfurt, *The Importance of What We Care About* (Cambridge: Cambridge University Press, 1998), viii.「別の行動をとることができる」という概念（他行為可能性の原則とも呼ばれる）の意味とその理解度を巡っては、哲学者の間で意見が分かれていることにも留意してほしい。概略をまとめた読みやすい資料としては、"Could Have Done Otherwise," *The Information Philosopher*, http://www.informationphilosopher.com/freedom/otherwise.html を参照のこと。Ronald Bailey, "Pulling Our Own Strings," *Reason*, May 2003, 24-31 も参照のこと。哲学者のダニエル・デネットによれば、「責任ある脳と責任のない脳の違いは、情報に反応し、理性に即して思慮を働かせるという脳の能力の違い［にある］」という。

(17) Roy F. Baumeister, William A. Crescioni, and Jessica L. Alquist, "Free Will as Advanced Action Control for Human Social Life and Culture," *Neuroethics* 4, no. 1 (2011): 1-11; Eddy Nahmias, "Why 'Willusionism' Leads to 'Bad Results': Comments on Baumeister, Crescioni, and Alquist," *Neuroethics* 4, no. 1 (2011): 17-24; Shaun Nichols, "Experimental Philosophy and the Problem of Free Will," *Science* 331 (2011): 1401-1403 (「両立可能論の観点は、情動的な態度が引き起こされる場合によく当てはまるように思われる」[1403]); Eddy Nahmias et al., "Is Incompatibilism Intuitive?," *Philosophy and Phenomenological Research* 73 (2006): 28-53; Shaun Nichols and Joshua Knobe, "Moral Responsibility and Determinism: The Cognitive Science of Folk Intuitions," *Nous* 43 (2007): 663-685; Adina Roskies and Shaun Nichols, "Distance, Anger, Freedom: An Account of the Role of Abstraction in Compatibilist and Incompatibilist Intuitions," *Philosophical Psychology* 24, no. 6 (2011): 803-823; Tamler Sommers, "Experimental

System," *Philosophical Transactions of the Royal Society of London B: Biological Sciences* 359 (2004) : 1787-1796, at 1794. Darrow, closing argument in *The State of Illinois v. Nathan Leopold & Richard Loeb.*

(10) Mark A. R. Kleiman, *When Brute Force Fails: How to Have Less Crime and Less Punishment* (Princeton, NJ: Princeton University Press, 2009) , 88.　クレイマンによると、刑罰による犯罪抑制には数通りの方策があるという。その一つが「規範強化」によるものだ。つまり、「加害者になる可能性のある人や、優れた意見を持っているとして彼らが重視する人たちの抱く、当該行為に対する非難の度合いを変えるというやり方だ。冗談や、ときには自慢の種にさえされていた飲酒運転や配偶者虐待が、一世代も経ないうちに恥ずべき行為だと広く認識されるに至ったことは、その好例だ。より積極的な規制強化や厳罰化は、『飲酒運転に抗議する母の会』やフェミニズム運動がもたらした社会心理の変化によるところも大きい」

(11) David Eagleman, "The Brain on Trial," *Atlantic Monthly*, June/July 2011, http://www.theatlantic.com/magazine/archive/2011/07/the-brain-on-trial/308520/. 目的刑については、Richard Holton, "Introduction to Philosophy: Free Will" (class handout, University of Edinburgh, 2003) , http://web.mit.edu/holton/www/edin/introfw/introfwhome.html を参照のこと。ホルトンは、「反社会的な行動をとったとして処罰を検討する代わりに、単に、同じことを再びする可能性を減らす刺激にさらすことを考えるべきだ。端的に言えば、治療を施すということだ」と述べている。

(12) H. L. Mencken, *Treatise on Right and Wrong* (New York: Knopf, 1934) , 88; Isaiah Berlin, " 'From Hope and Fear Set Free,' " in *The Proper Study of Mankind: An Anthology of Essays* (New York: Farrar, Straus, and Giroux, 1998) , 107.

(13) 自由意志と決定論の問題に関する見事な概観については、John Martin Fischer et al., *Four Views on Free Will* (Malden, MA: Blackwell Publishing, 2007) を参照のこと。自由意志については、Robert Kane, *The Oxford Handbook on Free Will* (Oxford: Oxford University Press, 2005) ; and Daniel Dennett, *Elbow Room: Varieties of Free Will Worth Having* (Cambridge, MA: MIT Press, 1984) を参照のこと。マイケル・ガザニガの推定によると、精神現象を説明するために還元論的物質主義を拠り所とする姿勢は、認知神経学者の「98 ～ 99 パーセント」に共通するという。Jeffrey Rosen, "The Brain on the Stand," *New York Times Magazine*, March 11, 2007 を参照のこと。対照的に、デイヴィッド・チャーマーズが 2009 年 11 月に実施した、「自由意志――両立可能論か、自由意志論か、自由意志不在か？」と題する調査（結果は、http://philpapers.org/surveys/Survey で閲覧可能）では、哲学者の意見は割れている。調査は選り抜きの分析哲学者 931 人を対象に行なわれた。回答した 931 人のうち、59 パーセントが両立可能論に賛同する、あるいは傾くとし、13.7 パーセントが自由意志論に、12.3 パーセントが自由意志はないという見解に賛同する、あるいは傾くと回答し、「その他」と答えた者も 14.9 パーセントにのぼった。ジェリー・コインの言葉は、"You Don't Have Free Will," *The Chronicle Review*, March 18, 2012, http://chronicle.com/article/Jerry-A-Coyne/131165/ での引用。コインによると、決定論もまた証明不可能だという。選択肢は 1 つしかないのかもしれないが、別のことはなしえな

1922), 36.

(5) Judge John R. Caverly, decision and sentence in *The State of Illinois v. Nathan Leopold & Richard Loeb*, delivered in Chicago, Illinois, in 1924, http://law2.umkc.edu/faculty/projects/ftrials/leoploeb/leo_dec.htm.

(6) Clarence Darrow, *Crime: Its Cause and Treatment* (New York: Thomas Y. Cromwell, 1922), 274; 全文は、http://www.gutenberg.org/files/12027/12027-8.txt.

(7) 便利な用語解説と概観については、Adina L. Roskies, "Neuroscientific Challenges to Free Will and Responsibility," *Trends in Cognitive Sciences* 10, no. 9 (2006): 419-423 を参照のこと。自由意志については、Derek Pereboom, "Living Without Free Will: The Case for Hard Incompatibilism," in *The Oxford Handbook of Free Will*, ed. Robert Kane (Oxford: Oxford University Press, 2002), 477-488 を参照のこと。

(8) Robert Wright, *The Moral Animal —— Why We Are the Way We Are: The New Science of Evolutionary Psychology* (New York: Vintage, 1994), 338-341.［『モラル・アニマル』小川敏子訳、講談社、1995 年］ 人間の本性に関する遺伝的特性や進化的背景の理解が進むにつれて、私たちは犯罪の封じ込めや抑止、犯罪者の更正といった目的刑的な方策に傾き、応報刑は撤廃されるだろうとライトは推測する。David Eagleman, *Incognito: The Secret Lives of the Brain* (New York: Vintage, 2011)［前掲『意識は傍観者である』], chap. 6; and Sam Harris, *Free Will* (New York: Free Press, 2012), 53-59, and Joshua Greene and Jonathan Cohen, "For the Law, Neuroscience Changes Everything and Nothing," *Philosophical Transactions of the Royal Society of London B: Biological Sciences* 359 (2004): 1775-1785, "new neuroscience" at 1775, "*Tout comprendre*" at 1783 も参照のこと。脳科学が実際に自由意志を巡る議論に終止符を打つと考える学者もいる。V. S. Ramachandran, *The Tell-Tale Brain: A Neuroscientist's Quest for What Makes Us Human* (New York: W. W. Norton, 2011)［『脳のなかの天使』山下篤子訳、角川書店、2013 年］を参照のこと。ラマチャンドランは、神経学が自由意志のような問題を解決できるだろうと示唆する。Oliver R. Goodenough and Kristin Prehn, "A Neuroscientific Approach to Normative Judgment in Law and Justice," *Philosophical Transactions of the Royal Society of London B: Biological Sciences* 359 (2004): 1709-1726 には、脳科学が道徳や正義、規範的判断といった概念をどのように変えるかが記述されている。グリーンの「すべての行動は機械的」という言葉は、Rowan Hooper, "Are We Puppets of Free Agents," *Wired*, Dec. 13, 2004 での引用。ウォード・E. ジョーンズによると、「『すべてを理解することは、すべてを赦すことである』というフランスの諺の起源ははっきりしない。この諺がこの言葉どおりに登場した最初の例として知られているのは、ロシア人作家トルストイの小説『戦争と平和』だ」という。この諺のさらなる歴史については、Ward E. Jones, "Explanation and Condemnation," in *Judging and Understanding: Essays on Free Will, Narrative, Meaning and the Ethical Limits of Condemnation*, ed. Pedro Alexis Tabensky (Hampshire, UK: Ashgate Publishing, 2006), 43-44 を参照のこと。

(9) Richard Dawkins, "Let's All Stop Beating Basil's Car," January 1, 2006, http://edge.org/q2006/q06_9.html; Robert M. Sapolsky, "The Frontal Cortex and the Criminal Justice

Filley, "Toward an Understanding of Violence: Neurobehavioral Aspects of Unwarranted Physical Aggression; Aspen Neurobehavioral Conference Consensus Statement," *Neuropsychiatry, Neuropsychology, and Behavioral Neurology* 14, no.1 (2001) :1-14. 2002年にアスペン神経行動学会議の総意をまとめて書かれ、神経学、精神医学、法学、心理学の専門家が署名した意見書は、脳機能障害と暴力を直接関係づけることに警告を発した。「暴力は社会的な文脈の中で起こり、情動的ストレス、貧困、密集、アルコール、薬物、児童虐待、家庭崩壊など、併存する他の要因もかかわっている」(3)

(53) 認知機能障害が顕著ではなはだしい場合を除き、意思を形成できないということは、まずありそうにない。Laura Stephens Khoshbin and Shahram Khoshbin, "Imaging the Mind, Minding the Image: An Historical Introduction to Brain Imaging and the Law," *American Journal of Law and Medicine* 33 (2007) : 171-192 を参照のこと。

(54) Ken Levy, "Dangerous Psychopaths: Criminally Responsible but Not Morally Responsible, Subject to Criminal Punishment and to Preventive Detention," *San Diego Law Review* 48 (2011) : 1299.

(55) この議論の要約については、Michael S. Gazzaniga and Megan S. Steven, "Free Will in the 21st Century: A Discussion of Neuroscience and the Law," in *Neuroscience and the Law*, ed. Brent Garland (New York: Dana Press, 2004) , 52 を参照のこと。

(56) Anthony R. Cashmore, "The Lucretian Swerve: The Biological Basis of Human Behavior and the Criminal Justice System," *Proceedings of the National Academy of Sciences* 107, no. 10 (2010) : 4499-4504, 4503.

第6章 将来、責めを負うのは？

(1) Hal Higdon, *Leopold and Loeb: The Crime of the Century* (Urbana: University of Illinois Press, 1999) ; Simon Baatz, *For the Thrill of It: Leopold, Loeb, and the Murder That Shocked Chicago* (New York: Harper, 2008) ; John Theodore, *Evil Summer: Babe Leopold, Dickie Loeb, and the Kidnap-Murder of Bobby Franks* (Carbondale: Southern Illinois University Press, 2007)を全般的に参照のこと。この犯罪の詳細な説明については、"Confession: Statement of Richard Albert Loeb," State Attorney General of Cook County, May 31, 1924, http://homicide.northwestern.edu/docs_fk/homicide/5866/LoebStatement.pdf も参照のこと。

(2) シカゴの日刊紙6紙は、満員の法廷の記事をいかにセンセーショナルに報じるかを競い合い、裁判はラジオ中継された。新聞報道のさらなる情報については、"1924: Leopold and Loeb" in "Homicide in Chicago 1870-1930," at http://homicide.northwestern.edu/crimes/leopold/ を参照のこと。

(3) 1924年8月22日、イリノイ州シカゴで「イリノイ州対ネイサン・レオポルドおよびリチャード・ローブ」裁判においてクラレンス・ダロウが行なった最終弁論。http://law2.umkc.edu/faculty/projects/trials/leoploeb/darrowclosing.html.

(4) Clarence Darrow, *Crime: Its Cause and Treatment* (New York: Thomas Y. Cromwell,

告人の将来の危険性を、良心の呵責の欠如、精神疾患、知能、薬物濫用といった要因以上ではないにせよ、それと同等に重視することを、ビーチャー＝モナスとガルシア＝リルが報告している。遺伝学的主張もまた、減刑するためではなくむしろ刑を重くするために曲解されることもある。Farahany and Coleman, "Genetics and Responsibility" を参照のこと。2011 年にマンハッタンの連邦上訴裁判所は、判決を下した判事が被告人は未知の遺伝子のせいで児童ポルノを再び見てしまうだろうと不当に判断したとして、児童ポルノ裁判での 6 年半の刑を覆した。オールバニーの合衆国地方裁判所の判事ゲーリー・L. シャープが、被告人に刑の宣告をする前に言った次の言葉が引用されている。「それはあなたが生まれながらに持っている遺伝子で、取り除くことなどできません」。Benjamin Weiser, "Court Rejects Judge's Assertion of a Child Pornography Gene," *New York Times*, January 28, 2011.

(50) Steven K. Erickson, "The Limits of Neurolaw," *Houston Journal of Health Law and Policy* 11 (2012) : 303-320, http://www.law.uh.edu/hjhlp/Issues/Vol112 /Steven %20Erickson.pdf. ファラファニーは、Nita A. Farahany, "Daily Digest," Center for Law and the Biosciences, Stanford Law School, March 16, 2011, http://blogs.law.stanford.edu /lawandbio sciences /2011/03/16 /the-daily-digest-31611/ で、「このような裁判［暴力的性犯罪］の多くにおいて、刑事被告人側ではなく州が 、将来の危険性があるという所見を立証し、新たな民事上の拘禁、あるいは現行の拘禁のいずれかを正当化するために、神経学的証拠を持ち出してきた」と述べている。Fredrick E. Vars, "Rethinking the Indefinite Detention of Sex Offenders," *Connecticut Law Review* 44, no.1 (2011):161-195, http://uconn.lawreviewnetwork.com/files/2012/01/Vars.pdf. Adam Lamparello, "Why Wait Until the Crime Happens? Providing for the Involuntary Commitment of Dangerous individuals Without Requiring a Showing of Mental Illness," *Seton Hall Law Review* 41, no. 3 (2011) : 875-908 も参照のこと。

(51) 私たちには、アルコールや薬物の影響下での運転のように、相当な危険をもたらしうる状況を避ける義務がある。1956 年のエミール・デシナの画期的裁判がそれを雄弁に物語っている。ニューヨークに住む癲癇患者の彼は、運転中に発作を起こし、乗っていたビュイックが暴走して、4 人の子供を轢《ひ》き殺した。彼は運転中に発作が起こる可能性を警告されていたのだが、運転してしまった。危険を侮る決断を自ら選んだことが根本的な原因であるとして、法廷は彼に過失致死罪を宣告した。 *People v. Decina*, 2 N.Y.2d 133 (1956). レズニックの言葉は、Brian Doherty, "You Can't See Why on an fMRI: What Science Can, and Can't, Tell Us About the Insanity Defense," *Reason*, July 2007, http://reason.com/archives/2007/06/19/you-cant-see-why-on-an-fmri での引用。

(52) P. S. Applebaum, "Through a Glass Darkly: Functional Neuroimaging Evidence Enters the Courtroom," *Psychiatric Services* 60, no. 1 (2009) : 21-23, 23; L. R. Tancredi and J. D. Brodie, "The Brain and Behavior: Limitations of the Legal Use of Functional Magnetic Resonance Imaging," *American Journal of Law and Medicine* 33 (2007) : 271. 法廷は依然として、精神衛生の専門家や神経学者が、従来の検査、面接、観察、被告人をよく知る人や事件当時の目撃者の報告などから得た証拠に頼らざるをえない。C. M.

ることになる」(コロンバインの事件とは、コロラド州リトルトンで10代の2人の少年が1999年に起こした高校での大量殺人事件のこと)。Bruce Bower, "Teen Brains on Trial: The Science of Neural Development Tangles with the Juvenile Death Penalty," *Science News* 165, no. 19 (2004) : 299-301, 301ページでの引用。

(48) Katherine H. Federle and Paul Skendalis, "Thinking Like a Child: Legal Implications of Recent Developments in Brain Research for Juvenile Offenders," in *Law, Mind, and Brain*, ed. Michael Freeman and Oliver R. Goodenough (Surrey, UK: Ashgate, 2009), とくに214ページ。「[ネブラスカ州]スコッツブラフの上院議員ジョン・ハームズは、調査からもわかるように18歳の若者の脳は十分に発達していないため、彼らが賃貸契約などの契約を結ぶことに懸念を覚えると述べている」。"Senators Advance Bill That Would Add Rights for Some Youth," *Unicameral Update: The Nebraska Legislature's Weekly Publication* 33, no. 4 (January 25-29, 2010), 10, http://nlc1.nlc.state.ne.us/epubs/L3000/N001-2010.pdfより。妊娠中絶については、Frederico C. de Miranda, "Parental Notification/Consent for Treatment of the Adolescent," American College of Pediatricians, Position Statement, May 17, 2010, http://www.acpeds.org/Parental-Notification/Consent-for-Treatment-of-the-Adolescent.htmlを参照のこと。Laurence Steinberg, "Are Adolescents Less Mature Than Adults? Minors' Access to Abortion, the Juvenile Death Penalty, and the Alleged APA 'Flip-Flop,' " *American Psychologist* 64 no. 7 (2009) : 583-594; and William Saletan, "Rough Justice; Scalia Exposes a Flip Flop on the Competence of Minors," *Slate*, March 2, 2005, http://www.slate.com/id/2114219も参照のこと。暴力的なテレビゲームについては"Brief of *Amicus Curiae*: Common Sense Media in Support of Petitioners," sec. 1, July 19, 2010, http://www.americanbar.org/content/dam/aba/publishing/preview/publiced_preview_briefs_pdfs_09_10_08_1448_PetitionerAmCuCommonSenseMedia.authcheckdam.pdf; and Jeneba Ghatt, "Supreme Court Overreaches on Video Game Ruling," *Washington Post*, June 30, 2011を参照のこと。

(49) Francis X. Shen, "Law and Neuroscience: Possibilities for Prosecutors," *CDAA Prosecutors Brief* 33, no. 4 (2011) : 17-23; O. Carter Snead, "Neuroimaging and Capital Punishment," *New Atlantis* 19 (2008) : 35-63; Hughes, "Science in Court" (デュガン裁判の項目で、諸刃の剣現象に言及); and Brent Garland and Mark S. Frankel, "Considering Convergence: A Policy Dialogue About Behavioral Genetics Neuroscience, and Law," *Law and Contemporary Problems* 69 (Winter/Spring 2006) : 101-113. 以下を含め、その他多くの人々も同じ意見を述べている。Nita A. Farahany and James E. Coleman Jr., "Genetics and Responsibility: To Know the Criminal from the Crime," *Law and Contemporary Problems* 69 (Winter/Spring 2006) : 115-164; and Abram S. Barth, "A Double Edged Sword: The Role of Neuroimaging in Federal Capital Sentencing," *American Journal of Law and Medicine* 33 (2007) : 501-522. 被告人が持つ危険については、Thomas Nadelhoffer and Walter Sinnott-Armstrong, "Neurolaw and Neuroprediction: Potential Promises and Perils," *Philosophy Compass* 7, no. 9 (2012) : 631-642; and Erica Beecher-Monas and Edgar Garcia-Rill, "Danger at the Edge of Chaos: Predicting Violent Behavior in a Post-Daubert World," *Cardozo Law Review* 24 (2003) : 1845-1897を参照のこと。判事が被

give-young-lifers-second-chance-sent-governor を参照のこと。少年への刑を軽減し、少年の裁判は成人裁判所ではなく社会復帰を援助する少年裁判所で審理するよう要請することを目指す提案を検討している州もある。これらの例では、脳科学は、ロビー活動や政策議論において、はっきりと言葉に出され、強調されている。Francis X. Shen, "Neurolegislation and Juvenile Justice"（近刊）を参照のこと。

(46) シモンズ裁判の多数意見に、アンソニー・ケネディ判事は次のように記している。「どんな親でも知っているように、そして科学的研究や社会学的研究が……支持する傾向があるように、『成熟の欠如と責任感の未発達は、成人よりも若者に多く見られる』」。http://www.law.cornell.edu/supct/html/03-633.ZO.html（"543 U.S. 551"）に載った意見の記録の写し。これは特筆に値するが、ティーンエイジャーが向こう見ずな行動をするからといって、彼らが自分のことを不死身だと考えているというわけではない。研究によって明らかになっているように、彼らは周りの世界が危険な場所になりうるのを十分承知している。どちらかというと、ティーンエイジャーは、無謀な行為の危険に比べて安全による恩恵を過小評価することが多い。Valerie F. Reyna and Frank Farley, "Risk and Rationality in Adolescent Decision Making: Implications for Theory, Practice, and Public Policy," *Psychological Science in the Public Interest* 7（2006）: 1-44. 若者たちはまた、同輩の間での自分の地位に非常に敏感だ。Jay N. Giedd, "The Teen Brain: Primed to Learn and Primed to Take Risks," Dana Foundation（February 26, 2009）, http://www.dana.org/news/cerebrum/detail.aspx?id=19620 も参照のこと。死が一巻の終わりであるという認識については "Discussing Death with Children," *MedLine Plus*（2011年5月2日、最新版）, http://www.nlm.nih.gov/medlineplus/ency/article/001909.htm; and Eva L. Essa and Colleen I. Murray, "Young Children's Understanding and Experience with Death," *Young Children* 49, no. 4（1994）: 74-81, http://webshare.northseattle.edu/fam180/topics/death/ResearchReview.htm を参照のこと。自己統制にかかわる回路は20代なかばまで成熟し続けるとしても、論理的推論を司る神経系は16歳ごろまでにおおむね完成すると専門家は考えている。Laurence Steinberg, "Risk Taking in Adolescence: What Changes, and Why?," *Annals of the New York Academy of Sciences* 1021（2004）: 51-58, 54.

(47) Philip Graham, *The End of Adolescence*（Oxford: Oxford University Press, 2004）; Robert Epstein, "The Myth of the Teen Brain," *Scientific American Mind*, April 2007, 57-63; Gene Weingarten, "Snowbound," *Washington Post Magazine*, April 26, 2005; B. J. Casey et al., "The Storm and Stress of Adolescence: Insights from Human Development and Mouse Genetics," *Developmental Psychobiology* 52, no. 3（2010）: 225-253. 心理学者のロバート・エプスタインが示唆しているように、ティーンエイジャーの文化的幼児化は、少なくともアメリカ合衆国では、彼らを不安にさせ、その結果、その不安に呼応する脳の特性を生じさるのにひと役買っているかもしれない。Robert Epstein, *The Case Against Adolescence: Rediscovering the Adult in Every Teen*（Fresno, CA: Quill Driver Books, 2007）. 心理学者のジェローム・ケイガンはこう述べている。「15歳の少年は前頭葉が十分に発達していなくても、適切な条件のもとでは自分の衝動を制御できる。［さもなければ］私たちは毎週コロンバインのような事件を目にしてい

Homeland Security of the Senate Committee on the Judiciary, 110th Cong.（July 12, 2007）. アメリカ法曹協会子供の権利訴訟委員会のとある委員は、判決に対して次のように反応した。「[シモンズ裁判は]少年が成人に比べて自らの行為への責任が少ないことを[示す]、若者の脳の基本構造や機能に関する法の顕現の始まりを表している」。Hillary Harrison Gulden, "*Roper v. Simmons* and Its Application to the Daily Representation of Juveniles," *Children's Rights Litigation Committee of the ABA Section on Litigation* 7, no. 4（2005）: 3, http://apps.americanbar.org/litigation/committees/childrights/content/newsletters/childrens_fall2005.pdf を参照のこと。だが、法学者の O. カーター・スニードは、減刑の目的で脳科学を強調する法と科学の専門家が影響を与えたと考えている。O. Carter Snead, "Neuroimaging and the 'Complexity' of Capital Punishment," *New York University Law Revie* 82, no. 5（2007）: 1265-1339 の、とくに 1302-1308 を参照のこと。*What Are the Implications of Adolescent Brain Development for Juvenile Justice?*, Coalition for Juvenile Justice, 2006, at http://www.issuelab.org/click/download2/applying_research_to_practice_what_are_the_implications_of_adolescent_brain_development_for_juvenile_justice/resource_138.pdf も参照のこと。Simmie Baer, teleconference at the American Bar Association Center for Continuing Legal Education, "*Roper v. Simmons*: How Will This Case Change Practice in the Courtroom?"（June 22, 2005）は、Jay D. Aronson, "Neuroscience and Juvenile Justice," *Akron Law Review* 42（2009）: 917-930, at 922 での引用。人権のための医師団エグゼクティブ・ディレクター、レナード・ルーベンスタインは、「若者を成人として扱うのは少年法の拠り所をないがしろにする行為であり、子供の発達に関する科学的・医学的知識の大半と矛盾している」と述べている。"Medical Group and Juvenile Justice Advocates Call for an End to the Incarceration of Adolescents in the Adult Criminal System," March 21, 2007, http://physiciansforhumanrights.org/press/press-releases/news-2007-03-21.html.

（45）*Graham v. Florida*, 560 U.S._____, 130 S. Ct. 2011, "Brief for Petitioner" at http://www.americanbar.org/content/dam/aba/publishing/preview/publiced_preview_briefs_pdfs_07_08_08_7412_Petitioner.authcheckdam.pdf, 38-43 を参照のこと。Claudia Dreifus, "Development Psychologist Says Teenagers Are Different," *New York Times*, November 3, 2009, http://www.nytimes.com/2009/12/01/science/01conv.html, 発達心理学者ローレンス・スタインバーグを引用。彼はアメリカ心理学会が提出したシモンズ裁判の弁論趣意書の草案を書いた。「おおかたの人には発育に伴う変化があることを私たちが知っているという事実を考えると、科学的見地に立てば、彼らには成熟する機会を与えるべきだ」。ただし最高裁判所は、個別に考慮された判決で刑が科される場合は、仮釈放のない終身刑を科すことを州に許可した。Footnote 5 in *Miller v. Alabama*, 567 U.S. ______（2012）, 9, http://www.supremecourt.gov/opinions/11pdf/10-9646g2i8.pdf; and Adam Liptak and Ethan Bronner, "Court Bars Mandatory Life Terms for Juveniles," *New York Times*, June 25, 2012, http://www.nytimes.com/2012/06/26/us/justices-bar-mandatory-life-sentences-for-juveniles.html を参照のこと。カリフォルニア州法については、"Bill to Give Young Lifers a Second Chance Sent to Governor," August 20, 2012, http://sd08.senate.ca.gov/news/2012-08-20-bill-

S.W.3d 420 (Mo. 2002); *People v. Kraft*, 23 Cal.4th 978 (2000). 脳を引き合いに出した弁明は、心理学的な弁明よりも犯罪者の行動が「可変性と見なされる度合い」を減じるように思われる。Daniel Kahneman and Dale T. Miller, "Norm Theory: Comparing Reality to Its Alternatives," *Psychological Review* 93 (1986): 136-153.

(43) John Monterosso, Edward B. Royzman, and Barry Schwartz, "Explaining Away responsibility: Effects of Scientific Explanation on Perceived Culpability," *Ethics and Behavior* 15, no. 2 (2005): 139-158. Eddy Nahmias, D. Justin Coates, and Trevor Kvaran, "Free Will, Moral Responsibility, and Mechanism: Experiments in Folk Intuitions," *Midwest Studies in Philosophy* 31 (2007): 214-242; and N. J. Schweitzer and Michael J. Saks, "Neuroimage Evidence and the Insanity Defense," *Behavioral Sciences and the Law* 29, no. 4 (2011): 592-607 も参照のこと。ジェシカ・ガーリーとデイヴィッド・マーカスは被験者に、ある暴力犯罪について読んで被告人が心神喪失の理由で無罪になるべきかどうかを判断するよう求めた。〔脳の〕画像を見せた場合、精神病の被告人が心神喪失により無罪と判断される割合が、精神医学的な証言だけのときよりも増加したが、精神病の被告人が脳の前頭葉に損傷を負った経緯を（画像を見せる代わりに）言葉で説明したときには、陪審員が無罪という判断を下す割合はさらに増加した。脳画像と脳損傷に関する証言の両方を提供された被験者は、心神喪失を理由に、47パーセントの割合で無罪の評決を言い渡した。一方、脳画像か脳損傷に関する証言のどちらかを提供された被験者が、心神喪失を理由に無罪評決を言い渡した割合は31.6パーセントにとどまった。被告人が精神病質者と診断されたときにもこれと同じ全般的パターンが見られた。Jessica R. Gurley and David K. Marcus, "The Effects of Neuroimaging and Brain Injury on Insanity Defenses," *Behavioral Sciences and the Law* 26, no. 1 (2008): 85-97. ウェンディ・ヒースの研究は、Wendy P. Heath et al., "Yes, I Did It, but Don't Blame Me: Perceptions of Excuse Defenses," *Journal of Psychiatry and Law* 31 (2003): 187-226 に報告されている。Dena Gromet et al., *Mind, Brain, and Character: How Neuroscience Affects People's Views of Wrongdoers*（未発表文書、2012年）も参照のこと。判事による判決については、Lisa G. Aspinwall, Teneille R. Brown, and James Tabery, "The Double-Edged Sword: Does Biomechanism Increase or Decrease Judges' Sentencing of Psychopaths?" *Science* 337, no. 6096 (2012): 846-849 を参照のこと。

(44) シモンズ裁判での弁論の間、スティーヴン・ブライヤー判事は、ティーンエイジャーの脳の生物学的な特性に関する証拠を冷静に処理した。「私はその科学的な証拠を、親ならすでに誰もが知っていることを裏づけたにすぎないと考えました」とブライヤー判事は述べた。「そして、もしそれ以上のものであるなら、それが何か知りたいものです」。*Roper v. Simmons*, Oral Arguments, October 13, 2004, 40, http://www.supremecourt.gov/oral_arguments/argument.../03-633.pdf. ところが、シモンズ判決をきっかけに、当時上院議員だったエドワード・ケネディは、2007年に少年法に対する脳科学の影響について公聴会を開いた。*Hearing on Adolescent Brain Development and Juvenile Justice Before the Subcommittee on Healthy Families and Communities of the Senate Committee on Education and Labor and the Subcommittee on Crime, Terrorism, and*

spectives in Biological Science を参照のこと。近々刊行予定だが、http:// www.sas.upenn.edu/~mfarah/pdfs/The%20seductive%20allure%20of%20_seductive%20allure_%20revised.pdf で閲覧可能。ファラーとフックは、「脳画像は過度に影響力があるという主張には、実験に基づく確証がほとんどない」ことがわかったと報告している。彼らはまもなく自らのデータを発表する。2012年12月5日付けの著者との私信より。デイヴィッド・グルーバーとジェイコブ・ディッカーソンが自身の論文 "Persuasive Images in Popular Science: Testing Judgments of Scientific Reasoning and Credibility," *Public Understanding of Science*, 2013（近刊）に示しているように、マッケイブやキャステルと同様の手順で脳画像の説得力を再現できなかったことにも注意してほしい。「脳スキャン画像が示している」については、Deena Skolnick Weisberg et al., "The Seductive Allure of Neuroscientific Explanations," *Journal of Cognitive Neuroscience* 20, no. 3（2008）: 470-477 を参照のこと。「脳のポルノ」については、Christopher F. Chabris and Daniel J. Simons, *The Invisible Gorilla: How Our Intuitions Deceive Us*（New York: Crown, 2010）, 139［前掲『錯覚の科学』］を参照のこと。

(37)「不利益」や証拠の規則に関する優れた概説については、Brown and Murphy, "Through a Scanner Darkly" を参照のこと。

(38) N. J. Schweitzer et al., "Neuroimages as Evidence in a Mens Rea Defense: No Impact," *Psychology, Public Policy, and Law* 17, no. 3（2011）: 357-393.

(39) マイケル・サックスの推測は、2011年11月23日付けの著者との私信より。臨床精神医学の検査によって精神病質者と診断されたときには64.4パーセントの人が死刑に賛成票を投じた。遺伝子検査によるときは53.4パーセント、神経学の検査によるとき（脳画像を示さない場合）は62.7パーセント、神経学の検査によるとき（脳画像を示した場合）は46.9パーセントだった。専門家の証言をまったく聞かなかった対照群の61.5パーセントが死刑に賛成票を投じたことにも注意してほしい。

(40) B. H. Bornstein, "The Impact of Different Types of Expert Scientific Testimony on Mock Jurors' Liability Verdicts," *Psychology, Crime, and Law* 10（2004）: 429-446; David L. Braeu and Brian Brook, " 'Mock' Mock Juries: A Field Experiment on the Ecological Validity of Jury Simulation," *Law and Psychology Review* 31（2007）: 77-92; Robert M. Bray and Norbert L. Kerr, "Methodological Considerations in the Study of the Psychology of the Court," in *The Psychology of the Courtroom*, ed. Norbert L. Kerr and Robert M. Bray（New York: Academic Press, 1982）: 287-323; Richard L. Wiener, Dan A. Krauss, and Joel D. Lieberman, "Mock Jury Research: Where Do We Go From Here?," *Behavioral Sciences and the Law* 29, no. 3（2011）: 467-479.

(41) Sinnott-Armstrong et al., "Brain Images as Legal Evidence."

(42) J. Kulynych, "Psychiatric Neuroimaging Evidence: A High-Tech Crystal Ball?," *Stanford Law Review* 49（1997）: 1249-1270; "An Overview of the Impact of Neuroscience Evidence in Criminal Law," Staff Working Paper for the President's Council on Bioethics（2004年9月の評議会で討議された）, http://bioethics.georgetown.edu/pcbe/background/neuroscience_evidence.html; Anemona Hartocollis, "In Support of Sex Attacker's Insanity Plea, a Look at His Brain," *New York Times*, May 11, 2007; *State v. Anderson*, 79

るか？　連邦証拠規則403の定めるところにより、判事は信頼性に加えて、科学的証拠が法廷で偏見を抱かせる潜在的影響をすべて考慮するようにも指示されている。http://www.law.cornell.edu/rules/fre/rule_403 を参照のこと。

(33) Rosen, "Brain on the Stand."

(34) Ken Strutin, "Neurolaw: A New Interdisciplinary Research," *New York Law Journal*, January15, 2009, http://www.law.com/jsp/lawtechnologynews/PubArticleLTN.jsp?id=1202427455426&Neurolaw_A_New_Interdisciplinary_Research&slreturn=20130026161430.　法学者のなかには、脳スキャン画像はあまりに強い「偏見を抱かせる」と見なす者もおり、彼らはその手の画像を完全に排除するか、少なくともその利用を一時中止することを求めてきた。Jane Campbell Moriarty, "Flickering Admissibility: Neuroimaging Evidence in the U.S. Courts," *Behavioral Sciences and the Law* 26, no. 1 (2008) : 29-48, とくに 48; Brown and Murphy, "Through a Scanner Darkly," 1188-1202. もっと自由主義的な見解については、Adam Teitcher, "Weaving Functional Brain Imaging into the Tapestry of Evidence: A Case for Functional Neuroimaging in Federal Criminal Courts," *Fordham Law Review* 80, no. 1 (2011) : 356-401 を参照のこと。

(35) Madeleine Keehner, Lisa Mayberry, and Martin H. Fischer, "Different Clues from Different Views: The Role of Image Format in Public Perception of Neuroimaging Results," *Psychonomic Bulletin and Review* 18, no. 2 (2011) : 422-428.

(36) David P. McCabe and Alan D. Castel, "Seeing Is Believing: The Effect of Brain Images on Judgments of Scientific Reasoning," *Cognition* 107 (2008) : 343-352.　評論家のなかには、マッケイブとキャステルの研究計画は完璧でなかったと正しく指摘する者もいた。彼らが被験者に提示した脳画像には、2つの条件（仮想の被験者が数学の問題に取り組む条件とテレビを見る条件）で同じ脳領域での同一の活性化のパターンを示していた。したがって、棒グラフよりも多くの情報が含まれている。棒グラフは、これらの脳の領域における活性化の総量を示すだけだったからだ。だが私たちは、このような批判はマッケイブとキャステルの中心テーマにとって致命的だとは考えない。棒グラフのほかに、脳画像から得られる追加情報は、被験者が評価しなければならない間違った説明とは論理的に無関係で、因果関係ではなく相互関係だけを示していたからだ。素晴らしい脳画像が添えられていても、脳の活性化と心理学的能力に因果関係があるという推論は筋が通らない。したがって、マッケイブとキャステルのデータは、画像に示された、余分で偽の神経学的情報のせいで被験者が間違った推論を導き出す可能性があることを依然として示唆している。そのうえマッケイブとキャステルは、脳画像に対する被験者の反応と、多くの色を使い、あらゆる種類の一見科学的な数と略語がたっぷり記された、複雑さでは脳画像に優るとも劣らない脳地図に対する反応を比較して、評論家の懸念に対応した。ここでのおもな違いは、脳地図が典型的な脳画像のようにはまったく見えないことだった。それでも、説明の際に脳画像を添えたときのほうが、被験者は間違った説明に対してはるかに高い信頼性を感じることもわかった。Martha J. Farah and Cayce J. Hook, "The Seductive Allure of 'Seductive Allure,' " *Per-*

――つまり、彼女は犯意を持っていた――が、深刻な産後精神病のために、自分の行為の道徳的重大性を正しく理解できなかった。再審については、"Yates Retrial May Signal Opinion Shift," *USA Today*, July 27, 2006, http://www.usatoday.com/news/nation/2006-07-27-yates-verdict_x.htm を参照のこと。また、精神疾患の役割についての世論が、彼女が罪を犯してから再審までの間に進展した可能性もある。"Insanity Plea Successful in Andrea Yates Retrial," *Psychiatric News* 41, no. 16 (2006) : 2-3 も参照のこと。

(31) Martha J. Farah and Seth J. Gillihan, "The Puzzle of Neuroimaging and Psychiatric Diagnosis: Technology and Nosology in an Evolving Discipline," *American Journal of Bioethics Neuroscience* 3, no. 4 (2012) : 1-11.

(32) *Brain Waves Module* 4 に引用されたニータ・ファラハニー提供のデータ。図 1 (p. 4) には、2005 年から 2009 年までに、神経学的証拠または行動遺伝学的証拠が提出された刑事裁判の数が 101 件から 205 件へと倍増したことが示されている。図 3(p. 19) は、判事の意見において、脳科学的証拠または遺伝学的証拠が取り上げられたアメリカの裁判を基にしている。843 件の意見 (多数、相対多数、同意、反対) と、2004 年から 2009 年までに分析された 722 件の別個の裁判において、そのような証拠の提出は第一級殺人の裁判 (449 件)、その他の殺人 (91 件)、強姦 (54 件) と「その他」(222 件)、強盗 (174 件) でとくに多く、非常に少ないのが、重罪謀殺 (36 件)、幼児虐待 (33 件)、走行中の自動車の強奪 (15 件) だ。スティーヴン・モースは 2012 年 8 月 27 日付けの著者との私信で、「不確かだが、脳科学的主張がより頻繁になされていると思われている」と述べた。また、「脳科学の証拠を法廷に提出する試みは間違いなく増えている」と以下に記されている。 Greg Miller, Science Podcast, September 15, 2011, with Owen Jones and Martha Farah, at minute 3:07, http://news.sciencemag.org/sciencenow/2011/09/live-chat-brain-science-and-the.html. ヘレン・S. メイバーグはエモリー大学の神経学者であり、多くの裁判で証言してきた。彼女は、Brown and Murphy, "Through a Scanner Darkly" に引用されているように、カリフォルニア州サンタバーバラで開かれたマッカーサー財団の年次総会において、2008 年 5 月 29 日、法と脳科学プロジェクトのメンバーに対するプレゼンテーションで、法廷での画像研究の利用が急増していることについて語った。最近の法廷での画像技術の利用は、Purvak Patel et al., "The Role of Imaging in United States Courtrooms," *Neuroimaging Clinics of North America* 17, no. 4 (2007) : 557-567 で論じられている。連邦レベルでは許容される基準は高いが、たいていの死刑裁判では最低基準は低い。ドーバート基準は、アメリカの連邦訴訟手続きにおける専門家の証言の許容性に関する、証拠の基準だ。*Daubert v. Merrill Dow Pharmaceuticals*, 509 U.S. 579 (1993) によれば、最高裁判所は、連邦判事は「提出されたすべての科学的証言または証拠が、当を得ているだけでなく信頼できることを確認する」義務を負っているとしたという。「信頼できる」ためには以下の質問に適切に答えられなければならない。(1) その技術は実験を通して反証や反論を受けてきたか？ (2) その技術は専門家の査読を受けて発表されたか？ (3) 既知の、あるいは潜在的な、誤差率はどれぐらいか？ (4) その技術は当該の科学界で一般的に受け容れられてい

Stanford Law Review 62, no. 4（2010）: 1119-1208.

（23）Zoe Morris et al., "Incidental Findings on Brain Magnetic Resonance Imaging: Systematic Review and Meta-Analysis," *British Medical Journal* 339（2009）, http://www.bmj.com/highwire/filestream/386096/field_highwire_article_pdf/0/bmj.b3016. おおもとの軸索への損傷は、構造的に検知されないままになる場合もあるが、こうした軸索が行動を変化させる可能性は依然として否定できない。Susumu Mori and Jiangyang Zhang, "Principles of Diffusion Tensor Imaging and Its Applications to Basic Neuroscience Research," *Neuron* 51, no. 5（2005）: 527-539 を参照のこと。

（24）*People v. Weinstein*, 591 N.Y.S.2d 715（Sup. Ct. 1992）, at http://www.leagle.com/xmlResult.aspx?xmldoc=1992190156Misc2d34_1186.xml&docbase=CSLWAR2-1986-2006.

（25）*People v. Weinstein*, 591 N.Y.S.2d 715（Sup. Ct. 1992）, at 717-718, 722-723.「そうした病変と犯罪行為には既知のつながりはないという証拠があるにもかかわらず」、裁判所はPETスキャンの結果の提出を許可したが、「脳の前頭葉の」くも膜嚢胞や代謝障害が「暴力の直接的な原因になる」かどうかについての証言は禁じた。

（26）J. Rojas-Burke, "PET Scans Advance as Tool in Insanity Defense," *Journal of Nuclear Medicine* 34, no. 1（1993）: 13N-26N, 13N, 16N（ジョナサン・ブローディ医師を引用）。さらに、彼の道徳感覚を消し去るほどの害を及ぼす嚢胞だったら、たとえば左前頭部の頭痛、あるいは、欲求不満耐性の低さや衝動性、攻撃性、問題解決にかかわる問題が生じるなど、他の面で彼に影響を与える可能性がきわめて高かっただろうと専門家たちは結論した。

（27）Brian W. Haas and Turhan Canli, "Emotional Memory Function, Personality Structure and Psychopathology: A Neural System Approach to the Identification of Vulnerability Markers," *Brain Research Reviews* 58, no. 1（2008）: 71-84.

（28）Jeffrey M. Burnsand and Russell H. Swerdlow, "Right Orbitofrontal Tumor with Pedophilia Symptom and Constructional Apraxia Sign," *Archives of Neurology* 60, no. 3（2003）: 437-440.　この患者は、児童への性的いたずらで有罪になり、性犯罪者のためのプログラムに参加するように宣告された。プログラムの最中に、彼は職員に性的な誘いをかけた。そうすることで刑務所送りになるかもしれないと十分に承知していながら。その後すぐに、頭痛や他の神経学的症状がひどくなり、ついには腫瘍が発見された。

（29）Charles Montaldo, "The Call to Police: The Andrea Yates Case," *About.com*, http://crime.about.com/od/female_offenders/a/call_yates.htm.　イェーツの言葉は、Timothy Roche, "Andrea Yates: More to the Story," *Time*, March 18, 2002. http://www.time.com/time/nation/article/0,8599,218445-1,00.html; and "A Dark State of Mind," *Newsweek*, March 3, 2002, http://www.thedailybeast.com/newsweek/2002/03/03/a-dark-state-of-mind.html での引用。

（30）2002年、イェーツは自分の5人の子供のうち3人に対する殺人罪で有罪になった。狭い意味では、イェーツは自分の子供を故意に殺したのだが、彼女の理性は、私たちの見るところでは、法律上の心神喪失にあたるほど激しく損なわれていた。厳密に言えば、彼女は法に反するとわかっている行為を行なう意思を形成できた

訳、工作舎、1987年］に引用された、Lombroso, *Criminal Man*, 6より。ロンブローゾの理論に関する論考については、Helen Zimmern, "Reformatory Prisons and Lombroso's Theories," *Popular Science Monthly* 43 (1893) : 598-609を参照のこと。

(20) Vernon Mark, William Sweet, and Frank Ervin, "The Role of Brain Disease in Riots and Urban Violence," *Journal of the American Medical Association* 201, no. 11 (1967) : 895; Vernon H. Mark and Frank R. Ervin, *Violence and the Brain* (New York: Harper and Row, 1970). 33ページで、2人の著者は次のように推測している。「大脳辺縁系が病気により異常に活発になっているか、辺縁系の新皮質の（［前頭を］制御する）入力が異常になっているかのどちらかだ」。世間の関心については、Leroy Aarons, "Brain Surgery Is Tested on 3 California Convicts," *Washington Post*, February 25, 1972; and Lori Andrews, "Psychosurgery: The New Russian Roulette," *New York Magazine*, March 7, 1977, 38-40を参照のこと。「アイデンティティの破壊」という言葉は、「ニューヨーク・マガジン」誌の1977年3月21日号の7ページに掲載された編集者への手紙の中で使われている。Congressional hearing: Bertram S. Brown from *Report and Recommendations: Psychosurgery: The National Commission for the Protection of Human Subjects of Biomedical and Behavioral Research* (Washington, DC: Department of Health and Welfare, 1977), 10, http://videocast.nih.gov/pdf/ohrp_psychosurgery.pdf. 委員会は、誤用された事例があるからといって、すべての精神外科的処置の実施を禁ずるのは適切な対応ではないと結論した。

(21) 検察側の証人であるジョナサン・ブローディ医師は、fMRIのデータに基づいて精神病質的な行動に関する結論を出すのは不可能だ、ましてや26年前にとった行動についてなど論外だと主張した。 Barbara Bradley Hagerty, "Inside a Psychopath's Brain: The Sentencing Debate," *National Public Radio*, June 30, 2010, http://www.npr.org/templates/story/story.php?storyId=12811680を参照のこと。キールは、ヘアの精神病質チェックリストでの得点が非常に高いが似たような行動パターンを示さなかった人たちには、スキャンを行なわなかった。この人たちは重要な対照群になるだろう。 "Can Genes and Brain Abnormalities Create Killers?," *National Public Radio*, July 6, 2010, http://www.npr.org/templates/story/story.php?storyId=128339306; and Mehmet K. Mahmut, Judi Homewood, and Richard Stevenson, "The Characteristics of Non-criminals with High Psychopathy Traits: Are They Similar to Criminal Psychopaths?," *Journal of Research in Personality* 42, no. 3 (2008) : 679-692を参照のこと。この研究者たちは、犯罪者でない精神病質者が、犯罪者である精神病質者と神経心理学的には同じ特徴を示すにもかかわらず、何らかの理由で、情動的・経済的な荒廃といった反社会的傾向を持つに至らないように守られていることを発見した。そうさせているのは、親の温かな愛情かもしれず、それが生物学的な基盤を導いている可能性がある。

(22) Joseph H. Baskin, Judith G. Edersheim, and Bruce H. Price, "Is a Picture Worth a Thousand Words? Neuroimaging in the Courtroom," *American Journal of Law and Medicine* 33 (2007) : 239-269; Teneille Brown and Emily Murphy, "Through a Scanner Darkly: Functional Neuroimaging as Evidence of a Criminal Defendant's Past Mental States,"

も参照のこと。

(14) Robert D. Hare, "Psychopathy, Affect and Behaviour," in *Psychopathy: Theory, Research and Implications for Society*, ed. D. J. Cooke, Adelle E. Forth, and Robert D. Hare (Dordrecht: Kluwer, 1998), 105-139.

(15) Robert D. Hare et al., "Psychopathy and the Predictive Validity of the PCL-R: An International Perspective," *Behavioral Sciences and the Law* 18, no. 5 (2000): 623-645 (38.5は平均得点だった)。関係する脳の領域は、扁桃体、眼窩前頭皮質、島《とう》、帯状皮質、前頭前皮質腹内側部を含む。Adrian Raine and Yaling Yang, "Neural Foundations to Moral Reasoning and Antisocial Behavior," *Social Cognitive and Affective Neuroscience* 1, no. 3 (2006): 203-213; Andrea L. Glenn and Adrian Raine, "The Neurobiology of Psychopathy," *Psychiatric Clinics of North America* 31, no. 3 (2008): 463-475; and R. J. R. Blair, "The Amygdala and Ventromedial Prefrontal Cortex: Functional Contributions and Dysfunction in Psychopathy," *Philosophical Transactions of the Royal Society of London B: Biological Sciences* 363, no. 1503 (2008): 2557-2565 を参照のこと。

(16) Kent A. Kiehl and Joshua W. Buckholtz, "Inside the Mind of a Psychopath," *Scientific American Mind*, September/October 2010, 22-29; Carla L. Harenski et al., "Aberrant Neural Processing of Moral Violations in Criminal Psychopaths," *Journal of Abnormal Psychology* 119, no. 4 (2010): 863-874.

(17) Hughes, "Science in Court," 342.

(18) Nicole Rafter, "The Murderous Dutch Fiddler: Criminology, History and the Problem of Phrenology," *Theoretical Criminology* 9, no. 1 (2005): 65-96, 86, http://www.sagepub.com/tibbetts/study/articles/SectionIII/Rafter.pdf. Stacey A. Tovino, "Imaging Body Structure and Mapping Brain Function: A Historical Approach," *American Journal of Law and Medicine* 33 (2007), 193-228; John Van Wyhe, "The Authority of Human Nature: The Schädellehre of Franz Joseph Gall," *British Journal for the History of Science* 35, no. 124, pt. 1 (2002): 17-42 は、ガルが頭蓋の計測と形質の位置の特定を進めて万全なものとするために刑務所で犯罪者を対象に行なった研究について論じている。

(19) Cesare Lombroso, *Criminal Man*, summarized by Gina Lombroso-Ferrero (New York: Knickerbocker Press, 1911), 6, http://www.gutenberg.org/files/29895/29895-h/29895-h.htm.　19世紀なかばには骨相学の評判は地に墜《お》ちていたが、それ以降でさえ骨相学を信奉し続けたイタリア人医師ロンブローゾは、囚人の身体的な特性を調べた。囚人たちの頭蓋骨は、傾斜した額、高い頬骨、大きな眼窩など、原始的な動物のような特徴を備えているとロンブローゾは述べている。彼らの野蛮な本能は、文明的な人間であれば生来持っている自制心によって制御されることはなかった。ロンブローゾの研究は、顔の特徴とその人の内なる自己は一致しているはずだとするギリシアの人相学に通じるものだったが、間接的にではあるが脳にも目を向けていた。Nicole H. Rafter, *The Criminal Brain: Understanding Biological Theories of Crime* (New York: New York University Press, 2008).　引用は Stephen Jay Gould, *Ontogeny and Phylogeny* (Cambridge, MA: Belknap Press of Harvard University Press, 1977), 122 [『個体発生と系統発生――進化の観念史と発生学の最前線』仁木帝都・渡辺政隆

ive=0 を参照のこと。この話題に対する王立協会の関心については、*Brain Waves Module 4: Neuroscience and the Law*（London: RoyalSociety, 2011）, http://royalsociety.org/uploadedFiles/Royal_Society_Content/policy/projects/brain-waves/Brain-Waves-4.pdf を参照のこと。継続的に更新されている文献一覧として、ミネソタ大学ロースクールのフランシス・X. シェンが管理しているものについては、http://www.lawneuro.org/bibliography.php を参照のこと。ブログの例は、http://lawneuro.typepad.com/the-law-and-neuroscience-blog/neurolaw/（The MacArthur Foundation Research Network on Law and Neuroscience）; http://blogs.law.stanford.edu/lawandbiosciences/（The Center for Law and Biosciences, Stanford Law School）; and http://kolber.typepad.com/（Adam Kolber, professor, Brooklyn Law School）で閲覧可能。コースや連続講義を開講しているロースクールには、メリーランド大学、テューレーン大学、スタンフォード大学、ペンシルヴェニア大学、アクロン大学、アリゾナ大学、ハーヴァード大学、カリフォルニア大学バークリー校、ブルックリン・ロースクールなどがある。ベイラー医科大学には「脳科学と法律に関するイニシアティブ」がある。

(10) 法神経科学コンサルタンツ社を率いるダニエル・マーテルは、Rosen, "Brain on the Stand" の中で、「何であれ、死刑がかかわる裁判で弁護を行なう際には、脳の器質に基づく弁護が何かしら必須になった」と述べている。「fMRI などの脳科学的証拠は、死刑にかかわる判決を下すにあたって、標準的になっていると、何名かの判事から非公式に聞いている」。Walter Sinnott-Armstrong et al., "Brain Images as Legal Evidence," *Episteme* 5, no. 3（2008）: 359-373, 369, http://muse.jhu.edu/journals/epi/summary/v005/5.3.sinnott-armstrong.html.　有罪判決に対する上訴については、*Lathram v. Johnson*, 2011 WL 676962（E.D. Va. 2011）; *People v. Jones*, 620 N.Y.S.2d 656（App. Div. 1994）, aff'd, 85 N.Y.2d 998（1995）; and Shamael Haque and Melvin Guyer, "Neuroimaging Studies in Diminished Capacity Defense," *Journal of the American Academy of Psychiatry and the Law* 38, no. 4（2010）: 605-607, http://www.jaapl.org/cgi/content/full/38/4/605 を参照のこと。ファイグマンの言葉は、Lizzie Buchen, "Science in Court: Arrested Development," *Nature* 484（2012）: 304-306 の 306 での引用。

(11) Federal Insanity Defense Reform Act, 18 U.S.C. § 17（1984）.

(12) Stephen J. Morse, "Brain Overclaim Syndrome and Criminal Responsibility: A Diagnostic Note," *Ohio State Journal of Criminal Law* 3（2006）: 397-412, at 399. Morse, "Inevitable Mens Rea," *Harvard Journal of Law and Public Policy* 27, no.（2003）: 51-64.

(13)「デュガンの裁判は、世界で初めて fMRI を証拠として許容したと見なされる事例となった」; Virginia Hughes, "Science in Court: Head Case," *Nature* 464（2010）: 340-342, http://www.nature.com/news/2010/100317/full/464340a.html.　精神病質者の道徳的判断能力の欠如については、Richard E. Redding, "The Brain-Disordered Defendant: Neuroscience and Legal Insanity in the Twenty-First Century," *American University Law Review* 56（2006）: 51-126 を参照のこと。Maaike Cima, Franca Tonnaer, and Marc D. Hauser, "Psychopaths Know Right from Wrong but Don't Care," *Social Cognitive and Affective Neuroscience* 5（2010）: 59-67; and Andrea L. Glenn, "Moral Decision Making and Psychopathy," *Judgment and Decision Making*, vol. 5, no. 7（2010）: 497-505

後、状況はなおさら複雑さを増している。たとえば、危険な行為に及ぶ恐れのあるティーンエイジャーにおいては実際のところ、同世代の人たちに比べて、とくにミエリン鞘形成が進んで成熟度が増した神経索が前頭葉から脳の他の領域へと走っている場合が多いことを示した研究結果もある。Gregory S. Berns, Sara Moore, and C. Monica Capra, "Adolescent Engagement in Dangerous Behaviors Is Associated with Increased White Matter Maturity of Frontal Cortex," *PLoS One* 4, no. 8（2009）: e6773, doi:10.1371/journal.pone.0006773を参照のこと。青年期の報酬系については、Adriana Galvan et al., "Earlier Development of the Accumbens Relative to Orbitofrontal Cortex Might Underlie Risk-Taking Behavior in Adolescents," *Journal of Neuroscience* 26, no. 25（2006）: 6885-6892; and Matthew J. Fuxjager et al., "Winning Territorial Disputes Selectively Enhances Androgen Sensitivity in Neural Pathways Related to Motivation and Social Aggression," *Proceedings of the National Academy of Sciences* 107（2010）: 12393, 12396を参照のこと。意見書からの引用については、http://www.abanet.org/crimjust/juvjus/simmons/ama.pdfを参照のこと（さらなる情報は、同サイトpdfファイルのp. 22を参照のこと）。

(8) Jeffrey Rosen, "The Brain on the Stand," *New York Times Magazine*, March 11, 2007, http://www.nytimes.com/2007/03/11/magazine/11Neurolaw.t.html?pagewanted=1&r=1&ref=science.「ローパー対シモンズ」裁判の判決については、www.supremecourt.gov/opinions/04pdf/03-633.pdfを参照のこと。

(9) 1900年代に「神経法学」という言葉が初めて用いられたとき、それは現在とは別のものを意味していた。人身傷害を扱う弁護士がこの言葉を造り、外傷性脳損傷の裁判において、脳の専門家による証言の重要性が高まっていることを表明したのだ。S. J. Taylor, "Neurolaw: Towards a New Medical Jurisprudence," *Brain Injury* 9, no. 7（1995）: 745-751; and Owen D. Jones and Francis X. Shen, "Law and Neuroscience in the United States," in *International Neurolaw*, ed. Tade Spranger（Berlin: Springer-Verlag, 2012）, 349-380. 2011年にはさらに485万ドルが投じられている。Amy Wolf, "Landmark Law and Neuroscience Network Expands at Vanderbilt," *Research News at Vanderbilt*, August 24, 2011, http://news.vanderbilt.edu/2011/08/grant-will-expand-law-neuroscience-network/を参照のこと。旗振り役はジョナサン・ファントンで、http://www.macfound.org/press/press-releases/new-10-million-macarthur-project-integrates-law-and-neuroscience/にあるように、彼は2007年に、以下のように述べている。「脳科学者は法律を理解する必要があり、法律家は脳科学を理解する必要がある」。スティーヴィン・モースはブッシュ大統領の生命倫理評議会の席で見解を発表した。http://bioethics.georgetown.edu/pcbe/transcripts/sep04/session1.htmlを参照のこと。モースとマーサ・ファラーは、2011年2月28日から3月1日にかけて、ワシントンで開催されたオバマ大統領の生命倫理評議会の席で見解を発表している。 マーサ・ファラーの発言については、http://www.tvworldwide.com/events/bioethics/110228/globe_show/default_go_archive.cfm?gsid=1552&type=flv&est=0&live=0を、スティーヴン・モースの発言については、http://www.tvworldwide.com/events/bioethics/110228/globe_show/default_go_archive.cfm?gsid=1546&type=flv&test=0&l

ZO.html を参照のこと。

(2) *Atkins v. Virginia*, 536 U.S. 304 (2002) におけるジェイムズ・W. エリス氏の口頭弁論。http://www.oyez.org/cases/2000-2009/2001/2001_00_8452/ にある記録の写しを参照のこと。

(3) 2002 年 5 月、合衆国最高裁判所は 6 対 3 でアトキンズの主張を認める判決を下した。判事たちは「[精神遅滞者は] 論理的思考や判断や衝動制御の能力に劣る」ゆえに「成人によるきわめて深刻な犯罪行為に伴う道義的有責性の水準では行動しない」と判断した。*Atkins*, 536 U.S. 304, http://www.law.cornell.edu/supct/html/00-8452.ZO.html を参照のこと。シモンズ側弁護団の主張については、http://www.internationaljusticeproject.org/pdfs/SimmonsAtkinsbrief-final.pdf を参照のこと。2003 年 8 月 26 日、ミズーリ州最高裁判所は死刑判決を無効とし、少年への死刑執行は、「進化しつつある良識の基準」のもとでは、アメリカ合衆国憲法修正第 8 条に抵触すると判断した。判事たちは脳科学には感銘を受けなかったようだ。「関係者が人間の心の構造に関する最新の研究や科学的記事の数々を……本法廷に提示したが、本法廷は本題からそこまで離れたところまで目を向ける必要はない」。http://caselaw.findlaw.com/mo-supreme-court/1273234.html を参照のこと。

(4) 口頭弁論の記録の写しは、http://www.oyez.org/cases/2000-2009/2004/2004_03_633 で閲覧可能。400 人を超える医療の専門家が、「アメリカ合衆国における少年犯罪者の死刑廃止を求める、医療専門家の呼びかけ」に署名して支持を表明している。この呼びかけには、「未成年の思考や行動に、成人と同等の能力を期待するのは不公平かつ不合理である」とある。http://www.hrea.org/lists/psychology-humanrights-l/markup/msg00364.html. Carolyn Y. Johnson, "Brain Science v. the Death Penalty," *Boston Globe*, October 12, 2004, http://www.boston.com/news/globe/health_science/articles/2004/10/12/brain_science_v_death_penalty/.

(5) "Brief of the American Medical Association, American Psychiatric Association, American Society for Adolescent Psychiatry, American Academy of Child and Adolescent Psychiatry, American Academy of Psychiatry and the Law, National Association of Social Workers, Missouri Chapter of the National Association of Social Workers, and National Mental Health Association as Amici Curiae in Support of Respondent," 2005, http://www.ama-assn.org/resources/doc/legal-issues/roper-v-simmons.pdf を参照のこと。

(6) 同上。意見書では、とりわけ、Elizabeth R. Sowell et al., "Mapping Continued Brain Growth and Gray Matter Density Reduction in Dorsal Frontal Cortex: Inverse Relationships During Post-adolescent Brain Maturation," *Journal of Neuroscience* 21, no. 22 (2001): 8819-8829; and Laurence Steinberg and Elizabeth S. Scott, "Less Guilty by Reason of Adolescence: Developmental Immaturity, Diminished Responsibility, and the Juvenile Death Penalty," *American Psychologist* 58, no. 12 (2003): 1009-1018 について言及している。

(7) 意見書によれば、ミエリン鞘形成とシナプスの刈り込みは思春期までに完了するとかつては考えられていたが、過去 20 年にわたる技術の進歩に伴い、双方とも 20 代なかばまで継続することが明らかになっているという。意見書が書かれて以

点では、依然として揺籃期にある。国家としての私たちの価値観にそれがどう適合するのかをアメリカ人が把握する機会を得る以前に、政府が重大な結果をもたらしうる科学技術をまたしても一方的かつ秘密裡に導入するのを目にしたくはない」。アメリカ自由人権協会のスポークスパーソンの発言の引用については、Jay Stanley, "High-Tech 'Mind Readers' Are Latest Effort to Detect Lies," August 29, 2012, http://www.aclu.org/blog/technology-and-liberty/high-tech-mind-readers-are-latest-effort-detect-lies を参照のこと。「心的プライヴァシー・パニック」については、Francis X. Shen, "Neuroscience, Mental Privacy, and the Law," 36 *Harvard Journal of Law and Public Policy* (forthcoming April 2013) を参照のこと。嘘検知技術の統制については、Henry T. Greely, "Premarket Approval for Lie Detections: An Idea Whose Time May Be Coming," *American Journal of Bioethics* 5 (2005) : 50-52 を参照のこと。Jonathan Moreno, *Mind Wars: Brain Science and the Military in the 21st Century* (New York: Bellevue Literary Press, 2012) , 186 は、当該の科学的・倫理的・法的専門知識を持った専門家から成る、ニューロセキュリティに関する国家諮問委員会の創設を求めている。この委員会は、バイオセキュリティ国家科学諮問委員会に匹敵する。同委員会は2004年に創設され、国立衛生研究所の管理下にあるものの、生物学の研究の濫用を最小限にとどめる方法について、政府のすべての部門に助言を行なっている。

(45) S. E. Stollerand P. R. Wolpe, "Emerging Neurotechnologies for Lie Detection and the Fifth Amendment," *American Journal of Law and Medicine* 33 (2007) : 3359-3375; Amanda C. Pustilnik," Neurotechnologies at the Intersection of Criminal Procedure and Constitutional Law," in *The Constitution and the Future of Criminal Law*, ed. Song Richardson and John Parry (Cambridge: Cambridge University Press, forthcoming) ; Michael S. Pardo, "Disentangling the Fourth Amendment and the Self-Incrimination Clause," *Iowa Law Review* 90, no. 5 (2005) : 1857-1903.

(46) Nita Farahany, "Incriminating Thoughts," *Stanford Law Review* 64 (2012) : 351-408. ファラハニーは、自己を有罪に至らしめることを防ぐ特権が当てはまる証拠の分類法の代替案を提案している。情報の形式ではなく、機能に注目するという方法だ。彼女の提唱する分類の代替案は、身元確認の証拠、自動的な証拠、暗記した証拠、口頭で述べた証拠といった、台頭しつつある脳科学がもっと適合しやすい証拠のスペクトルだ。

(47) Nita A. Farahany, "Searching Secrets," *University of Pennsylvania Law Review* 160 (2012) : 1239-1308（台頭してきている脳科学技術の、修正第4条にまつわる意味合いを述べている）; Robin G. Boire, "Searching the Brain: The Fourth Amendment Implications of Brain-Based Deception Detection Devices," *American Journal of Bioethics* 5, no. 2 (2005) : 62-63.

第5章 扁桃体のせいなんです

(1) *Roper v. Simmons*, 543 U.S. 551 (2005) , http://www.law.cornell.edu/supct/html/03-633.

漏らした張本人を特定するために、何百もの政府職員をポリグラフ検査にかけることを口にし、嘘検知検査にかけられると知っていたら、好ましくない人物たちは、そもそもそうした職に就こうという気をそがれるかもしれないという意見を述べた。偽の嘘検知装置の効果に関する研究については、Saul Kassin, Steven Fein, and Hazel Rose Markus, *Social Psychology*, 7th ed.（Boston: Houghton Mifflin, 2007）; and Theresa A. Gannon, Kenneth Keown, and D. L. Polaschek, "Increasing Honest Responding on Cognitive Distortions in Child Molesters: The Bogus Pipeline Revisited," *Sexual Abuse: A Journal of Research and Treatment* 19, no. 1（2007）: 5-22 を参照のこと。

(43) David McCabe, Alan D. Castel, and M. G. Rhodes, "The Influence of fMRI Lie Detection Evidence on Juror Decision Making," *Behavioral Sciences and the Law* 29（2011）: 566-577.

(44) 多くの法学者や判事が、嘘検知装置はその精度にかかわらず、法廷での使用をいっさい許可すべきではないと信じている。陪審が証人の信憑性の最終的裁定者の役割を担うという概念は、ずっと昔から法学に根差している。*United States v. Scheffer*, 523 U.S. 303（1998）, 312-313（複数意見）（嘘発見器の証拠は、信憑性を評価するメカニズムとしての陪審の役割を「減ずる」ことを指摘している）を参照のこと。引用 43-44; *United States v. Call*, 129 F.3d 1402, 1406（10th Cir. 1997）（事実審裁判所は連邦証拠規則 403 のもとでポリグラフの証拠を除外しても、とりわけ、そうした証拠は「陪審の決定的に重要な役割を強奪するから、そしてまた、信憑性について独自の判断を下せる陪審の役に立たないから」、裁量権の濫用にはあたらないとする裁定）; and Julie Seaman, "Black Boxes: FMRI Lie Detection and the Role of the Jury," *University of Akron Law Review* 42（2009）: 931-941 を参照のこと。雇用差別に関する 2010 年のニューヨークの訴訟では、人材派遣会社に登録している若い女性が、上司によるセクシュアル・ハラスメントについて正式に苦情を申し立てた結果、仕事を回してもらえなくなったと主張した。上司がその女性に対するまさにそうした報復について語っているのを同僚が漏れ聞いたとのことだった。その同僚はセフォス社の嘘検知検査を受けて合格したが、裁判所は同社のスティーヴン・レイクンがその結果について証言するのを、どうしても許さなかった。「信憑性にかかわる問題に関して陪審の職分を侵害することには、それが何であれ、十分懐疑的に対処するべきである」と判事は書いている。*Wilson v. Corestaff Services*, L.P., 28 Misc. 3d 428（Supreme Court, Kings County, 2010）, http://www.courts.state.ny.us/reporter/3dseries/2010/2010_20176.htm. Grace West, "Brooklyn Lawyer Seeks to Use Brain Scan as Lie Detector in Court," *NBC New York*, May 5, 2010, http://www.nbcnewyork.com/news/local-beat/Brain-scanning?92888084.html も参照のこと。アメリカ自由人権協会は、プライヴァシーの究極の侵害となりうることについての懸念を表明しているし、他の監視団体も、「認知の自由」と称するものを提唱している。ACLU Press Release, "ACLU Seeks Information About Government Use of Brain Scanners in Interrogations," June 28, 2006, http://www.aclu.org/technology-and-liberty/aclu-seeks-information-about-government-use-brain-scanners-interrogations を参照のこと。「そして私たちは、スキャナーが暴露し始めた、脳の根底にあるプロセスの理解という

Research Council's Committee on Military and Intelligence Methodology for Emergent Neurophysiological and Cognitive/Neural Science Research in the Next Two Decades, "Emerging Cognitive Neuroscience and Related Technologies," 4, http://books.nap.edu/openbook.php?record_id=12177&page=4. 2008年のNRCの報告書は、「『実際的あるいは科学捜査上の意味において、嘘を検知するシステムの開発に対して、近い将来、機能的脳画像法がなしうる貢献』に関して、委員会内で意見の相違があった」と結論している。National Research Council, "Opportunities in Neuroscience for Future Army Applications," NRC 200996, 4, http://www.nap.edu/catalog.php?record_id=12500.　セフォス社は2004年に創立されたが、クライアントを迎え始めたのは2008年だ。www.cephoscorp.com/about-us/index.php を参照のこと。コーゼル博士は無給でセフォス社の顧問を務めており、彼の所属するサウスカロライナ医科大学は、セフォス社と特許契約を結んでいる。http://www.cephoscorp.com/about-us/index.php#scientific.　ペンシルヴェニア大学は2003年、ダニエル・ラングルベンの研究に基づき、ノー・ライ・ＭＲＩ社の株式所有権と引き換えに、コーゼル博士の研究に関して出願中の特許の使用を同社に認めた。Lee Nelson, "The Inside Image," *Advanced Imaging*, September 2008, 8-11 を参照のこと。ハイゼンガの言葉は、Mark Harris, "MRI Lie Detectors," *IEEE Spectrum*, August 2010, http://spectrum.ieee.org/biomedical/imaging/mri-lie-detectors/0 での引用。ヴェリタス・サイエンティフィックは、アメリカの軍や政府機関、法執行機関、外国政府に向け、ノー・ライ・MRI社製ソフトウェアの開発、使用、応用にもっぱらあたる同社の部門。http://noliemri.com/investors/Overview.htm を参照のこと。傍点の箇所は本書の著者による強調。

(40) 2011年11月14日付けのネイサン氏からの電子メールによる。"Neuroscientist Uses Brain Scan to See Lies Form," *National Public Radio*, October 30, 2007, http://www.npr.org/templates/transcript/transcript.php?storyId=15744871.　ハイゼンガの言葉は、http://www.cephoscorp.com/about-us/index.php での引用。2010年2月26日付けのハーヴィー・ネイサンの私信によると、彼は多数の大学の研究者に連絡をとり、さらにfMRI検査をしてくるかどうか尋ねたそうだ。検査を重ねれば、保険会社に心変わりをさせ、保険金を払ってもらえると期待してのことだった。「引き受けてくれる人は誰もいませんでした。商業的に検査を行なう段階には至っていないのだそうです」と彼は報告した。

(41) David Washburn, "Can This Machine Prove If You're Lying?," *Voice of San Diego*, April 2, 2009, http://m.voiceofsandiego.org/mobile/science/article_bcff9425-cae5-5da4-b036-3dbdc0e82d5e.html; Greg Miller, "fMRI Lie Detection Fails a Legal Test," *Science* 328 (2010) : 1336-1337.

(42) John Ruscio, "Exploring Controversies in the Art and Science of Polygraph Testing," *Skeptical Inquirer* 29 (2005) : 34-39;　1971年7月24日の、リチャード・M. ニクソン大統領とジョン・D. アーリックマンとエギル・クローグ・ジュニアの会話の写し。ウォーターゲート事件の録音テープで、ニクソンは戦略兵器制限条約交渉についての機密漏洩に関する懸念を表明している。彼は国際条約交渉についての情報を

ている。場数を踏んだ嘘つきについては、B. Verschuere et al., "The Ease of Lying," *Consciousness and Cognition* 20, no. 3（2011）: 908-911 を参照のこと。嘘をつくことを考えているときと、嘘をついているときの神経活動については、Joshua D. Greene and Joseph M. Paxton, "Patterns of Neural Activity Associated with Honest and Dishonest Moral Decisions," *Proceedings of the National Academy of Sciences* 106, no. 30（2009）: 12506-12511 を参照のこと。

(34) Spence et al., "Cognitive Neurobiological Account of Deception" ; *Philosophical Transactions of The Royal Society of London B: Biological Sciences* 359（2004）. Spence et al., "Behavioral and Functional Anatomical Correlates of Deception in Humans," *Neuroreport12*（2001）; 2349-2353. G. Ganis et al., "Visual Imagery in Cerebral Visual Dysfunction," *Neorologic Clinics of North America* 21（2003）: 631-646; and Henry T. Greely and Judy Illes, "Neuroscience-Based Lie Detection: The Urgent Need for Regulation," *American Journal of Law and Medicine* 33（2007）: 377-431 も参照のこと。嘘をつくのは、多くの脳領域の機能を使う行動であるのは疑いないが、逆推論の罠にはまり、嘘をついているときに活性化するさまざまな領域だけが必然的に、嘘に関係した領域であると決めてかかってしまいやすい。Anthony Wagner, "Can Neuroscience Identify Lies?," 20 を参照のこと。

(35) Giorgio Ganis et al., "Neural Correlates of Different Types of Deception: An fMRI Investigation," *Cerebral Cortex* 13（2003）: 830-836.

(36) Ahmed A. Karim et al., "The Truth About Lying: Inhibition of the Anterior Prefrontal Cortex Improves Deceptive Behavior," *Cerebral Cortex* 20, no. 1（2010）: 205-213; Stephen M. Kosslyn, "Brain Bases of Deception: Why We Probably Will Never Have a Perfect Lie Detector," Berkman Center for Internet and Society at Harvard University, January 11, 2010, http://cyber.law.harvard.edu/events/lawlab/2010/01/kossyln.

(37) Margaret Talbot, "Duped: Can Brain Scans Uncover Lies?," *New Yorker*, July 2, 2007, http://www.newyorker.com/reporting/2007/07/02/070702fa_fact_talbot; Frederick Schauer, "Can Bad Science Be Good Evidence? Neuroscience, Lie Detection, and Beyond," *Cornell Law Review* 95（2010）: 1190-1220, 1194.

(38) Giorgio Ganis and Julian Paul Keenan, "The Cognitive Neuroscience of Deception," *Social Neuroscience* 4, no. 6（2009）: 465-472. 罪悪感や不安のような情動で、嘘をつく人が課題をどれだけ早く効率的に処理できるかがおそらく決まる。とはいえ、fMRI は、嘘をつくことの神経相関を調べるのに有用な道具であり、EEG や経頭蓋磁気刺激法のような他の方法と組み合わせて使い始めている研究者もいる。Bruce Luber et al., "Non-invasive Brain Stimulation in the Detection of Deception: Scientific Challenges and Ethical Consequences," *Behavioral Sciences and the Law* 27, no. 2（2009）: 191-208, http://www.scribd.com/doc/13112142/Noninvasive-brain-stimulation-in-the-detection-of-deception-Scientific-challenges-and-ethical-consequences.

(39) 2009 年、全米研究評議会（NRC）の審査委員会は、「現時点まで、嘘検知用の、単一の神経生理学的科学技術の使用を実験的に支持する結果を提供する、質の高い研究は十分行なわれていない」ということで意見の一致を見た。National

を受けて発表されたかどうか。(3) 既知の、あるいは潜在的な、誤差率。(4) その実行にかかわる基準と制御の存在と維持。(5) その理論と技術が、当該の科学界で一般的に受け容れられている度合い。*Daubert v. Merrell Dow Pharmaceuticals*, 509 U.S. 579 (1993).

(29) Greg Miller, "Can Brain Scans Detect Lying?," May 14, 2010, http://news.sciencemag.org/scienceinsider/2010/05/can-brain-scans-detect-lying-exc.html; and Alexis Madrigal, "Eyewitness Account of 'Watershed' Brain Scan Legal Hearing," *Wired*, May 17, 2010, http://www.wired.com/wiredscience/2010/05/fmri-daubert/#more-21661 を参照のこと。

(30) Alexis Madrigal, "Brain Scan Evidence Rejected by Brooklyn Court," *Wired*, May 5, 2010, http://www.wired.com/wiredscience/2010/05/fmri-in-court-update/; Michael Laris, "Debate on Brain Scans as Lie Detectors Highlighted in Mary land Murder Trial," *Washington Post*, August 26, 2012.

(31) Nancy Kanwisher, "The Use of fMRI in Lie Detection: What Has Been Shown and What Has Not," in *Using Imaging to Identify Deceit: Scientific and Ethical Questions* (Cambridge, MA: American Academy of Arts and Sciences, 2009), 7-13, 12. スタンフォード大学の法学教授ハンク・グリーリーは、この難問に対処する方法を、こんなふうにおどけて提示している。「学生を捕まえてランダムに逮捕し、相手が犯したかもしれないと思える罪で告発し、おどかして、本当に投獄されると思わせ、彼らがつきうる嘘を検知できるかどうか試してみるといい」。だが、そんな実験を許す研究審査委員会はないだろうと、彼は付け加える。なおさらありえない筋書きとして、本物の容疑者を被験者に使う手がある。科学捜査で得た確固たる証拠を内々に知らされている第三者なら、検査の前に誰が無実で誰がそうでないかわかるだろう。容疑者は、自分の裁判の行方が fMRI 検査の結果にかかっていると信じている必要がある。ハンク・グリーリーの 2010 年 5 月 12 日付けの私信より。嘘検知の精度を下げる動きについては、Giorgio Ganis et al., "Lying in the Scanner: Covert Countermeasures Disrupt Deception Detection by Functional Magnetic Resonance Imaging," *Neuroimage* 55, no. 1 (2011): 312-319 を参照のこと。動きは外側《がいそく》前頭前皮質と内側《ないそく》前頭前皮質からの信号 (動きがなければ、偽りの回答と正直な回答とを区別できていたはずの信号) に影響を与えたので、活性化の差がずっと不明瞭になり、全体的な精度が大幅に下がった。

(32) Elizabeth A. Phelps, "Lying Outside the Laboratory: The Impact of Imagery and Emotion on the Neural Circuitry of Lie Detection," in *Using Imaging to Identify Deceit*, 14-22. Daniel L. Schacter and Scott D. Slotnick, "The Cognitive Neuroscience of Memory Distortion," *Neuron* 44 (2004): 149-160 も参照のこと。

(33) Joseph Henrich, Steven J. Heine, and Ara Norenzayan, "The Weirdest People in the World?," *Behavioral and Brain Sciences* 33, nos. 2-3 (2010): 61-83 は、心理学実験の被験者になりがちなアメリカ人と、全アメリカ人とを比較し、社会的行動や道徳的推論、協力、公平性、知能検査の成績、分析能力といった分野におけるアメリカの成人の多様性を際立たせた。アメリカの大学生は、大学教育を受けていないアメリカ人ばかりでなく、自分の家族で、前の世代の人とも、明白に違っ

tion," 1755-1762を参照のこと。採用される研究方法論次第では、嘘の神経シグネチャーは、嘘をついている状態での被験者の脳の活性化情報から真実を語っている状態での脳の活性化情報を「引き算」して得る。また、真実を語っている状態と嘘をついている状態の両方を、中間的な基準と比較するという手もある。Spence et al., "Behavioural and Functional Anatomical Correlates of Deception in Humans," *NeuroReport* 12 (2001): 2849-2853の実験では、30人にその日の活動（たとえば、ベッドを整えたか）について質問した。被験者は真実を語るときよりも嘘をつくときのほうが時間がかかった（最大で12パーセント）。

(24) F. Andrew Kozel et al., "Detecting Deception Using Functional Magnetic Imaging," *Biological Psychiatry* 58, no. 8 (2005): 605-613. fMRIによる嘘検知の全研究（20余り）の文献目録については、Henry T. Greely, "Neuroscience, Mind- Reading and the Law," in *A Primer on Criminal Law and Neuroscience: A Contribution of the Law and Neuroscience Project*, ed. Stephen J. Morse and Adina L. Roskies (New York: Oxford University Press, forthcoming)を参照のこと。

(25) より具体的に言うと、コーゼルらは「窃盗」について真実を語ったときに強く活性化したボクセルの数から、無関連の質問に正直に答えたときに強く活性化したボクセルの数を「引き算」した。その結果は、「真実」のボクセルとでも呼べるものを表している。「嘘」のボクセルの数を断定するためにも、同じような「引き算」をした。無関連の質問に偽りの答えをしたときに強く活性化したボクセルの数を、「窃盗」について偽りの答えをしたときに強く活性化したボクセルの数から「引き算」したのだ。「嘘」のボクセルの数が「真実」のボクセルの数を上回れば、被験者が嘘をついているとコーゼルらは結論した。活性化した領域のうち、前帯状皮質と眼窩前頭皮質と前頭皮質下部の3つが、嘘をついたときに他の4つの領域よりも活性化の度合いが高かった。

(26) Anthony Wagner, "Can Neuroscience Identify Lies?," in *A Judge's Guide to Neuroscience: A Concise Introduction* (Santa Barbara: University of California, Santa Barbara, 2010), 22, http://www.sagecenter.ucsb.edu/sites/staging.sagecenter.ucsb.edu/files/file-and-multimedia/A_Judges_Guide_to_Neuroscience%5Bsample%5D.pdf; G. T. Monteleone et al., "Detection of Deception Using Functional Magnetic Resonance Imaging: Well Above Chance, Though Well Below Perfection," *Social Neuroscience* 4, no. 6 (2009): 528-538.

(27) Alexis Madrigal, "MRI Lie Detection to Get First Day in Court," *Wired*, March 16, 2009, http://www.wired.com/wiredscience/2009/03/noliemri/; Hank T. Greely, personal communication, November 29, 2011.

(28)「合衆国対セムロー」裁判の包括的な概要については、Frances X. Shen and Owen D. Jones, "Brain Scans as Evidence: Truths, Proofs, Lies, and Lessons," *Mercer Law Review* 62 (2011): 861-883を参照のこと。1993年の「ドーバート対メレル・ダウ製薬」裁判では、最高裁判所は、科学の専門家の証言を認めるいくつかの指針に関して合意した。そのうちには、科学的証言の「法的有効性」を立証するために適切と考えられる以下の要因が含まれていた。(1)実験による検査——その理論あるいは技術が、誤りの立証可能、反駁可能、およびまたは、検査可能かどうか。(2)専門家の査読

しかないと信じているとしている。どちらの機関も、ファーウェルは自分の技術が独占所有物であるという理由から、この検査がどのような仕組みになっているかに関するアルゴリズム情報の提供を渋っていることに言及している。Becky McCall, “Brain Fingerprints Under Scrutiny,” *BBC News*, February 17, 2004, http://news.bbc.co.uk/2/hi/science/nature/3495433.stm. スローターの処刑については、Doug Russell, “Family's Nightmare Ends as Murderer Executed,” *McAlester News Democrat*, March 16, 2005 を参照のこと。スローターに対して証拠調べの実施を認めないというオクラホマ州の上訴裁判所の裁定に関する詳細については、*Slaughter v. State*, No. PCD-2004-277（OK Ct. Crim. App., Jan. 11, 2005）, http://caselaw.findlaw.com/ok-court-of-criminal-appeals/1128130.html を参照のこと。

(20) Lawrence A. Farwell, “Brain Fingerprinting: A Comprehensive Tutorial Review of Detection of Concealed Information with Event-related Brain Potentials,” *Cognitive Neurodynamics* 6（2012）: 115-154, 115; Farwell, “Farwell Brain Fingerprinting: A New Paradigm in Criminal Investigations,” self-published paper, Human Brain Research Laboratories, Inc., January 12, 1999, http://www.raven1.net/mcf/bf.htm; Farwell, “Brain Fingerprinting: Brief Summary of the Technology,” Brain Fingerprinting Laboratories, 2000, http://www.forensicevidence.com/site/Behv_Evid/Farwell_sum6_00.html. 記憶の仕組みについては、Daniel Schacter, *The Seven Sins of Memory*（Boston: Houghton Mifflin, 2001）[『なぜ、「あれ」が思い出せなくなるのか——記憶と脳の７つの謎』春日井晶子訳、日本経済新聞社、2002 年]; and Edward C. Gooding, “Tunnel Vision: Its Causes and Treatment Strategies,” *Journal of Behavioral Optometry* 14, no. 4（2003）: 95-99 を参照のこと。

(21) Ralf Mertens and John J. B. Allen, “The Role of Psychophysiology in Forensic Assessments: Deception Detection, ERPs, and Virtual Reality Mock Crime Scenarios,” *Psychophysiology* 45, no. 2（2008）: 286-298. アレンは模擬の犯罪の筋書きを使って自ら実験を行ない、ファーウェルの方法では「有罪の人」は２回に１回の割合でしか正しく確認できないという結果を得た。John J. B. Allen, “Brain Fingerprinting: Is It Ready for Prime Time?” A Homeland Security Grant from the Office of the Vice President for Research at the University of Arizona per his CV at http://apsychoserver.psychofizz.psych.arizona.edu/JJBAReprints/John_JB_Allen_CV.pdf を参照のこと。

(22) Kathleen O'Craven and Nancy Kanwisher, “Mental Imagery of Faces and Places Activates Corresponding Stimulus-Specific Brain Regions,” *Journal of Cognitive Neuroscience* 12（2000）: 1013-1023; Jesse Rissman, Henry T. Greely, and Anthony Wagner, “Detecting Individual Memories Through the Neural Decoding of Memory States and Past Experience,” *Proceedings of the National Academy of Sciences of the United States of America* 107, no. 21（2010）: 9849-9854. これは特筆に値するが、実際に目にしたときと、目にしたと思ったときのどちらの場合にも、想起の精度はわずか 59 パーセントで、偶然をかろうじて上回る程度だ。

(23) この目的で fMRI の使用を他に先駆けて提案した人の１人が、イギリスの精神科医ショーン・スペンスだ。Spence et al., “Cognitive Neurobiological Account of Decep-

し、性犯罪者の執行猶予中には日常的な手順になっている。http://www.polygraph.org/section/resources/frequently-asked-questions. 21世紀の最初の数年間には、その10年前を約5割上回る、毎年およそ160万回の検査が行なわれていると、アメリカ・ポリグラフ協会は「ウォールストリート・ジャーナル」紙に語った。Laurie P. Cohen, "The Polygraph Paradox," *Wall Street Journal*, March 22, 2008, http://online.wsj.com/article/SB120612863077155601.html（ほとんどの利用は連邦の役人による）.

(15) National Research Council, Division of Behavioral and Social Sciences and Education, *The Polygraph and Lie Detection* (Washington, DC: National Academies Press, 2003)，とくに3ページ目を参照のこと。

(16) Allan S. Brett, Michael Phillips, and John F. Beary, "The Predictive Power of the Polygraph: Can the 'Lie Detector' Really Detect Liars?," *Lancet* 327, no. 8480 (1986) : 544-547. 2003年に全米研究評議会が証拠を徹底的に調査すると、ポリグラフの精度は「偶然」よりもましではあるが、「極端に高い精度が期待できるような根拠はほとんどなかった」。*Polygraph and Lie Detection*, 212. エイムズとリーについては、"The C.I.A. Security Blanket," *New York Times*, September 17, 1995; and Vernon Loeb and Walter Pincus, "FBI Misled Wen Ho Lee into Believing He Failed Polygraph," *Washington Post*, January 8, 2000を参照のこと。

(17) 顔面の血流量を反映している容疑者の目の周りの体温のパターンを測ったり、頭皮の内側にある皮質の血流量を赤外線を使うセンサーで捉えたりするなど、認知していることを検出する方法は他にもある。G. Ben-Shakar and E. Elaad, "The Validity of Psychophysiological Detection of Information with the Guilty Knowledge Test: A Meta-analytic Review," *Journal of Applied Psychology* 88, no. 1 (2003) : 131-151を参照のこと。

(18) L. A. Farwell and E. Donchin, "The Truth Will Out: Interrogative Polygraphy ('Lie Detection') with Event-Related Potentials," *Psychophysiology* 28 (1991) : 531-547; L. A. Farwell et al., "Optimal Digital Filters for Long Latency Components of the Event-Related Brain Potential," *Psychophysiology* 30 (1993) : 306-315; L. A. Farwell, "Method for Electroencephalographic Information Detection," *U.S. Patent*, no. 5 (1995) : 467, 777; Lawrence A. Farwell and Sharon S. Smith, "Using Brain MERMER Testing to Detect Knowledge Despite Efforts to Conceal," *Journal of Forensic Sciences* 46, no. 1 (2001) : 135-143. MERMERは、刺激の300～800ミリ秒後に起こるP300波の反応と、刺激の800ミリ秒後以降に起こって、なおさら正確な結果を提供する他のさまざまなパターンから成る。Farwell and Smith, "Using Brain MERMER Testing"を参照のこと。

(19) ファーウェルの主張に対する詳細な論評については、J. Peter Rosenfeld, " 'Brain Fingerprinting': A Critical Analysis," *Scientific Review of Mental Health Practice* 4, no. 1 (2005) : 20-37を参照のこと。それに対する反駁については、Lawrence A. Farwell, "Brain Fingerprinting: Corrections to Rosenfeld," *Scientific Review of Mental Health Practice* 8, no. 2 (2011) : 56-68を参照のこと。2001年10月、脳指紋法に関する会計検査院の報告は、CIAとFBIがともに、この科学技術には「限られた応用性と有用性」

ed. M. Brüne, H. Ribbert, and W. Schiefenhövel (Hoboken, NJ: John Wiley, 2003) を参照のこと。対照的に、自閉症の人は心の理論が十分発達していないので、嘘をついても簡単に見破られてしまうし、他者が嘘をついてもたいてい気づくのが苦手だ。Simon Baron-Cohen, "Out of Sight or Out of Mind: Another Look at Deception in Autism," *Journal of Child Psychology and Psychiatry* 33, no. 7 (1992) : 1141-1155.

(11) David T. Lykken, *A Tremor in the Blood: Use and Abuses of the Lie Detector* (New York: Basic Books, 1998) ; Anne M. Bartol and Curt R. Bartol, *Introduction to Forensic Psychology: Research and Application* (Thousand Oaks, CA: Sage, 2012) , 101.

(12) 実験者の質問に対する反応は、回転ドラムに取りつけた紙に、自動記録用のペンで記された。1938 年に剃刀《かみそり》会社のジレットは、剃《そ》りたての男性たちがジレットの刃は競争相手のものよりも優れていると証言するときに、真実を語っていることを証明するために、マーストンを雇った。マーストンは、調べた結果、それは事実であると主張したが、のちに、データに不正があったことが判明した。ジレット社はマーストンに魔法の投げ縄を使っていればよかったのだが。Les Daniels, *Wonder Woman: The Complete History* (San Francisco: Chronicle Books, 2004) , 16; Mark Constanzo and Daniel Krauss, *Forensic and Legal Psychology: Psychological Science Applied to Law* (New York: Worth, 2012) , 55.

(13) Ken Alder, *The Lie Detectors: The History of an American Obsession* (New York: Free Press, 2007) , xi. [『嘘発見器よ永遠なれ――「正義の機械」に取り憑かれた人々』青木創訳、早川書房、2008 年] 1980 年代には毎年 5000 ~ 1 万人のポリグラフ操作員が 200 万人のアメリカ人を検査していた(同上、xiv)。アルダーによれば、「嘘発見器はアメリカの機械的良心となっていた」(同上、xiv)。「警察の分署や高層のオフィスビル、政府機関で正直さを確認する方法として始まったものが、ハリウッド映画やマディソン街で生み出される広告の信憑性を試す手段になった」(同上、xiii-xiv)。*Hearings on the Use of Polygraphs as "Lie Detectors" by the Federal Government Before the House Comm. on Government Operations*, 88th Cong., 2d Sess. (1964) ; H.R. Rep. No. 198, 89th Cong., 1st Sess., 13 (1965) も参照のこと。ドーバート基準の概観については、Martin C. Calhoun, "Scientific Evidence in Court: Daubert or Frye, 15 Years later," Washington Legal Foundation, *Legal Backgrounder*, vol. 23, no. 37, August 22, 2008, http://www.wlf.org/upload/08-22-08calhoun.pdf. *Frye v. United States*, 293 F. 1013, 1014 (D.C. Cir. 1923) (科学的証拠は、当該の科学界で広く受け容れられている方法を使わなければならないという主張), http://law.jrank.org/pages/12871/Frye-v-United-States.html; *Daubert v. Merrell-Dow Pharmaceuticals*, 509 U.S. 579 (1993) を参照のこと。鑑定証人の法廷での許容性にかかわるさらなる規定は、最高裁判所によって、*Kumho Tire Co. v. Carmichael*, 526 U.S. 137 (1999) , and *General Electric Co. v. Joiner*, 522 U.S. 136 (1997) で付加された。

(14) Employee Polygraph Protection Act, 29 U.S .C. § 22, (1988) , http://finduslaw.com/employee_polygraph_protection_epp_29_u_s_code_chapter_22#6; Joan Biskupic, "Justices Allow Bans of Polygraph," *Washington Post*, April 1, 1998 を参照のこと。ポリグラフ検査は、法廷では結果が使えないのにもかかわらず、犯罪捜査に利用されている

固たるものであるかのような印象が生まれたが、それは断じて違う。"Neuroscientist Uses Brain Scan to See Lies Form," National Public Radio, October 30, 2007, http://www.npr.org/templates/transcript/transcript.php?storyId=15744871; and *Newsweek's* 2008 announcement that "mind reading has begun" in Sharon Begley, "Mind Reading Is Now Possible," *Newsweek*, January 12, 2008, http://www.newsweek.com/id/91688/page/2 も参照のこと。ノー・ライ・MRI 社の言葉は、http://noliemri.com/customers/Overview.htm より。

(7) P. R. Wolpe, K. R. Foster, and D. D. Langleben, "Emerging Neurotechnologies for Lie-Detection: Promises and Perils," *American Journal of Bioethics* 5 (2005) : 39-49.

(8) Charles V. Ford, *Lies! Lies! Lies! The Psychology of Deceit* (Washington, DC: American Psychiatric Publishing, 1999) [『うそつき——うそと自己欺まんの心理学』森英明訳、草思社、2002 年] ; Paul V. Trovillo, "A History of Lie Detection," *American Journal of Police Science* 29, no. 6 (1939) : 848-881. フロイトは、「秘密を守れる人間など 1 人としていない。仮に唇が閉じられていても、指先で語る。嘘をついている事実が、あらゆる毛穴から滲み出てくる」と言っている。*The Freud Reader*, ed. Peter Gay (New York: W. W. Norton, 1995) , 215 での引用。嘘つきは見破れるという信念については、Global Deception Research Team, "A World of Lies," *Journal of Cross-Cultural Psychology* 37, no. 1 (2006) : 60-74 を参照のこと。嘘を検知する能力の欠如については、Paul Ekman, Maureen O'Sullivan, and Mark G. Frank, "A Few Can Catch a Liar," *Psychological Science* 10, no. 3 (1999) : 263-266; and Aldert Vrij et al., "Detecting Lies in Young Children, Adolescents, and Adults," *Applied Cognitive Psychology* 20, no. 9 (2006) : 1225-1237 を参照のこと。

(9) 嘘をつく率は、研究者が 18 ～ 71 歳の被験者に、自分がついた嘘を 1 週間にわたってすべて日誌に書き留めてもらって突き止めた。Bella M. DePaulo, "The Many Faces of Lies," in The *Social Psychology of Good and Evil*, ed. A. G. Miller (New York: Guilford Press, 2004) , 303-326 (http://smg.media.mit.edu/library/DePaulo.ManyFacesOfLies.pdf の 4 ページで閲覧可能) を参照のこと。嘘を意味する英語の単語については、Robin Marantz Henig, "Looking for the Lie," *New York Times*, February 5, 2006, Www.nytimes.com/2006/02/05/magazine/05lying.html を参照のこと。さまざまな文化における嘘については、Sean A. Spence et al., "A Cognitive Neurobiological Account of Deception: Evidence from Functioning Neuroimaging," *Philosophical Transactions of the Royal Society of London B* 359 (2004) : 1755-1762, 1756 を参照のこと。

(10) Robert Trivers, *The Folly of Fools: The Logic of Deceit and Self-Deception in Human Life* (New York: Basic Books, 2011) ; Alison Gopnik, *The Philosophical Baby: What Children's Minds Tell Us About Truth, Love, and the Meaning of Life* (New York: Picador, 2010) , 54-61. [『哲学する赤ちゃん』青木玲訳、亜紀書房、2010 年] 人間以外の霊長類には、他者の心に偽りの信念を植えつける能力が芽生えかけているように思えるものもいるが、私たちの知るかぎりでは、自分が騙されたかどうかを突き止めることに夢中になっているのは人間だけだ。Robert W. Byrne, "Tracing the Evolutionary Path of Cognition: Tactical Deception in Primates," in *The Social Brain: Evolution and Pathology*,

判所は、この検査が容疑者の同意なく行なわれたときには、自らを有罪に至らしめるような行為に対する保護の権利を侵害すると裁定した。とはいえ、最高裁判所は、容疑者が同意し、他の証拠の裏付けもあれば、検査の実行を依然として許可した。Dhananjay Mahapatra, "No Narcoanalytics Test Without Consent, Says SC," *Times of India*, May 5, 2010, http://articles.timesofindia.indiatimes.com/2010-05-05/india/28319716_1_arushi-murder-case-nithari-killings-apex-court.「ニューロコップ」については、Saini, "How India's Neurocops Used Brain Scans" を、「思考警察」については、Helen Pearson, "Lure of Lie Detectors Spooks Ethicists," *Nature* 441 (2006): 918-919 を、「ブレインジャッカー」については、John Naish, "Can a Machine Read Your Mind?," *Times* (London), February 28, 2009 をそれぞれ参照のこと。「ムクンダンは、自分の脳画像ソフトウェアの詳しい仕組みは公開しようとしない。自分の研究を発表することも、自分の考えを同分野の学者に審査してもらうことも拒むことにしたため、彼の研究成果は確証されないままになっている。だが、かまいはしないと彼は言う。特許が取得できる前に自分の発明の権利を失うぐらいなら、同輩研究者たちの非難を浴びるほうがましだからだそうだ」。Saini, "How India's Neurocops Used Brain Scans."

(4) BEOS 分析の検討は、2007 年 5 月に始まった。M. Raghava, "Stop Using Brain Mapping for Investigation and as Evidence," *Hindu*, September 6, 2008, http://www.hindu.com/2008/09/06/stories/2008090655050100.htm を参照のこと。インド国立精神衛生神経科学研究所の結論は、2008 年に発表された。シャルマは有罪判決を不服として上訴し、2009 年 4 月、刑の執行が延期され、上訴の結果が出るまで、保釈が認められた。この決定は、彼女がヒ素を所持していたことに関する疑問に基づいている。The High Court of Judicature at Bombay for Criminal Appication No. 1294 of 2008, http://lawandbiosciences.files.wordpress.com/2009/04/iditis-bail-order1.pdf を参照のこと。

(5) Saini, "How India's Neurocops Used Brain Scans." シャルマが釈放されたのは、ヒ素が混入したプラサードを所持していたという証拠に説得力がなかったからで、実際、「何者かが証拠を仕込んだ可能性は否定できなくない［原文どおり］」。Emily Murphy, "Update on Indian BEOS Case: Accused Released on Bail," April 2, 2009, http://lawandbiosciences.wordpress.com/2009/04/02/update-on-indian-beos-case-accused-released-on-bail/ (with reprint of her bail release document) を参照のこと。

(6) 簡潔で全般的な概観に、Daniel D. Langleben and Jane C. Moriarty, "Using Brain Imaging for Lie Detection: Where Science, Law, and Policy Collide," *Psychology, Public Policy, and Law*（近刊）がある。最新技術と注意点についての報告としては、Brandon Keim, "Brain Scanner Can Tell What You're Looking At," *Wired*, March 5, 2008, http://www.wired.com/science/discoveries/news/2008/03/mri_vision を参照のこと。スティーヴ・シルバーマンは、論文 "Don't Even Think About Lying," *Wired*, January 2006, http://www.wired.com/wired/archive/14.01/lying.html の中で、fMRI は「セキュリティ業界や司法制度、プライヴァシーの根本的概念を一変させようとして」いると主張した。そのような言葉のせいで、脳スキャンを使う嘘の検知は DNA 証拠並みに確

313-325; Brett J. Deacon and Grayson L. Baird, "The Chemical Imbalance Explanation of Depression: Reducing Blame at What Cost?," *Journal of Social and Clinical Psychology* 28, no. 4 (2009): 415-435; Matthias C. Angermeyer and Herbert Matschinger, "Labeling—Stereotype—Discrimination: An Investigation of the Stigma Process," *Social Psychiatry and Psychiatric Epidemiology* 40 (2005): 391-395; and Nick Haslam, "Genetic Essentialism, Neuroessentialism, and Stigma: Commentary on Dar-Nimrod and Heine (2011)," *Psychological Bulletin* 137 (2011): 819-824.

(51) Leshner, "Addiction Is a Brain Disease," 47.

(52)『精神疾患の診断・統計マニュアル』(DSM) が提示している、依存（事実上、「中毒」という用語に置き換えられる）と呼ばれる「物質関連障害」の公式基準では、次の９つの症状のうちいずれか３つが見られれば、「依存」と診断される。(1) その物質を意図されていたより大量に、またはより長い期間使用する。(2) 根強い欲求、または物質使用を中止もしくは制限しようとする努力の１回ないし複数回の失敗がある。(3) その物質の獲得、使用、作用からの回復に費やされる時間が多い。(4) 重要な役割義務を果たすべきときに、物質の影響下または離脱状態にあることが頻繁にある。(5) 物質の使用のために、重要な社会的、職業的、または娯楽的活動を放棄している。(6) 使用に関連した問題が反復的に起こっているにもかかわらず、使用を続ける。(7) 耐性。(8) 離脱症状。(9) 離脱症状を回避するために同じ物質を使用する。*Diagnostic and Statistical Manual of Mental Disorders: DSM-IV-TR*, 4th ed.; text revision (Washington, DC: American Psychiatric Publishing, 2000), 193. [『DSM-IV-TR 精神疾患の診断・統計マニュアル　新訂版』高橋三郎編、大野裕・染矢俊幸訳、医学書院、2004 年]

第４章 秘密を暴露する脳

(1) Angela Saini, "How India's Neurocops Used Brain Scans to Convict Murderers," *Wired* 6 (2009), http://www.wired.co.uk/wired-magazine/archive/2009/05/features/guilty.aspx?page=all. インドでは、ポリグラフや自白薬に加えて、BEOS や（本文でまもなく説明する）脳指紋法も使用されている。最初に開発されたのが脳指紋法で、BEOS はその副産物だ。シャルマは、脳指紋鑑定と BEOS 検査の両方を受けた。BEOS の技術者は P300 以外の脳の情報も使うと主張するが、実際の方法を独占所有し続けている。ハンク・T. グリーリーとの 2012 年 11 月 29 日付けの私信より。

(2) Saini, "How India's Neurocops Used Brain Scans";　判事は、「彼女がウディットの殺害に関与していること」を BEOS が「明らかに示した」と述べた。*State of Maharashtra v. Aditi Baldev Sharma and Pravin Premswarup Khandelwal*, Sessions Case No. 508/07 (2008): 61, http://lawandbiosciences.files.wordpress.com/2008/12/beosruling2.pdf;　ハンク・T. グリーリーとの 2012 年 11 月 29 日付けの私信より。

(3) ローゼンフェルドの発言と、BEOS の使用についての数値は、Saini, "How India's Neurocops Used Brain Scans to Convict Murderers" より。2010 年、インドの最高裁

http://www.samhsa.gov/attitudes/ を参照のこと。2005年にピーター・D. ハートがアルコール中毒に関して行なった研究では、回答者の63パーセントがそれを意志の弱さの表れと考え、37パーセントが病気と見なしているが、大多数が治療に賛意を示していることがわかった。Alan Rivlin, "Views on Alcoholism & Treatment," September 29, 2005, http://www.facesandvoicesofrecovery.org/pdf/2005-09-29_rivlin_presentation.pdf を参照のこと。2008年にヘーゼルデン財団が行なった「中毒に対する一般市民の全国的意識調査」では、回答者の78パーセントが中毒が病気であることに「同意」(44パーセント)もしくは「強く同意」(34パーセント)しており、56パーセントが初犯で刑務所に入れるべきではないと答えた。www.hazelden.org/web/public/document/2008publicsurvey.pdf を参照のこと。2009年のオープンソサエティ協会による世論調査では、回答者の75パーセントが中毒は病気だと考えていた。www.facesandvoicesofrecovery.org/pdf/OSI_LakeResearch_2009.pdf. 2007年のロバート・ウッド・ジョンソン財団による調査では、回答者の47パーセントが中毒を「病気の一形態」と見なしていた。白人以外の回答者のほうが「個人的な弱さ」と見る傾向がはるかに強く、全回答者の15パーセントが弱さと病気の両方として捉えていた。なお、回答者の3分の2は専門家の助けやアルコール中毒者更生会のような組織の力添えなくして回復は不可能と考えていた。"What Does America Think About Addiction Prevention and Treatment?," *RWJF Research Highlight* 24 (2007), https://folio.iupui.edu/.../559/Research%20Highlight%2024 [3].pdf を参照のこと。インディアナ大学の研究は、Bernice A. Pescosolido et al., " 'A Disease Like Any Other' ? A Decade of Change in Public Reactions to Schizophrenia, Depression, and Alcohol Dependence," *American Journal of Psychiatry* 167, no. 11 (2010): 1321-1330 に報告されている。

(50) Gau Schomerus et al., "Evolution of Public Attitudes About Mental Illness: A Systematic Review and Meta-analysis," *Acta Psychiatrica Scandinavica* 125, no. 6 (2012): 440-452; Daniel C. K. Lam and Paul Salkovskis, "An Experimental Investigation of the Impact of Biological and Psychological Causal Explanations on Anxious and Depressed Patients' Perception of a Person with Panic Disorder," *Behaviour Research and Therapy* 45 (2006): 405-411; John Read and Niki Harré, "The Role of Biological and Genetic Causal Beliefs in the Stigmatisation of 'Mental Patients,' " *Journal of Mental Health* 10 (2001): 223-235; John Read and Alan Law, "The Relationship of Causal Beliefs and Contact with Users of Mental Health Services to Attitudes to the 'Mentally Ill,' " *International Journal of Social Psychiatry* 45 (1999): 216-229; Danny C. K. Lam and Paul M. Salkovskis, "An Experimental Investigation of the Impact of Biological and Psychological Causal Explanations on Anxious and Depressed Patients' Perception of a Person with Panic Disorder," *Behavior Research and Therapy* 45, no. 2 (2007): 405-411; Sheila Mehta and Amerigo Farina, "Is Being 'Sick' Really Better? Effect of the Disease View of Mental Disorder on Stigma," *Journal of Social and Clinical Psychology* 16, no. 4 (1997): 405-419; Ian Walker and John Read, "The Differential Effectiveness of Psychosocial and Biogenetic Causal Explanations in Reducing Negative Attitudes Toward 'Mental Illness,' " *Psychiatry* 65, no. 4 (2002):

おそらくナルトレキソンはエンドルフィンがもたらす快感を妨害することにより、もっと飲みたいと思う傾向を阻止する可能性がある。Silvia Minozzi et al., "Oral Naltrexone Maintenance Treatment for Opiate Dependence," *Cochrane Database of Systematic Reviews* 16, no. 2 (2011): CD001333. アカンプロセートもまたアルコールに対する渇望を減らす治療薬だが、その作用のメカニズムは明らかではない。"Acamprosate: A New Medication for Alcohol Use Disorders," *Substance Abuse Treatment Advisory* 4, no. 1 (2005), http://kap.samhsa.gov/products/manuals/advisory/pdfs/Acamprosate-Advisory.pdf. 治療薬を開発するにあたっての難題は、どうすればセックスや食べ物など普通の報酬享受の喜び(この喜びを得るには、報酬メカニズムが正常に機能することが条件)を阻害することなく、ドーパミンが豊富で渇望をもたらす中脳辺縁系の働きを妨害できるかだ。ドーパミン作動薬の逆の興味深い副作用については、Leann M. Dodd et al., "Pathological Gambling Caused by Drugs Used to Treat Parkinson Disease," *Archives of Neurology* 62, no. 9 (2005): 1377-1381 を参照のこと。

(46) Peggy Orenstein, "Staying Clean," *New York Times Magazine*, February 10, 2002 に記されたアラン・レシュナーの見解。Leshner, "Addiction Is a Brain Disease," 46 and 45; Nora Volkow, "It's Time for Addiction Science to Supersede Stigma," *ScienceNews*, October 24, 2008.

(47) 国立薬物濫用研究所の元幹部グレン・ハンソンはこう述べている。「一般市民や政策立案者とかかわるときには、これは意思決定の問題というより……病気のプロセスであることを、相手が理解するように助力[しなければならない]」。Glen R. Hanson, "How Casual Drug Use Leads to Addiction: The 'Oops' Phenomenon," *Atlanta Inquirer* 41, no. 5 (2002): 4.

(48) Susan Cheever, "Drunkenfreude," Proof, *New York Times*, December 15, 2008, http://proof.blogs.nytimes.com/2008/12/15/drunkenfreude/.

(49) HBO と「USA トゥデー」紙とギャラップが 2006 年に行なった世論調査では、中毒者の家族の 66 パーセントが中毒は心的疾患でもあり精神疾患でもあると答えた(もっぱら心的疾患だと答えたのは 8 パーセント)。また、24 パーセントが病気ではないと答えた。同じ世論調査で、家族の 55 パーセントが中毒の最大の要因として「意志の力の欠如」を挙げた(薬物中毒に限って言えば、家族の 6 割がこれを最大の要因とした)。それはまったく要因にならないと答えたのは、回答者の約 6 分の 1 の、16 パーセントだけだった。このように、「意志の力の欠如」は、まったく無関係のものとして切り捨てられる率が最も低い要因だった。なお、回答者の半分が、鬱や不安が中毒を助長するのに最も重要な役割を果たしていると考えていた。"USA Today Poll," May 2006, http://www.hbo.com/addiction/understanding_addiction/17_usa_today_poll.html を参照のこと。薬物濫用・精神衛生管理庁(保健福祉省)が 2008 年に行なったキャラヴァン調査によると、18 〜 24 歳の人の 66 パーセントが十分な意志の力を持っていれば人は断薬できると考えているが、全体を総合すると、その割合は 38 パーセントになる。"National Poll Reveals Public Attitudes on Substance Abuse, Treatment and the Prospects of Recovery," Substance Abuse and Mental Health Services Administration (SAMHSA),(直近の修正は 2006 年 12 月 4 日)

の事実が研究でわかったときには（あくび）……沈黙あるのみだ」。Sharon Begley, "Forget the Cocaine Vaccine," *Newsweek*, March 4, 2010, http://www.thedailybeast.com/newsweek/2010/03/04/forget-the-cocaine-vaccine.html. David M. Eagleman, Mark A. Correro, and Jyotpal Sing, "Why Neuroscience Matters for Rational Drug Policy," *Minnesota Journal of Law, Science and Technology* 11, no. 1（2010）: 7-26.

(44) National Institute on Drug Abuse, *Drugs, Brains and Behavior: The Science of Addiction*（Bethesda, MD: National Institutes of Health, 2007）: 1, http://www.drugabuse.gov/sites/default/files/sciofaddiction.pdf.　だが、じつのところ、脳に依拠した最近の研究による発見はどれ 1 つとして、状況を一変させるような治療の前進をもたらしてはいない。最もよく使われている治療薬が最初に発見されたのは 1980 年代より前だった。メタドンについては、David F. Musto, *The American Disease: Origins of Narcotics Control*（Oxford: Oxford University Press, 1999）, 237-253 を参照のこと。当時は一般に、1 度ヘロイン中毒になると 2 度とやめられないと考えられていた。だが、メタドン療法の先駆者であるヴィンセント・ドールとマリー・ニスワンダーの内科医夫婦は、ヘロイン中毒は糖尿病に似ており、維持療法に使うメタドンは糖尿病で使うインスリンのようなものだと考えた。メタドン維持療法を受けている者による薬物の継続使用については、Edward J. Cone, "Oral Fluid Results Compared to Self-Report of Recent Cocaine and Heroin Use by Methadone Maintenance Patients," *Forensic Science International* 215（2012）: 88-91 を参照のこと。コカイン中毒の免疫療法を簡潔にまとめたものとしては、Thomas Kosten, "Shooting Down Addiction," *Scientist Daily,* June 1, 2011, http://the-scientist.com/2011/06/01/shooting-down-addiction/ を参照のこと。コカインワクチンの目的は、体を刺激してコカインに対する抗体を作らせることだ。この抗体を持った人がコカインを使うと、抗体がコカイン分子と結合し、血液脳関門を突破して脳の組織に入っていくことのできない大きさの複合体を形成する。コカインの効き目がなくなるので、ワクチンを打った中毒者はおそらくすぐにコカインへの興味を失う。薬物中毒との闘いにワクチンを使うという考えの起源をたどると、40 年近く前にさかのぼる。1970 年代初期に、マウスやサルで試されていたのだ。Jerome Jaffe. 2011 年 1 月 15 日付けの著者との私信より。毎日の服用を「忘れる」という問題を回避するために、月 1 度の注射や皮下に埋め込むペレットのかたちで投与する作用持続型のナルトレキソンが開発されている。メタドンも問題となるアヘン類受容体をふさぐため、アヘン類の作用を遮断する特性を持っている。ブプレノルフィンと呼ばれる薬物はアヘン類の部分遮断剤だ。M. Srisurapanont and N. Jarusuraisin, "Opioid Antagonists for Alcohol Dependence," *Cochrane Database of Systematic Reviews* 25, no. 1（2005）: CD001867.

(45) George F. Koob, G. Kenneth Lloyd, and Barbara J. Mason, "The Development of Pharmacotherapies for Drug Addiction: A Rosetta Stone Approach," *Nature Reviews Drug Discovery* 8, no. 6（2009）: 500-515. アルコール中毒に対するナルトレキソンの作用のメカニズムは多岐にわたっているかもしれない。第 1 に、ナルトレキソンには渇望、つまり飲酒の衝動や欲求を低減させる力がある。第 2 に、ナルトレキソンは患者が禁酒し続けるのを助ける。第 3 に、回復途中の患者が酒を 1 杯飲んだ場合、

を成功させるのに、中毒者が自分の生活を変えたいと思っている必要はない。治療プログラムに長くとどまっていれば（インセンティブを与えれば、その効力でこの可能性が増す）、ほとんどの中毒者は薬物のない生活の利点がわかるので、けっきょくはプログラムの重要性を理解する。実際、法的圧力により治療を余儀なくされた中毒者のほうが、自発的に治療を始めた患者より治療を長く続け、完了する率が高いので、断薬成功率で優る可能性がある。Sally L. Satel, *Drug Treatment: The Case for Coercion*（Washington, DC: AEI Press, 1999）; Judge Steven Alm. 2009 年 6 月 30 日付けの著者との私信より。尿検査の結果が陽性だった者に対する処罰に職員が抵抗を示すことも、多くのドラッグコート、ある種の随伴性管理、非暴力的犯罪者に対する刑事司法制度のディバージョン・プログラム（刑罰代替プログラム）の障害となっている。Linda L. Chezem, J. D., Adjunct Professor, Department of Medicine at Indiana University School of Medicine.　2009 年 2 月 10 日付けの著者との私信より。国立薬物濫用研究所がプロジェクト HOPE の検討を拒んだ件については、Mark Kleiman, “How NIDA Puts the Dope Back into Dopamine,” The Reality-Based Community, July 19, 2012, www.samefacts.com/2012/07/drug-policy/how-nida-puts-the-dope-back-into-dopamine を参照のこと。同じ論理（脳の変化が中毒者にインセンティブの魅力を感じなくさせるという論理）は、カリフォルニア州のプロポジション 36（非暴力的薬物犯罪者に対する州刑務所のディバージョン・プログラムの提案で、2000 年に州民投票が実施された）で反対派によって採用された非建設的な論理でもあった。インセンティブに関しては反対派の主張が通ったが、数年のうちに治療プログラムのスタッフが適度な罰とインセンティブの使用許可を求めて騒ぎだした。それらがなければ、スタッフはほとんど無力なのだ。

(42)「精神刺激薬中毒に対する薬物療法がないことが、おそらく、わが国がこの問題に対処できずにいる主因であり、私は当研究所における抗刺激薬中毒剤の開発を最優先事項に掲げている」。Alan I. Leshner, “Treatment: Effects on the Brain and Body,” National Methamphetamine Drug Conference, May 29-30, 1997, https://www.ncjrs.gov/ondcppubs/publications/drugfact/methconf/plenary2.html. 同様に、レシュナーはこう書いている。「私たちの究極の目標は、脳画像法研究から得られる知識を応用して、薬物の濫用や中毒に対するより的確かつ効果的な治療法を開発することである」。“Director's Column: NIDA's Brain Imaging Studies Serve as Powerful Tools to Improve Drug Abuse Treatment,” *NIDA Notes* 11, no. 5（1996）, http://archives.drugabuse.gov/NIDA_Notes/NNVol11N5/DirRepVol11N5.html. Interlandi, “What Addicts Need.”

(43) Melanie Greenberg, “Could Neuroscience Have Helped Amy Winehouse?,” *Psychology Today*, July 24, 2011, http://www.psychologytoday.com/blog/the-mindful-self-express/201107/could-neuroscience-have-helped-amy-winehouse. サイエンスライターのシャロン・ベグリーは、中毒の医学的治療ばかりにマスメディアの注目が集まっている点を指摘して、こう述べている。「マスメディアはコカインワクチンの開発についてはごくわずかな前進でも褒め讃えるが、報酬による断薬療法で中毒者のメタンフェタミン摂取をやめさせることができる、夫婦カウンセリングでアルコール中毒が治療できる、認知行動療法でコカイン中毒から抜け出せるなど

(39) Angela Hawken, "Behavioral Triage." 1年の追跡調査期間中に行なわれる薬物検査の結果が3回以上陽性の場合、患者は治療に回されたことに注目してほしい。Angela Hawken, School of Public Policy at Pepperdine University. 2012年2月16日付けの著者との私信より。これは特筆に値するが、HOPEは選ばれた者に対して強制的に行なわれるプロジェクトだ。自由に選べるものではなく、全員を対象としたものでもない。他のプログラムとは異なり、参加者には、プログラムに参加すると断薬に成功する可能性が高い者よりむしろ、参加しなければ失敗する危険性が高い者が選ばれる。

(40) Angela Hawken and Mark Kleiman, "Managing Drug Involved Probationers with Swift and Certain Sanctions: Evaluating Hawaii's HOPE," December 2, 2009, http://www.nij.gov/topics/corrections/community/drug-offenders/hawaii-hope.htm. メタンフェタミンの影響については、Ari D. Kalechstein, Thomas F. Newton, and Michael Green, "Methamphetamine Dependence Is Associated with Neurocognitive Impairment in the Initial Phases of Abstinence," *Journal of Neuropsychiatry and Clinical Neuroscience* 15 (2003): 215-220; Thomas E. Nordahl, Ruth Salo, and Martin Leamon, "Neuropsychological Effects of Chronic Methamphetamine Use on Neurotransmitters and Cognition: A Review," *Journal of Neuropsychiatry and Clinical Neuroscience* 15 (2003) : 317-25; Patricia A. Woicik et al., "The Neuropsychology of Cocaine Addiction: Recent Cocaine Use Masks Impairment," *Neuropsychopharmacology* 34, no. 5 (2009) : 1112-1122; and Mark S. Gold et al., "Methamphetamine- and Trauma-Induced Brain Injuries: Comparative Cellular and Molecular Neurobiological Substrates," *Biological Psychiatry* 66, no. 2 (2009) : 118-127; Carl L. Hart et al., "Cognitive Functioning Impaired in Methamphetamine Users? A Critical Review," *Neuropsychopharmacology* 37 (2012) : 586-608を参照のこと（ハートらによる論文は、メタンフェタミンの慢性的な使用者ではなく、気晴らし目的の使用者に関する報告であることに注意）。

(41) たとえば、サウスダコタ州では飲酒運転の再犯者数を減らす取り組みが行なわれた。アルコール関連の犯罪で逮捕された人や有罪判決を受けた人に、1日2回の呼気検査、もしくは飲酒監視用ブレスレットの常時装着を義務づけたのだ。検査の結果が陽性の者は迅速かつ確実に適度の制裁を受けることになり、その場で逮捕され、その日のうちに審理され、1晩拘禁の宣告を受けた。2005年から2010年の間にプログラム参加者が命じられた呼気検査はおよそ370万回、その合格率は99パーセントを超えた。Beau Kilmer et al., "Efficacy of Frequent Monitoring with Swift, Certain, and Modest Sanctions for Violations: Insights from South Dakota's 24/7 Sobriety Project," *American Journal of Public Health* 103, no. 1 (2013) : e37-e43を参照のこと。インセンティブは通常の治療より効果的であるばかりか、単独でもインセンティブと治療の併用と同等の、いや、それ以上の効果さえ発揮する場合がある。インセンティブを使うと、結果的に税金の大幅な節約にもなりうる。Adele Harrell, Shannon Cavanagh, and John Roma, *Findings from the Evaluation of the D.C. Superior Court Drug Intervention Program* (Washington, DC: Urban Institute, 1999) , https://www.ncjrs.gov/pdffiles1/nij/grants/181894.pdf. さらに、従来の見識に反して、治療プログラム

と。

(37) Maxine Stitzer and Nancy Petry, "Contingency Management for Treatment of Substance Abuse," *Annual Review of Clinical Psychology* 2 (2006) : 411-434. ある研究では、コカイン依存症の被験者は、仮想の利益や損失しかかかっていないときより、本当のお金を勝ち取れる場合のほうが、意思決定を要するギャンブル課題でリスクを冒しにくかった（対照群の被験者と同じレベルだった）ことに注目してほしい。Nehal P. Vadhan et al., "Decision-making in Long-Term Cocaine Users: Effects of a Cash Monetary Contingency on Gambling Task Performance," *Drug and Alcohol Dependence* 102, no. 103 (2009) : 95-101 を参照のこと。

(38) ドラッグコート（薬物関連犯罪専門の裁判所）は、1989 年にフロリダ州で設立されたのを皮切りに、現在では全米に 2800 以上存在する。これは、罪を認めて、ドラッグコート判事の厳重な監督のもとに行なわれる治療プログラムに参加するという選択肢を、非暴力的な中毒者に与えるべく設置されたものだ。非暴力的な被告人は通常、罪を認めること、もしくは係争しないことを求められるが、ドラッグコートは彼らに、判事の厳しい監視下で少なくとも 1 年間過ごすプログラムを完了すれば、犯罪記録を抹消してもらえる機会を与える。患者である犯罪者がランダムに行なわれる尿検査に合格しなかったり、プログラムの規則（治療に出席しなければならないなど）に違反したりした場合、判事は必ず迅速かつ確実な制裁（ただし、地域社会への奉仕活動や 1 晩の拘禁など、厳しくないもの）を加える。また、制裁は公平に科せられ、その内容は明らかにされている。つまり、誰もが同じ行動に対して同じ扱いを受け、規則に違反した場合どうなるのかを正確に知っている。ドラッグコート制度利用者の落伍率は、標準的な治療の患者の落伍率を大幅に下回る。薬物使用の減少などの良好な治療結果は、その治療が裁判所による条件として行なわれたにせよ患者が自由に選んだにせよ、本人が治療に費やす時間の長さと密接な関係があることは確かなので、彼らの落伍率の低さは重要だ。そのうえ、保護観察の標準的な条件をこなす保護観察対象者と比べると、ドラッグコート制度利用者に見られる犯罪の常習性は大幅に減少している。処遇の寛大さ、資金、進捗状況確認のミーティング、プログラムの規模、制裁を始める時期については、裁判所ごとにかなりの違いがある。ドラッグコートの詳細については、Shannon M. Carey, Michael W. Finigan, and Kimberly Pukstas, *Exploring the Key Components of Drug Courts: A Comparative Study of 18 Adult Drug Courts on Practices, Outcomes, and Costs* (Portland, OR: NPC Research, 2008), 電子版は http://www.ncjrs.gov/pdffiles1/nij/grants/223853.pdf で閲覧可能 ; National Drug Court Research Center, "How Many Drug Courts Are There?," （随時更新）、http://www.ndcrc.org/node/348 ; and Celinda Franco, "Drug Courts: Background, Effectiveness, and Policy Issues for Congress," Congressional Research Service, October 12, 2010, http://www.fas.org/sgp/crs/misc/R41448.pdf を参照のこと。プロジェクト HOPE については、Angela Hawken and Mark Kleiman, "Managing Drug Involved Probationers with Swift and Certain Sanctions: Evaluating Hawaii's HOPE," December 2, 2009, http://www.nij.gov/topics/corrections/community/drug-offenders/hawaii-hope.htm を参照のこと。

(32) Stephen T. Higgins, Kenneth Silverman, and Sarah H. Heil, eds. *Contingency Management in Substance Abuse Treatment* (New York: Guilford Press, 2008). あるメタ分析によると、報酬が生み出す断薬成功率（全薬物総合）は、通常の治療の状況では 39 パーセントであるのに対し、実験条件下では 61 パーセントだったという。Michael Prendergast et al., "Contingency Management for Treatment of Substance Use Disorders: A Meta-analysis," *Addiction* 101, no. 11 (2006): 1546-1560; and Kevin G. Volpp et al., "A Randomized, Controlled Trial of Financial Incentives for Smoking Cessation," *New England Journal of Medicine* 360 (2009): 699-709.

(33) fMRI は物質関連の刺激への反応を捉えるので、中毒再発に関する予想には有効であることを示唆する証拠もある。コカイン中毒者を対象としたある研究では、10 週間に及ぶ治療の試みの間にどの患者が中毒を再発するかを正しく予想したのは、被験者が渇望を訴える主観的な報告ではなく、彼らが主観的な渇望反応を報告する前に観察された大脳辺縁系領域の活性化だった。これはたいへん興味深い結果で、再発の危険性を比較的低コストで測ることができない場合はとくに、臨床的な価値を秘めている。Thomas R. Kosten et al., "Cue-Induced Brain Activity Changes and Relapse in Cocaine-Dependent Patients," *Neuropsychopharmacology* 31 (2006): 644-650. 刺激に対して強い生理的反応を示し、したがってアルコールに関連した刺激に直面したときに、中毒再発の恐れのある患者を特定するのに、機能的画像法を使った研究を役立てることができる。Andreas Heinz et al., "Brain Activation Elicited by Affectively Positive Stimuli Is Associated with a Lower Risk of Relapse in Detoxified Alcoholic Subjects," *Alcoholism: Clinical and Experimental Research* 31, no. 7 (2007): 1138-1147; and Amy C. Janes et al., "Brain Reactivity to Smoking Cues Prior to Smoking Cessation Predicts Ability to Maintain Tobacco Abstinence," *Biological Psychiatry* 67 (2010): 722-729 を参照のこと。Sally Satel and Frederick Goodwin, "Is Addiction a Brain Disease?," Ethics and Public Policy, 1997, www.eppc.org/docLib/20030420_DrugAddictionBrainDisease.pdf に引用されているダニエル・シャピロの言葉も参照のこと。

(34) Hedy Kober et al., "Prefrontostriatal Pathway Underlies Cognitive Regulation of Craving," *Trends in Cognitive Neuroscience* 15, no. 3 (2011): 132-139. Cecilia Westbrook et al., "Mindful Attention Reduces Neural and Self-Reported Cue-Induced Craving in Smokers," *Social Cognition and Affective Neuroscience*, 2011, http://scan.oxfordjournals.org/content/early/2011/11/22/scan.nsr076.full; Angela Hawken, "Behavioral Triage: A New Model for Identifying and Treating Substance-Abusing Offenders," *Journal of Drug Policy Analysis* 3, no. 1 (February 2010), doi: 10.2202/1941-2851.1014 も参照のこと。

(35) Nora D. Volkow et al., "Cognitive Control of Drug Craving Inhibits Brain Reward Regions in Cocaine Abusers," *Neuroimage* 49 (2010): 2536-2543.

(36) Robert L. DuPont et al., "Setting the Standard for Recovery: Physicians' Health Programs," *Journal of Substance Abuse Treatment* 36, no. 2 (2009): 159-171, 165. Robert L. DuPont et al., "How Are Addicted Physicians Treated? A National Survey of Physician Health Programs," *Journal of Substance Abuse Treatment* 37, no. 1 (2009): 1-7 も参照のこ

(23) メタドン療法を行なうクリニックで長年精神科医として働くサリー・サテルの、仕事上の個人的経験より。

(24) Thomas C. Schelling, "The Intimate Contest for Self-command," *Public Interest* 60 (1980): 94-118; Robert Fagles, trans., *The Odyssey of Homer* (New York: Penguin Books, 1997), 272-273; "Historical Perspectives: Opium, Morphine, and Heroine," Wired into Recovery, http://wiredintorecovery.org/articles/entry/8932/historical-perspectives-opium-morphine-and-heroin/; Southwest Associates, "How Interventions Work," http://www.southworthassociates.net/interventions/how-interventions-work.

(25) Edward J. Khantzian and Mark J. Albanese, *Understanding Addiction as Self Medication: Finding Hope Behind the Pain* (Lanham, MD: Rowman and Littlefield, 2008); Caroline Knapp, *Drinking: A Love Story* (New York: Dial Press, 1997), 267. [『アルコール・ラヴァー——ある女性アルコール依存症者の告白』小西敦子訳、早川書房、1997年] ナップは断酒して数年後、42歳で肺癌により亡くなった。

(26) Jerry Stahl, *Permanent Midnight* (Los Angeles: Process, 2005), 6, 3.

(27) *Cracked Not Broken*, DVD, directed by Paul Perrier (HBO, 2007).

(28) Harold Kalant, "What Neurobiology Cannot Tell Us About Addiction," *Addiction* 105, no. 5 (2010): 780-789; Nick Heather, "A Conceptual Framework for Explaining Drug Addiction," *Journal of Psychopharmacology* 12, no. 1 (1998): 3-7. イギリスの俳優で元ヘロイン中毒者のラッセル・ブランドは、友人のエイミー・ワインハウスの死を振り返り、「どんな中毒者にとっても何より大切なのは、その日を過ごしやすくするために、お金で買った安らぎで人生の苦痛を麻痺させることなのだ」と述べている。"Russell Brand Pens Touching Tribute to Amy Wine house," *US Weekly*, July 24, 2011, http://www.usmagazine.com/entertainment/news/russell-brand-pens-touching-tribute-to-amy-winehouse-2011247.　同様に、アメリカのジャーナリスト、ピート・ハミルは自身の回想録『ドリンキング・ライフ』でこう記している。「飲酒の文化がずっと続いているのは、飲酒がじつに多くの報酬を提供してくれるからだ。内気な人には自信を、ためらっている人には確信を、傷ついた孤独な人には慰めを」。Hamill, *A Drinking Life* (New York: Back Bay Books, 1995), 1. [『ドリンキング・ライフ』高見浩訳、新潮社、1999年]　陸上競技選手で2004年アテネオリンピックの金メダリスト、マーク・ルイスはこう回想する。「私自身の更生の土台は、1つには、ドラッグをやっているときに、けっきょくひどい気分を味わうようになったことだった。何であれ、かつてハイになることがもたらした報酬は、もう得られなかった。ドラッグにどっぷり浸かるとあまりに多くの不快な感情を伴うようになり、ドラッグのない生活がもたらすもののどれと比べても、それははるかにひどい経験だった」。Walter Armstrong, "Interview with an Addicted Brain," *The Fix*, May 23, 2012, http://www.thefix.com/content/interview-Marc-Lewis-addicted-brain8090?page=all.

(29) *Powell v. Texas*, 392 U.S. 14 (1968), http://bulk.resource.org/courts.gov/c/US/392/392.US.514.405.html.

(30) 同上

(31) 同上

分野は往々にして過小評価され、目立つことがない。それゆえ、多くの科学者や臨床医はキャリアを築くために別の分野を選択している」。Committee to Identify Strategies to Raise the Profile of Substance Abuse and Alcoholism Research, Institute of Medicine, *Dispelling the Myths About Addiction: Strategies to Increase Understanding and Strengthen Research* (Washington, DC: National Academies Press, 1997), 140. "Oral History Interviews with Substance Abuse Researchers: Robert Balster," Record 3, University of Michigan Substance Abuse Research Center, June 2004, http://sitemaker.umich.edu/substance.abuse.history/oral_history_interviews.

(19) 国立薬物濫用研究所の研究予算の約66パーセントが基礎的な臨床神経科学、行動学研究、医薬品開発に向けられ、残りは医薬品の臨床試験と行動療法、おおかたの疫学研究と予防に充てられている。http://www.drugabuse.gov/about-nida/legislative-activities/budget-information/fiscal-year-2013-budget-information/budget-authority-by-activity-table. 確立された優先順位の説明については、"NIDA's Priorities in Tough Fiscal Times," Messages from the Director, NIDA online newsletter, February 2012, http://www.drugabuse.gov/about-nida/directors-page/messages-director/2012/02/nida<#213>s-funding-priorities-in-tough-fiscal-times-flavor of priorities を参照のこと。国立薬物濫用研究所の資金提供を受けた研究の割合については、"NIDA Funds More Than 85 Percent of the World's Research on Drug Abuse," at "Policy and Research," Office of National Drug Control Policy, the White House, http://www.whitehouse.gov/ondcp/policy-and-research を参照のこと。ジャッフェの見解は、"Oral History Interviews with Substance Abuse Researchers: Jerry Jaffe" 所収。

(20) 患者の救済については、Benjamin Goldstein and Francine Rosselli, "Etiological Paradigms of Depression: The Relationship Between Perceived Causes, Empowerment, Treatment Preferences, and Stigma," *Journal of Mental Health* 12 (2003): 551-563; and Jo C. Phelan, R. Cruz-Rojas, and M. Reiff, "Genes and Stigma: The Connection Between Perceived Genetic Etiology and Attitudes and Beliefs About Mental Illness," *Psychiatric Rehabilitation Skills* 6 (2002): 159-185 を参照のこと。罪悪感の緩和については、Judy Illes et al., "In the Mind's Eye: Provider and Patient Attitudes on Functional Brain Imaging," *Journal of Psychiatric Research* 43 (2008): 107-114; and Emily Borgelt, Daniel Z. Buchman, and Judy Illes, "This is Why You've Been Suffering: Reflections of Providers on Neuroimaging in Mental Health Care," *Journal of Bioethical Inquiry* 8, no. 1 (2011): 15-25 を参照のこと。画像の価値については、Daniel Z. Buchman et al., "Neurobiological Narratives: Experiences of Mood Disorder Through the Lens of Neuroimaging," *Sociology of Health and Illness* 35, no. 1 (2013): 66-81 を参照のこと。

(21) アメリカ中毒医療協会の2001年12月15日付けの声明は、http://www.asam.org/advocacy/find-a-policy-statement/view-policy-statement/public-policy-statements/2011/12/15/the-definition-of-addiction で参照のこと。

(22) Ernest Kurtz, *Alcoholics Anonymous and the Disease Concept of Addiction*. 電子書籍として、http://ebookbrowse.com/ernie-kurtz-aa-the-disease-concept-of-alcoholism-pdf-d168865618 で購入可能。

する調査結果が、施設に収容された中毒者をおもに扱う中毒研究者の多くに受け容れられなかったのは偶然ではない。1993年に彼女が記したように、「研究者の間では……ヘロインが比類なく危険な薬物であり、使用者は急速に中毒になり、その中毒は事実上治療不可能であるという信念を捨てることに対する抵抗があった」のだ。Robins, "Vietnam Veterans' Rapid Recovery from Heroin Addiction," 1047.

(17) 慢性的で再発する脳の疾患であるとするモデルが普及する前に、心理学者のトマス・バボールは中毒をもっと一般的に捉えて、次のように書いている。「[中毒]の定義に関する第一の問題は、ようするに、誰もしくはどの団体が定義の過程を統制するか、そして医療、法、科学、倫理のどの目的であれ、彼らが自らの目的を推進するために、どのようにその定義を使うか、ということになる」。Thomas F. Babor, "Social, Scientific, and Medical Issues in the Definition of Alcohol and Drug Dependence," in *The Nature of Drug Dependence*, ed. Griffith Edwards and Malcolm Lader (Oxford: Oxford University Press, 1990) : 19-36, 33.　アラン・I. レシュナーの言葉は、2009年12月6日付けの著者との私信より。「政治的な話を進めるにあたり、画像は言葉以上に大きな影響力を持ち、けっきょくそれが2008年のアメリカにおける初の精神衛生均一法可決につながったことに議会と国立精神衛生研究所の職員は同意している」。Bruce R. Rosen and Robert L. Savoy, "fMRI at 20: Has It Changed the World?," *NeuroImage* 62, no. 5 (2012) : 1316-1324.

(18) "Oral History Interviews with Substance Abuse Researchers: C. Robert 'Bob' Schuster," Record 36, University of Michigan Substance Abuse Research Center, June 14, 2007, http://sitemaker.umich.edu/substance.abuse.history/oral_history_interviews. シュスターはインタビューの中でさらにこう説明した。「しかしながら最終的には、この科学だけではなくすべての科学において、還元主義的なアプローチの成功には限度があると私は信じている。統合レベルの上に進むにつれ、そうした上位の統合レベルでは、あまりに多くの可変要素が作用し合うために、下位のレベルの現象に還元できない新たな現象が出てくる。細胞内のさまざまなものに見られる酵素やタンパク質の経路についてどれほど理解しようとも、最終的に私たちは、統合された完全な形の有機体の振る舞いを説明しなければならない。その振る舞いに間違いはない。行動こそが現実だから、その行動を予想可能にするのは、けっきょく生物学者の仕事だ。薬物がもたらす行動上の影響は現実だ。そうした影響をさまざまなレベルで理解するのはけっこうなことであり、私も大賛成だ。私もわくわくする思いだが、最終的な狙いは人々の行動を変えることであるのを忘れてはならない」。さらに彼は、より専門的な用語を使うことが中毒研究者の地位を上げるのに役立ってきたと語った。「誰もが自分は行動のエキスパートだと思っている」が、生物学用語で話ができるのはエリート研究者だけだ。中毒研究の地位の低さについては、アメリカ科学アカデミーの国立医学研究所による報告書にも記述がある。「薬物中毒に押された烙印は、それがなければ中毒の研究と治療でキャリアを築くことに関心を持つかもしれない若い研究者に思いとどまらせる、直接の原因となっている。……その烙印と、しばしば扱いが難しくときに恐ろしい患者を研究するという現実と、公的な資金や支援の不足のために、中毒研究という研究

Addicts," *Journal of Drug Issues* 17, no. 2 (1987) : 187-215, at 215で、「中毒において道徳的側面の考慮を拒めば、中毒に対する最強の武器が私たちから奪われる」と書いている。彼はその武器とは「すなわち、中毒者個人とより大きな社会の両方が持つ価値観」だとしている。2012年5月24日付けの著者との私信より。

(14) Gene M. Heyman, *Addiction: A Disorder of Choice* (Cambridge, MA: Harvard University Press, 2009) , 67-83. ハイマンによれば、濫用と依存を区別した調査（たとえば、国立精神衛生研究所後援の「全米併存疾患調査」や、国立アルコール濫用依存症研究所後援の「アルコールおよび関連障害全国疫学調査」）では、人生のある時期に薬物中毒もしくはアルコール中毒（物質依存症）になった人の77パーセントから86パーセントに、調査が行なわれる前の1年間、物質関連の問題は依然としてなかったという。調査までに少なくとも1度は中毒になった（ただし、1年以内ではない）という基準を満たす調査の回答者数と、調査時の中毒者数を比較して、ハイマンは、10代と20代で中毒になった人のうち60パーセントから80パーセントが、30代までには、もはや深刻で問題のある使用者ではなくなっていると結論づけた。さらに、彼らはその後も数十年にわたり、物質に依存しない状態をおおむね維持した。寛解率が高いのは、マリファナ使用者を対象にするために起こる人為的な増加の結果ではないことに留意してほしい（ハイマンの著書の81ページにある図表4.6を参照のこと）。「アルコールおよび関連障害全国疫学調査」のみに焦点を絞った別の研究（ハイマンと同じように、2001年から2002年にかけての第一弾のデータを用いている）の推定では、一生のうちに症状が寛解する確率はニコチンの場合83.7パーセント、アルコールの場合90.6パーセント、大麻で97.2パーセント、コカインで99.2パーセントだった。こうした研究成果は、アメリカの成人全国民を代表する大きなサンプルで、前記4種類の物質の1つもしくは複数に依存した経験を持つ人の大多数が、生涯のある時点で症状が寛解することを裏づけている。Catalina Lopez-Quintero et al., "Probability and Predictors of Remission from Life-time Nicotine, Alcohol, Cannabis or Cocaine Dependence: Results from the National Epidemiologic Survey on Alcohol and Related Conditions," *Addiction* 106 (2011) : 657-669.

(15) Wilson M. Compton et al., "Prevalence, Correlates, Disability, and Comorbidity of DSM-IV Drug Abuse and Dependence in the United States: Results from the National Epidemiologic Survey on Alcohol and Related Conditions," *Archives of General Psychiatry* 64 (2007) : 566-576（12か月の薬物依存は依然として、物質使用障害ならびに各種気分障害［双極性II型障害を除く］および全般性不安障害、反社会的人格障害と、確実かつ深刻に関連していた）を参照のこと。国立薬物濫用研究所の見積もりについては、National Institute on Drug Abuse, National Institutes of Health, U.S. Department of Health and Human Services, *Principles of Drug Addiction Treatment: A Research-Based Guide*, 2nd ed. (Rockville, MD: National Institute on Drug Abuse, National Institutes of Health, 1999, rev. 2009) , 11を参照のこと。

(16) Patricia Cohen and Jacob Cohen, "The Clinician's Illusion," *Archives of General Psychiatry* 14, no. 12 (1984) : 1178-1182. リー・ロビンズによるヴェトナム戦争退役軍人に関

Sexual Cues," *PLoS One* 3 (2008): e1506. 空気中に漂う薬物のかすかな匂いといった、かろうじて気づく程度の感覚の刺激でさえ、渇望を引き起こすことがある。

(9) Rita Z. Goldstein and Nora D. Volkow, "Drug Addiction and Its Underlying Neurobiological Basis: Neuroimaging Evidence for the Involvement of the Frontal Cortex," *American Journal of Psychiatry* 159, no. 10 (2002): 1642-1652.

(10) Edward Preble and John J. Casey, "Taking Care of Business: The Heroin User's Life on the Street," *International Journal of the Addictions* 4, no. 1 (1969): 1-24. Bill Hanson, *Life with Heroin: Voices from the Inner City* (Lexington, MA: Lexington Books, 1985); Charles E. Faupel and Carl B. Klockars, "Drugs-Crime Connections: Elaborations from the Life Histories of Hard-Core Heroin Addicts," *Social Problems* 34, no. 1 (1987): 54-68; and Michael Agar, *Ripping and Running: Formal Ethnography of Urban Heroin Addicts* (Napier, NZ: Seminar Press, 1973) も参照のこと。コカイン中毒者については、Philippe Bourgois, *In Search of Respect: Selling Crack in El Barrio* (Cambridge: Cambridge University Press, 2002) を参照のこと。

(11) Guy Gugliotta, "Revolutionary Thinker: Trotsky's Great-Granddaughter Is Following Her Own Path to Greatness," *Washington Post*, August 21, 2003, C1. ジーン・M. ハイマンの言葉は、2012年9月20日付けの著者との私信より。

(12)「意思決定、ジレンマや心理的葛藤［は］、中毒者の行動や経験の中心的な特徴だ」とニック・ヘザーは書いている。Heather, "A Conceptual Framework for Explaining Addiction," *Journal of Psychopharmacology* 12 (1998): 3-7, at 3. Jon Elster, "Rational Choice History: A Case of Excessive Ambition," *American Political Science Review* 94, no. 3 (2000): 685-695 も参照のこと。

(13) William S. Burroughs, *Naked Lunch: The Restored Text*, ed. James Grauerholz and Barry Miles (New York: Grove/Atlantic, 2001): 199. ［『裸のランチ』鮎川信夫訳、河出文庫、2003年、他］ イギリスの心理学者ロバート・ウェストはこれらを「改心型の体験」と呼んだ。これは「一見すると些細な出来事」が引き金になることが多いものの、「内に潜む緊張が前々から高まり続けるなかで起こる」とウェストは述べている。2005年7月27日付けの著者との私信より。Christopher K. Lawford, *Moments of Clarity: Voices from the Front Lines of Addiction and Recovery* (New York: HarperCollins, 2009). ローリング・ストーンズのギタリスト、キース・リチャーズ（20代なかばから30代なかばまでヘロインを常用していた）にとって、刑務所生活で麻薬を断つことを考えるのは耐えられなかった。「そのうちバレるという嫌な予感は前からずっとあった。俺は3つの嫌疑をかけられている。麻薬の密売、所持、持ち込みだ。これからくそいまいましいムショ暮らしをすることになる。腹をくくったほうがいいだろう」。Keith Richards and James Fox, *Life* (New York: Little, Brown and Company, 2010), 408. ［『ライフ――キース・リチャーズ自伝』棚橋志行訳、サンクチュアリパブリッシング、2011年］ アルコール中毒から更生した人の言葉は、Jim Atkinson, "Act of Faith," *New York Times*, January 26, 2009, http://proof.blogs.nytimes.com/2009/01/26/act-of-faith/ での引用。スタントン・ピールは、"A Moral Vision of Addiction: How People's Values Determine Whether They Become and Remain

の原因でなければならない）、または（2）行動的な方法では状況を逆転できない場合。この観点に立つと、喫煙は脳疾患ではないが、喫煙がもたらす肺癌は肺疾患となる。肺細胞の分裂開始が原発性のものである（「独自に」分裂し始めた）からではなく（実際、煙草の煙に長年にわたってさらされた影響で肺細胞の分裂を促された）、ひとたび悪性腫瘍ができれば、患者が自発的に行動を変えても病気の進行は食い止められないからだ。癌の寛解〔根本的な治癒ではないが一時的に症状が軽減あるいは消失すること〕には手術、放射線療法、化学療法その他の治療介入が必要とされる。同じことがアルコール中毒によってもたらされた肝硬変にも当てはまる。つまり、ひとたび肝疾患が発症すれば、独自の進展を見せる。本来、中毒は基準（1）も（2）も満たさない。これは特筆に値するが、統合失調症のような原発性の脳疾患すべてが投薬療法のみで治療できるわけではない。最も深刻な症状が投薬療法で抑えられれば、生活様式の変更（社交や心理療法）が重要だ。実際、しばらくの間症状が安定すれば、減薬が可能になり、患者によっては、ストレスをうまく抑えられるようになると投薬を中止できる場合もある。中毒に関する神経生物学的特性の概説については、Alfred J. Robison and Eric J. Nestler, "Transcriptional and Epigenetic Mechanisms of Addiction," *Nature Reviews Neuroscience* 12（2011）: 623-637 を参照のこと。Steven E. Hyman, "The Neurobiology of Addiction: Implications for Voluntary Control of Behaviour," in *The Oxford Handbook of Neuroethics*, ed. Judy Illes and B. J. Sahakian（Oxford: Oxford University Press, 2011）, 203-218 も参照のこと。

（7） Kristina Fiore, "Doctor's Orders: Brain's Wiring Makes Change Hard," MedPage Today, January 30, 2010, http://www.medpagetoday.com/Psychiatry/Addictions/18207; Leshner, "Addiction Is a Brain Disease, and It Matters," 46. 「神経化学的な『スイッチ』が入る」という比喩もよく使われる。たとえば、Jim Schnabel, "Flipping the Addiction Switch," Dana Foundation, August 26, 2008, http://www.dana.org/news/features/detail.aspx?id=13120 を参照のこと。上院健康教育労働年金委員会の少数党の幹部メンバーであるマイク・エンツィ上院議員（共和党、ワイオミング州）もまた、この「スイッチ」の比喩を用いている。「科学は、アルコールあるいはその他のどんな薬物に対する中毒も病気であることを示してくれる。……薬物を使おうという初めの決断は選択ではあるが、使用を繰り返すことにより脳内の中毒のスイッチがオンになる時が来る」。"Enzi Says HELP Committee Approves Bill to Recognize Addiction as a Disease," press release, Office of U.S. Senator Mike Enzi, June 27, 2007, http://help.senate.gov/old_site/Min_press/2007_06_27_d.pdf. レシュナーの言葉は、"Fighting Addiction," February 4, 2001, http://www.prnewswire.com/news-releases/cover-fighting-addiction-71196322.html での引用。Jack E. Henningfield, Leslie M. Schuh, and Murray E. Jarvik, "Pathophysiology of Tobacco Dependence," in *Neuropsychopharmacology—The Fourth Generation of Progress*, ed. Floyd E. Bloom and David J. Kupfer et al.（New York: Raven Press, 1995）, 1715-1729, at 1715 の、「癌の転移が進む肺細胞を元に戻すことが選択できないのと同様、煙草を慎むのはもはや個人の選択の問題ではないかもしれない」も参照のこと。

（8） Anna Rose Childress, "Prelude to Passion: Limbic Activation by 'Unseen' Drug and

薬物対策顧問バリー・R. マキャフリーはそれを頻繁に援用している」。Michael Massing, "Seeing Drugs as a Choice or as a Brain Anomaly," *New York Times*, June 24, 2000, http://www.nytimes.com/2000/06/24/arts/seeing-drugs-as-a-choice-or-as-a-brain-anomaly.html?pagewanted=all&src=pm. ジョン・ウォルターズは「中毒は脳の疾患である」と述べた。Quynh-Giang Tran, "Drug Policy Chief Looks to the Root of Addiction: U.S. Eyes 10% Reduction in Abuse in Two Years," *Boston Globe*, July 10, 2002, A3. 麻薬撲滅対策室長にギル・ケルリコワスケが任命された際の式典の挨拶の中で、ジョセフ・バイデン副大統領はこう指摘している。「中毒は病気です。かつてパット・モイニハンが言っていたように、脳の病気なのです」。Remarks on the Nomination of Gil Kerlikowske, Office of the Vice President, March 11, 2009, the White House, http://www.whitehouse.gov/the_press_office/Remarks-of-the-Vice-President-and-Chief-Kerlikowske-on-his-Nomination-as-the-new-Director-of-the-Office-of-National-Drug-Control-Policy/. National Council on Alcoholism and Drug Dependence, "Addiction Is a Disease, Not a Moral Failure: Kerlikowske," June 12, 2012, http://www.ncadd.org/index.php/in-the-news/365-addiction-is-a-disease-not-a-moral-failure-kerlikowske も参照のこと。「脳の疾患」モデルに対するマスメディアの関心については、*Addiction*, DVD, produced by John Hoffman and Susan Froemke (HBO, 2007); Tim Russert and Bill Moyers, "Bill Moyers, Journalist, Discusses His Upcoming PBS Special on Drug Abuse and Addiction," *Meet the Press*, NBC News, aired March 29, 1998, transcript, LexisNexis; Charlie Rose and Nora Volkow, "The Charlie Rose Brain Series, Year 2," *The Charlie Rose Show*, PBS, aired August 13, 2012, transcript, LexisNexis; Dick Wolf and Dawn DeNoon, "Hammered," *Law and Order: Special Victims Unit*, NBC (New York: NBC, October 14, 2009); Drew Pinsky, "Addiction: Do You Need Help?," WebMD Live Events Transcript, MedicineNet.com, November 6, 2003, http://www.medicinenet.com/script/main/art.asp?articlekey=54633; *Strictly Dr. Drew: Addictions A-Z*, DVD, directed by Christopher Bavelles and José Colomer (Silver Spring, MD: Discovery Health, 2006); Michael D. Lemonick, "How We Get Addicted," *Time*, July 5, 2007, http://www.time.com/time/magazine/article/0,9171,1640436,00.html and Jeneen Interlandi, "What Addicts Need," *Newsweek*, February 23, 2008, http://www.newsweek.com/2008/02/23/what-addicts-need.html を参照のこと。

(5) 「アルコール中毒については昔からこんな議論がある。問題は中毒者の頭の中にあるのか、つまり、意志の力や精神性、あるいは、ことによればトークセラピーを通じて克服されうるものなのか、それとも、たとえば糖尿病や癲癇とちょうど同じように、継続的な治療が欠かせない身体的な病なのか？」 D. Quenqua, "Rethinking Addiction's Roots, and Its Treatment," *New York Times*, July 10, 2011, A1.

(6) 「脳疾患」という用語に正式な定義はない。通常、医療専門家がこの言葉を使う際には、次の基準を満たす神経のプロセス上の機能障害を意味する。(1) パーキンソン病、脳腫瘍、統合失調症、自閉症、多発性硬化症などで見られるもののように、原発性である場合（つまり、薬物使用など意図的な行為の結果ではない疾患。中毒を原発性とするためには、神経の変化は薬物使用を繰り返した結果ではなく、そ

れている」と、医療雑誌「ヘルス・アフェアーズ」誌の編集責任者は書いている。Susan Dentzer, “Substance Abuse and Other Substantive Matters,” *Health Affairs* 30, no. 8（2011）: 1398.　元公衆衛生局長官 C. エヴァレット・クープは、「中毒は脳の疾患」モデルは「第一線で活躍する医療と保健の権威全員に認められている」と主張する。C. Everett Koop, “Drug Addiction in America: Challenges and Opportunities,” in *Addiction: Science and Treatment for the Twenty-First Century*, ed. Jack E. Henningfield, Patricia B. Santora, and Warren Bickel（Baltimore: Johns Hopkins University Press, 2007）, 13. 2007 年、当時上院議員だったジョセフ・バイデンは、「中毒は慢性的で再発する脳の疾患である」と規定した「中毒を疾患と認める 2007 年法」の法案を提出した。この法案は国立薬物濫用研究所と国立アルコール濫用依存症研究所を併合することを目的とし、下院でも賛同は得られたものの、委員会では成立しなかった。U.S. Congress, Senate, Recognizing Addiction as a Disease Act of 2007, S 1101, 110th Cong., 1st Sess.（2007-2008）, http://thomas.loc.gov を参照のこと。この法案を受けて、中毒の専門家団体、全米アルコール依存症および薬物濫用カウンセラー協会（NAADAC）の対政府渉外担当を務めたダニエル・ガルネラはこう語った。「国立薬物濫用研究所とその科学者は、中毒が人の行動特性ではなく、中毒性のある物質を使いたくなるような、身体の生理学的変化によって引き起こされることを、疑問の余地のないまでに立証した。本法案は中毒という専門用語を科学に追いつかせるものだ」。Philip Smith, “Is Addiction a Brain Disease? Biden Bill to Define It as Such Is Moving on Capitol Hill,” *Drug War Chronicle*, August 9, 2007, http://stopthedrugwar.org/chronicle/2007/aug/09/feature_addiction_brain_disease での引用。Sally Satel and Scott O. Lilienfeld, “Medical Misnomer: Addiction Isn't a Brain Disease, Congress,” *Slate*, July 25, 2007, http://www.slate.com/articles/health_and_science/medical_examiner/2007/07/medical_misnomer.html も参照のこと。高校生を対象にした薬物濫用防止の授業については、Lori Whitten, “NIH Develops High School Curriculum Supplement on Addiction,” *NIDA Notes* 16, no. 1（2001）, http://archives.drugabuse.gov/NIDA_Notes/NNVol16N1/NIH.html を参照のこと。ベティ・フォード・センターで主任医長を務めるジェイムズ・W. ウェスト医師は、中毒に関する同センターの見解に何ら変化はないと言う。「今日、それは脳疾患すなわち、生物・心理・精神・社会的疾患として明確に認められている。こうした事実は今やより広く知られるところとなり、世間に受け容れられた」。” BFC Pioneer Dr. James West, 93, Stays the Course,” Betty Ford Center, March 1, 2007, http://www.bettyfordcenter.org/news/innews/narticle.php?id=19. 本書の共著者のサリー・サテルが勤務するワシントンのクリニック、「薬物濫用とリハビリテーションにおけるパートナーズ」では、院長は、オリエンテーションで患者に脳の疾患であることを告げる。アメリカ中毒医療協会の定義については、American Society of Addiction Medicine, “Public Policy Statement: Definition of Addiction,” adopted April 12, 2011, http://www.asam.org/advocacy/find-a-policy-statement/view-policy-statement/public-policy-statements/2011/12/15/the-definition-of-addiction を参照のこと。ドラッグ・ツァーリたちの見解は以下のとおり。「現在、中毒の分野では『脳の疾患』モデルは広く受け容れられ、ホワイトハウスの

ロビンズがこのプログラムの分析を実施した。下士官兵に関するジャッフェの取り組みの詳細については、"Oral History Interviews with Substance Abuse Researchers: Jerry Jaffe," Record 16, University of Michigan Substance Abuse Research Center, January 2007, http://sitemaker.umich.edu/substance.abuse.history/oral_history_interviews を参照のこと。

(2) ゴールデン・フロー作戦は日常的な尿検査を意味する軍の内部用語。1971年秋の間ずっと、検査による陽性者の数は減り続けた。1972年2月までには、陽性率は2パーセントを下回り、ニクソン政権はこの時点で「流行」の沈静化を宣言した。Michael Massing, *The Fix: Solving the Nation's Drug Problem* (New York: Simon and Schuster, 1998), 86-131. ロビンズの評価については、Lee N. Robins, John E. Helzer, and Darlene H. Davis, "Narcotic Use in Southeast Asia and Afterward," *Archives of General Psychiatry* 32 (1975): 955-961 を参照のこと。

(3) 中毒が再発した12パーセントの退役軍人のうちには、数か月間使用を再開したものの、その後やめた人がいた。つまり、使用を再開した人すべてが3年間ずっと使い続けていたわけではない。Robins, "Vietnam Veterans' Rapid Recovery from Heroin," 1041-1054, 1046. 1996年から97年にかけて行なわれた25年の縦断研究では、5.1パーセントから9.1パーセントが除隊以降に5回以上アヘン剤を使用していた(彼らが1974年のロビンズの最初の論文で報告された12パーセントに含まれるのか、また、彼らのなかに、中毒でない使用者ではなく中毒を再発した使用者がどれほどいたかについては不明)。Price, Risk, and Spitznagel, "Remission from Drug Abuse."「革命的」は、国立薬物濫用研究所初代所長ロバート・デュポン医師の言葉。1972年の著者との私信より。「画期的」は Robert Granfield and William Cloud. *Coming Clean: Overcoming Addiction Without Treatment* (New York: New York University Press, 1999), 215 で使われた言葉。1972年から1996年までのいずれかの時点で、薬物濫用または薬物依存に関して、『DSM-IV　精神疾患の診断・統計マニュアル』による診断基準を満たした者は、退役軍人のうち16パーセントあまりにすぎなかった(被験者はヴェトナムからの帰国時にアヘン剤に陽性だった者と陰性だった者、および同年輩の非退役軍人のサブサンプル)。Price, Risk, and Spitznagel, "Remission from Drug Abuse"を参照のこと。あらゆる薬物に対する依存症者の割合が45.1パーセントと最も高かったのは、ヴェトナムにアヘン剤が氾濫していた1971年だった。その割合は、1972年の16.4パーセントから1996年には5.9パーセントに下がった。Rumi Kato Price et al., "Post-traumatic Stress Disorder, Drug Dependence, and Suicidality Among Male Vietnam Veterans with a History of Heavy Drug Use," *Drug and Alcohol Dependence* 76 (2004): S31-S43.

(4) Alan I. Leshner, "Addiction Is a Brain Disease, and It Matters," *Science* 278, no. 5335 (1997): 45-47. レシュナーはのちにこう述べている。「今や生物医学界の大半が中毒は本質的には脳疾患だと考えている」。Alan I. Leshner, "Addiction Is a Brain Disease," *Issues in Science and Technology* (2001), http://www.issues.org/17.3/leshner.htm.「中毒が複雑かつ慢性的で、再発することが多く、糖尿病のように集中的に管理すべき脳疾患であるという事実は、専門家の間では当然のこととして受け止めら

70-79, 70. 「まだ、脳画像法が他のマーケティングの方法よりも優れたデータを提供できるかどうかの問題ではないが、マルチボクセルパターン分析の手法を使うと、隠れた情報という『聖杯』が明らかになる可能性がある」。Ariely and Berns, "Neuromarketing," 287.

(44) Craig Bennett, "The Seven Sins of Neuromarketing," April 22, 2011, http://prefrontal.org/blog/2011/04/the-seven-sins-of-neuromarketing/. Rachel Kauffman, "Neuromarketers Get Inside Buyers' Brains," *CNNMoney.com*, March 18, 2010, http://money.cnn.com/2010/03/17/smallbusiness/neuromarketing/index.htm?section=money_smbusiness に引用されているように、ニューロマーケティングを使うようなおもな会社の広告予算は、およそ3000万～1億ドルだ（スーパーボウルの広告枠は、平均で260万～270万ドルで売られている)。バーキットによると、「マーケターに5万ドル払えば30人の消費者をEEGで調べられる。MRI実験で20人調べるには、4万ドルぐらいかかるだろう」

(45) "NeuroStandards Project White Paper," 7, 30.

(46) スターチについては、Sean Brierley, *The Advertising Handbook* (London: Routledge, 1995), 182を参照のこと。実際、ほとんどのマーケターは、消費者が製品をどう見ているかというフィードバックを得る有効な手段としてフォーカスグループを推薦する。「単一の最先端科学技術が、さまざまな方法どうしの比較に基づく裏付けや確証を得ることもないまま、科学技術の利用という目的のためだけに事業に使われることがあまりに多過ぎる」。Roger Dooley, "Your Brain on Soup," *Neuromarketing: Where Brain Science and Marketing Meet* (blog), February 20, 2010, http://www.neurosciencemarketing.com/blog/articles/your-brain-on-soup.htm に対する、マーチャント・メカニックス社のCEOマット・タルマンの意見。

第3章 中毒は「脳の疾患」という誤謬

(1) 調査の結果、45パーセントの下士官兵がヴェトナムでアヘンまたはヘロイン、もしくはその両方を、おもに喫煙で試したことがわかった。全下士官兵の20パーセントがヴェトナムで中毒になったと主張し、1971年9月がDEROS（国外からの帰国対象期間）の月だった下士官兵13,760人のうち10.5パーセントがバルビツール酸系薬、アヘン剤、アンフェタミンを検出する尿検査のいずれかで陽性となった。Lee N. Robins, "Vietnam Veterans' Rapid Recovery from Heroin: A Fluke or Normal Expectation?" *Addiction* 88 (1993): 1041-1054, 1046; Rumi Kato Price, Nathan K. Risk, and Edward L. Spitznagel, "Remission from Drug Abuse over a 25-Year Period: Patterns of Remission and Treatment Use," *American Journal of Public Health* 91, no. 7 (2001): 1107-1113を参照のこと。「ニューヨーク・タイムズ」紙の記事は、Alvin M. Schuster, "G.I. Heroin Addiction Epidemic in Vietnam," *New York Times*, May 16, 1971, A1. 薬物検査措置は1971年6月に告知された。同月、薬物濫用防止特別推進局のジェローム・ジャッフェの指揮のもと、セントルイスにあるワシントン大学のリー・

(42) 買い物客の気分への影響については、John A. Bargh, “Losing Consciousness: Automatic Influences on Consumer Judgment, Behavior and Motivation,” *Journal of Consumer Research* 29 (2002) : 280-285; and Mirja Hubert and Peter Kenning, “A Current Overview of Consumer Neuroscience,” *Journal of Consumer Behavior* 7 (2008) : 272-292 を参照のこと。バックグラウンド・ミュージックの影響については、R. E. Milliman, “Using Background Music to Affect the Behavior of Supermarket Shoppers,” *Journal of Marketing* 46, no. 3 (1982) : 86-91 を参照のこと。もっと一般的には、Aradhna Krishna, “An Integrative Review of Sensory Marketing: Engaging the Senses to Affect Perception, Judgment and Behavior,” *Journal of Consumer Psychology* 22, no. 3 (2011) : 332-351, http://www.sciencedirect.com/science/article/pii/S1057740811000830 を参照のこと。興奮のレベルについては、D. M. Sanbonmatsu and F. R. Kardes, “The Effects of Physiological Arousal on Information Processing and Persuasion,” *Journal of Consumer Research* 15 (1988) : 379-385; Michel Tuan Pham, “Cue Representation and Selection Effects of Arousal in Persuasion,” *Journal of Consumer Research* 22 (1996) : 373-387; R. E. Petty and D. T. Wegener, “Attitude Change: Multiple Roles for Persuasion Variables,” in *The Handbook of Social Psychology*, ed. D. Gilbert, S. Fiske, and G. Lindzey, 4th ed. (New York: McGraw- Hill, 1998) , 323-390 を参照のこと。ある研究によると、顧客は緊張を感じているときには、「社会的証明」と呼ばれる、効果が実証済みの説得戦術の影響を受けやすいという。「社会的証明」は、製品の人気や、ベストセラーの地位を訴えるというものだ。R. B. Cialdini and N. J. Goldstein, “Social Influence: Compliance and Conformity,” *Annual Review of Psychology* 55 (2004) : 591-621. 別の研究では、被験者はロマンティックな気分になっていると、手に入りづらい、珍しい、「限定版」といった言葉で広告されている製品に惹きつけられやすくなることがわかった。Vladas Griskevicius et al., “Fear and Loving in Las Vegas: Evolution, Emotion, and Persuasion,” *Journal of Marketing Research* 46 (June 2009) : 384-395. Sabrina Bruyneel et al., “Repeated Choosing Increases Susceptibility to Affective Product Features,” *International Journal of Research in Marketing* 23 (2006) : 215-225; and Jing Wang et al., “Trade-offs and Depletion in Choice,” *Journal of Marketing Research* 47 (2010) : 910-919 も参照のこと。これらの結果は、「精緻化見込みモデル (ELM)」と呼ばれる説得理論と一致している。ELM のモデルによると、人は論理についていく動機付けや能力が低いとき、メッセージやヒューリスティックの皮相的な面 (説得への「周辺」ルート) に説得力を感じ、逆に、関与の度合いが高いと、メッセージやヒューリスティックの皮相的な特徴には、態度に対する効果がそれほどないという。この場合、いわゆる説得への「中心ルート」が活性化され、人は慎重に吟味してメッセージや推論の価値を判断する。Richard E. Petty and John T. Cacioppo, *Communication and Persuasion: Central and Peripheral Routes to Attitude Change* (Berlin: Springer-Verlag, 1986) を全般的に参照のこと。

(43) Mya Frazier, “Hidden Persuasion or Junk Science,” *Advertising Age*, September 10, 2007, http://adage.com/article/news/hidden-persuasion-junk-science/120335/. A. S. C. Ehrenberg, “Repetitive Advertising and the Consumer,” *Journal of Advertising Research* 1 (1982) :

com/news/nobel-laureate-challenges-psychologists-to-clean-up-their-act-1.11535 も参照のこと。

(39) Scott O. Lilienfeld et al., *A Review of 50 Great Myths of Popular Psychology: Shattering Widespread Misconceptions about Human Behavior* (Hoboken, NJ: Wiley-Blackwell, 2009); Natasha Singer, "Making Ads That Whisper to the Brain," *New York Times*, November 13, 2010; Mark R. Wilson, Jeannie Gaines, and Ronald P. Hill, "Neuromarketing and Consumer Free Will," *Journal of Consumer Affairs* 42, no. 3 (2008): 389-410; "Neuromarketing: Beyond Branding," Lancet Neurology 3 (2004): 71; "News Release: Commercial Alert Asks Feds to Investigate Neuromarketing Research at Emory University," December 17, 2003, http://www.commercialalert.org/issues/culture/neuromarketing/commercial-alert-asks-feds-to-investigate-neuromarketing-research-at-emory-university. 「私たちアメリカ人は、思っている以上に早く知ることになるかもしれない。『オーウェル風の』という言葉も、この展望には生易し過ぎる」。"Commercial Alert Asks Senate Commerce Committee to Investigate Neuromarketing," July 12, 2004, http://www.commercialalert.org/issues/culture/neuromarketing/commercial-alert-asks-senate-commerce-committee-to-investigate-neuromarketing.

(40) Complaint and Request for Investigation, submitted by the Center for Digital Democracy, Consumer Action, Consumer Watchdog, and the Praxis Project, October 19, 2011, 2, http://case-studies.digitalads.org/wp-content/uploads/2011/10/complaint.pdf. 「デジタル・デモクラシー・センター」のジェフリー・チェスターによれば、連邦取引委員会はその訴えを検討しているという。2013 年 1 月 26 日付けの著者との私信。ボイアの言葉は Jim Schnabel, "Neuromarketers: The New Influence Peddlers?," Dana Foundation, March 25, 2008, http://dana.org/news/features/detail.aspx?id=11686 での引用。

(41) *FCC's Manual for Broadcasters*, http://www.fcc.gov/guides/public-and-broadcasting-july-2008. ブリッツの発言は、"Neuromarketing, Subliminal Messages, and Freedom of Speech," *Neuroethics &Law Blog*, May 14, 2009, http://kolber.typepad.com/ethics_law_blog/2009/05/neuromarketing-subliminal-messages-and-freedom-of-speech-blitz.html#comments より。政治哲学者のトマス・M. スキャンロンが何十年も前に気づいたとおり、サブリミナルの発話はもちろん、私たちの合理的熟考の過程の与《あずか》り知らぬところだけで働いているわけではない。私たちが「その影響を自覚しないまま」刺激に影響されることは「四六時中起こっている」し、そうした無意識の変化は、隠された刺激だけでなく「明確に目にしたり耳にしたりするもの」にも起因する。Thomas M. Scanlon, "Freedom of Expression and Categories of Expression," *University of Pittsburgh Law Review* 40 (1979): 519, 525. ニューロマーケティングが将来どれほど有効になるかは不明なので、ニューロマーケティング技術を使用する研究者や企業は、「この科学技術が有益で無害なかたちで使用されることを確実にするための」倫理基準を採用するよう提案する神経倫理学者たちもいる。Emily R. Murphy, Judy Illes, and Peter B. Reiner, "Neuroethics of Neuromarketing," *Journal of Consumer Behavior* 7 (2008): 292-302, 292.

and the Twist in the Tail"（1992年5月21～25日にフロリダ州マイアミで開かれた国際コミュニケーション協会の第42回年次総会で発表された論文）, http://www.theprofessors.net/sublim.html; Kelly B. Crandall, "Invisible Commercials and Hidden Persuaders: James M. Vicary and the Subliminal Advertising Controversy of 1957"（undergraduate honors thesis, University of Florida, 2006）, http://plaza.ufl.edu/cyllek/docs/KCrandall_Thesis2006.pdf.

(36) Norman Cousins, "Smudging the Subconscious," *Saturday Review*, October 5, 1957, 20; "Ban on Subliminal Ads, Pending FCC Probe, Is Urged," *Advertising Age*, November 11, 1957, 1; Stuart Rogers, "How a Publicity Blitz Created the Myth of Subliminal Advertising," *Public Relations Quarterly* 37, no. 4（1992）: 12-17; "Psychic Hucksterism Stir Calls for Inquiry," *New York Times*, October 6, 1957, 38; Jack Gould, "A State of Mind: Subliminal Advertising, Invisible to Viewer, Stirs Doubt and Debate," *New York Times*, December 8, 1957, D15.

(37) "Subliminal Ads Should Cause Little Concern, Psychologists Told," *Washington Post*, September 2, 1958; James B. Twitchell, *Adcult USA: The Triumph of Advertising in American Culture*（New York: Columbia University Press, 1996）, 114; Anthony R. Pratkanis, "The Cargo-Cult Science of Subliminal Persuasion," *Skeptical Inquirer* 16, no. 3（1992）, http://www.csicop.org/si/show/cargo-cult_science_of_subliminal_persuasion.

(38) F. Danzig, "Subliminal Advertising? Today It's Just Historic Flashback for Researcher Vicary," *Advertising Age*, September 17, 1962, 33, 72, 74; Raymond A. Bauer, "The Limits of Persuasion: The Hidden Persuaders Are Made of Straw," *Harvard Business Review* 36, no. 5（1958）: 105-110, 105.　態度や購買行動に対するサブリミナルの刺激の効果を実証した研究はない。Sheri J. Broyles, "Subliminal Advertising and the Perpetual Popularity of Playing to People's Paranoia," *Journal of Consumer Affairs* 40（2006）: 392-406; Anthony R. Pratkanis and Anthony G. Greenwald, "Recent Perspectives on Unconscious Processing: Still No Marketing Applications," *Psychology and Marketing* 5（1988）: 339-355; and T. E. Moore, "Subliminal Perception: Facts and Fallacies," *Skeptical Inquirer* 16（1992）: 273-281.　また、減量や記憶改善、自尊心向上用のサブリミナル・テープが有効であることを実証した研究もない。L. A. Brannon and T. C. Brock, "The Subliminal Persuasion Controversy: Reality, Enduring Fable, and Polonious' Weasel," in *Persuasion: Psychological Insights and Perspectives*, ed. S. Shavitt and T. C. Brock（Needham Heights, MA: Allyn and Bacon, 1994）: 279-293; J. Saegert, "Why Marketing Should Quit Giving Subliminal Advertising the Benefit of the Doubt," *Psychology and Marketing* 4（1987）: 107-120; Brandon Randolph- Seng and Robert D. Mather, "Does Subliminal Persuasion Work? It Depends on Your Motivation and Awareness," *Skeptical Inquirer* 33, no. 5（2009）: 49-53; and Joel Cooper and Grant Cooper, "Subliminal Motivation: A Story Revisited," *Journal of Applied Social Psychology* 32, no. 11（2002）: 2213-2227 を全般的に参照のこと。エド・ヨンのもののような実験結果が再現できるか確認するようにというダニエル・カーネマンの訴えについての報告 "Nobel Laureate Challenges Psychologists to Clean Up Their Act," *Nature News*, October 3, 2012, http://www.nature.

用者を生み出すための情報を強調するかもしれない。今すぐ何かを買うように直接説得することで成功する広告もあれば、顧客が抱いているブランドへの親近感を変え、のちの行動に影響を与えるように作られている広告もある。広告の信憑性を高めるのは広告そのものではなく、売る側が信頼できる品質を提供して、広告を信じてもらう理由を人々に与えるために続ける長期の努力だという、有力な主張さえある。"Super Bowl Ads: GoDaddy Girl 1, Neuroscientists 0"; Plassman et al., "What Can Advertisers Learn from Neuroscientists?"; and John E. Calfee, *Fear of Persuasion: A New Perspective on Advertising and Regulation* (Washington, DC: AEI Press, 1997) を参照のこと。

(32) Calfee, *Fear of Persuasion*, 1.

(33) Vance Packard, *Hidden Persuaders*. [前掲『かくれた説得者』] Marshall McLuhan, *The Mechanical Bride: Folklore of Industrial Man* (New York: Vanguard, 1951) [『機械の花嫁——産業社会のフォークロア』井坂学訳、竹内書店新社、1991年] も参照のこと。序文にはこうある。「最高の教育を受けた何千もの人が、集合的世論の内部に入り込む常勤のビジネスに進んだのは、私たちの時代が最初だ。操作し、利用し、制御するために内部に入り込むことが、今や目的なのだ」。http://home.roadrunner.com/~lifetime/mm-TMB.htm. Packard, *Hidden Persuaders*, 28, 167; "*The Hidden Persuaders*, by Vance Packard," review of *The Hidden Persuaders,* by Vance Packard [前掲『かくれた説得者』], *New Yorker*, May 18, 1957, 167; Nick Johnson, "Review of Vance Packard's The Hidden Persuaders," *Texas Law Review* 36 (1958): 708-715 (molding, 708; Orwell, 713).

(34) Randall Rothenberg, "Advertising; Capitalist Eye on the Soviet Consumer," *New York Times*, February 15, 1989. ロボットのような、洗脳された人間という説は、1954年にCIAが生み出した。John Marks, *The Search for the Manchurian Candidate: The CIA and Mind Control* (New York: Times Books, 1979) を全般的に参照のこと。リチャード・コンドンは1959年、アメリカの著名な政治家一家の息子で朝鮮戦争の元捕虜が洗脳され、自分でも気づかないうちに共産主義者のための暗殺者になるという小説、『影なき狙撃者』(佐和誠訳、ハヤカワ文庫、2002年) を刊行した。映画は1962年に封切られた。シンシナティ・レッドレッグズについては、http://www.sportsecyclopedia.com/nl/cincyreds/reds.html を参照のこと。

(35) "Persuaders Get Deeply Hidden Tool: Subliminal Projection," *Advertising Age* 37 (1957): 127.「ニューヨーカー」誌のある通信員は、次のように報告している。「報道陣が50人ほど集まり、それぞれ小さな折り畳み椅子に、多少悲しげにではあったかもしれないが、何でも受け容れるとばかりに従順に座り、自らの脳がそっと打ち砕かれ、侵入されるのを許した。……私たちはこれまでニューヨークで歴史的なダンスパーティにずいぶん出席してきたが、これほど気味の悪いパーティは初めてだった」("Talk of the Town," *New Yorker,* September 21, 1957, 33). Herbert Brean, " 'Hidden Sell' Technique Is Almost Here: New Subliminal Gimmicks Now Offer Blood, Skulls, and Popcorn to Movie Fans," *Life*, March 31, 1958, 104; Pratkanis and Aronson, *Age of Propaganda*, 199. [前掲『プロパガンダ』] Gary P. Radford, "Scientific Knowledge

(31) Marco Iacoboni, "Who Really Won the Super Bowl? The Story of an Instant-Science Experiment," *Edge: The Third Culture*, 2006, http://www.edge.org/3rd_culture/iacoboni06/iacoboni06_index.html.　これは特筆に値するが、FKF も 2007 年の第 41 回スーパーボウルを評価し、広告に関しては、「扁桃体の年」と呼んだ。そして、広告の大半は「失敗」に終わるだろうと予想した。「扁桃体の年」については、Marcus Yam, "This Is Your Brain on Superbowl Ads," *DailyTech*, February 5, 2007, http://www.dailytech.com/This+is+Your+Brain+on+Super+Bowl+Ads/article5991.htm を参照のこと。「失敗」については、Alice Park, "Brain Scans: How Super Bowl Ads Fumbled," *Time*, February 5, 2007, http://www.fkfappliedresearch.com/media3.html を参照のこと。扁桃体の役割については、Chiara Cristinzio and Patrik Vuilleumier, "The Role of Amygdala in Emotional and Social Functions: Implications for Temporal Lobe Epilepsy," *Epileptologie* 24 (2007) : 78-89, http://labnic.unige.ch/nic/papers/CC_PV_EPI07.pdf を参照のこと。広告におけるユーモアについては、Madelijn Strick et al., "Humor in Advertisements Enhances Product Liking by Mere Association," *Journal of Experimental Psychology: Applied* 15, no. 1 (2009) : 35-45 を参照のこと。スーパーボウルの広告のランキングについては、Roger Dooley, "Super Bowl Ads Ranked by Brain Scans," *Neuromarketing*, February 2, 2007, http://www.neurosciencemarketing.com/blog/articles/super-bowl-xli-ads.htm を参照のこと。コムスコア社は、スーパーボウルの最中の、ウェブサイトへのアクセス数を報告し、各広告主のウェブサイトへのアクセス数をリアルタイムで比較した。同社は、豊かな胸のモデルが、またしても「衣装の不具合」を経験する場面が目玉の広告を出した GoDaddy.com の圧勝と宣言した。GoDaddy.com のサイトへのアクセスは 15 倍に増え、43 万 9000 人がこのサイトを訪れた。第 2 位はバドワイザーで、アクセス数が 5 倍に増えたが、流した広告の回数は GoDaddy.com をはるかに上回った。"Super Bowl Ads: GoDaddy Girl 1, Neuroscientists 0," February 17, 2006, http://www.neurosciencemarketing.com/blog/articles/superbowl-ads-brain-godaddy.htm; and Iacoboni, "Who Really Won the Super Bowl?" を参照のこと。ちなみに、この前年、GoDaddy.com の広告はあまりに卑猥だとして検閲を受けている。http://videos.godaddy.com/superbowl_timeline06.aspx を参照のこと。Roxanne Khamsi, "Brain Scans Reveal Power of Super Bowl Adverts," *NewScientist*, February 7, 2006, http://www.newscientist.com/article/dn8691 も参照のこと。「秘密の冷蔵庫」を呼び物にしたバドワイザーのビールの広告は、脳の視覚野しか興奮させられなかったという。そう聞くと、この広告はあまり効果がないと予想したくなるが、「USA トゥデー」紙による消費者のランキングでは、じつは、このコマーシャルは「最も人気が高い」という評価を受けた。最後につけ加えると、すべての広告が同じ目的を持っているわけではない。自社の製品に名声のオーラを確立しようとしている広告主もいれば、似通った製品に比べて、自社の製品は製造法が新しく、改善されていると、潜在的購入者に思い込ませようとしている広告主もいる。さらに、新ブランドの認知度を高めることや、逆に、すでに確立されたブランドへのロイヤルティ（忠誠心）を強めることを目指している広告主もいる。成熟した市場の製品用の広告は、固定客を鞍替えさせることを狙う。新製品の広告は、新しい利

供するサービスのリストは拡大する一方だ。同社は、色やロゴ、製品の特徴が持つサブリミナルの力を評価する。音楽やコマーシャルソングの心的な力、有名人の保証宣伝の影響力、脳波を最も落ち着かせる店舗レイアウトのデザインも測定する。同社は、嗅覚や触覚に対する神経学的反応さえ検査し、イギリスの自動車ディーラーと協力して、自動車のクッションの感触とドアが閉まるときの音に対する反応を測定している。Thomas Mucha, "This Is Your Brain on Advertising," *CNN Money*, August 1, 2005, http://money.cnn.com/magazines/business2/business2_archive/2005/08/01/8269671/index.htm を参照のこと。

(26) McClellan, "Mind over Matter"; Kevin Randall, "The Rise of Neurocinema? How Hollywood Studios Harness Brain Waves to Win Oscars," *Fast Company*, February 25, 2011; Jessica Hamzelou, "Brain Scans Can Predict How You'll React to a Movie Scene," *Gizmodo*, September 9, 2010, http://www.gizmodo.com.au/2010/09/brain-scans-can-predict-how-youll-react-to-a-movie-scene/#more-416708; April Gardner, "Neurocinematics: Your Brain on Film," *NewEnglandFilm.com*, June 30, 2009, http://newenglandfilm.com/magazine/2009/07/neuro.

(27) Ellen Byron, "Wash Away Bad Hair Days," *Wall Street Journal*, June 30, 2010.

(28) "Product Design and Packaging: Mobile Phone Study," http://www.neurofocus.com/pdfs/Neurofocuscasestudy_ProductDesign.pdf. 脳の左半球前部の活性化は、刺激を「好むこと」と相関している。R. J. Davidson, "What Does the Prefrontal Cortex 'Do' in Affect? Perspectives on Frontal EEG Asymmetry Research," *Biological Psychology* 67, nos. 1-2 (2004): 219-233 を参照のこと。 G. Vecchiato, "On the Use of EEG or MEG Brain Imaging Tools in Neuromarketing Research," *Computational Intelligence and Neuroscience* 2011, no. 3 (2011), http://www.hindawi.com/journals/cin/2011/643489/ も参照のこと。前頭皮質後部の活性化は、長期記憶への保存の準備を反映しているかもしれない。ロシターとその共同研究者たちは、被験者にテレビ広告を見せながら SST を使って脳波を調べ、1 週間後に被験者がどの場面を見たことを覚えているかを予想できた。 J. R. Rossiter et al., "Brain-Imaging Detection of Visual Scene in Long-Term Memory for TV Commercials," *Journal of Advertising Research* 41 (2001): 13-21.

(29) "NeuroStandards Project White Paper," 7, 34, http://neurospire.com/pdfs/arfwhitepaper.pdf.

(30) Burkitt, "Neuromarketing"; D. S. Margulies et al., "Mapping the Functional Connectivity of Anterior Cingulate Cortex," *Neuroimage* 37 (2007): 579-588. お楽しみとして、"The Cingulate Cortex Does Everything," *Annals of Improbable Research* 14, no. 3 (2008): 12-15, http://www-personal.umich.edu/~tmarzull/Cingularity.pdf を参照のこと(「cingularity」というのは、レイ・カーツワイルの人工知能の概念である「singularity(特異点)」にかけた言葉遊びだ。singularity.com を参照のこと)。帯状皮質の人気をちゃかして、脳科学者たちはこんなふうに言っている。「帯状皮質はあらゆることを司っている。……そのような仮説のせいで、この脳領域に魅力を覚える研究者がますます増えるだろうから、発表される論文の数もうなぎ上りになるだろう」

2004, http://labs.vtc.vt.edu/hnl/cache/coke_pepsi_independent_co_uk.htm での引用。これも特筆に値するが、外観は製品の知覚のされ方を変えうる。コカ・コーラは2011年のクリスマス・シーズンにそれを思い知らされた。コカ・コーラ社がホッキョクグマをあしらった白い缶を、従来の特徴的な赤い缶に代えて登場させると、もうコカ・コーラらしい味がしないという苦情がどっと寄せられた。Mike Esterl, "A Frosty Reception for Coca-Cola's White Christmas Cans," *Wall Street Journal*, December 1, 2011.

(22) Eric Berger, "Coke or Pepsi? It May Not Be up to Taste Buds," *Houston Chronicle*, October 18, 2004; Sandra Blakeslee, "If Your Brain Has a 'Buy Button,' What Pushes It?," *New York Times*, October 19, 2004; Mary Carmichael, "Neuromarketing: Is It Coming to a Lab Near You?," *Frontline PB*, November 9, 2004, http://www.pbs.org/wgbh/pages/frontline/shows/persuaders/etc/neuro.html; Alok Jha, "Coke or Pepsi? It's All in the Head," *Guardian*, July 29, 2004; Melanie Wells, "In Search of the Buy Button," *Forbes*, September 1, 2003, http://www.forbes.com/forbes/2003/0901/062.html.

(23) Brian Knutson et al., "Neural Predictors of Purchases," *Neuron* 53, no. 1 (2007): 147-156.　ナットソンはこう述べている。「先行する情動は、意思決定にバイアスをかけるだけでなく、その過程を推進してもいると私は信じている」。ナットソンの言葉は、Park, "The Brain: Marketing to Your Mind," http://www.time.com/time/magazine/article/0,9171,1580370,00.html#ixzz1h1q7UYIc での引用。ナットソンらは、島《とう》の活性化はお金を支払い過ぎるという不愉快な見込みを反映していると推測した。彼らの実験では、製品を眺めている間に引き起こされた脳の活動と、購入の決定とは緊密に符合していたが、購入した製品をどれだけ気に入ったか、あるいは良い買い物だと思うかについて、実験後に被験者にしてもらった評価は、神経パターンとはそこまで緊密に結びついていないことが判明した。ダン・アリエリーとグレゴリー・バーンズによれば、ニューロマーケティングの潜在能力についての重要な疑問は、「意思決定のとき、あるいはその直前の神経信号（「決定効用」の基準と見なされている）が、消費時の快感あるいは報酬（「経験効用」）をうまく予想できるかどうか」だそうだ。Dan Ariely and Gregory S. Berns, "Neuromarketing: The Hope and the Hype of Neuroimaging in Business," *Nature Reviews Neuroscience* 11 (2010): 284-292, 285. これは特筆に値するが、使用された統計分析次第では、自己報告された好みのほうが、なおさら購入をうまく予想できた。アリエリーとバーンズは、いつの日かニューロマーケティングの手法を指針にして、政治家候補の外見やメッセージの内容が企画されるようになるかもしれないと推測している。

(24) Gregory S. Berns and Sara E. Moore, "A Neural Predictor of Cultural Popularity," *Journal of Consumer Psychology*, June 8, 2011, http://www.cs.colorado.edu/.../Berns_JCP%20-%20Popmusic%20final.pdf.　どの新曲の販売が一定基準を上回るか下回るかを予想する二つの数は別個のものなので、合計しても100パーセントにならない（診断検査での偽陽性と偽陰性の割合と同じようなものだ）。G. バーンズの言葉は、2012年7月16日付けの著者との私信より。

(25)「ニューロコは、1回の研究当たり平均で9万ドル請求する。そして、同社が提

Neuromarketing Redux: There's Chunks of Real Science in That Recipe," *FastCompany*, February 22, 2010 より。

（19）スタンフォード大学のビジネススクールには、行動マーケティングという専攻がある。http://www.gsb.stanford.edu/phd/fields/marketing/. マサチューセッツ工科大学スローン・スクール・オブ・マネジメントには、神経経済学研究室がある。http://blog.clearadmit.com/2012/04/mit-sloan-researchers-use-neuroscience-to-understand-consumer-spending/. カリフォルニア大学バークリー校も同様だ。http://neuroecon.berkeley.edu/. ハーヴァード大学教員のウマ・カーマーカーは、神経科学とマーケティングの博士号を持っている。http://drfd.hbs.edu/fit/public/facultyInfo.do?facInfo=bio&facId=588196. 脳科学のテーマには、記憶、短期と長期の報酬の神経相関、情動の役割、価値の期待と経験と想起が含まれる。これらすべてが、好みの形成と意思決定、ブランディングの効果に大きく寄与している。Hilke Plassmann et al., "What Can Advisers Learn from Neuroscience?," *International Journal of Advertising* 26, no. 2（2007）: 151-175; Antonio Rangel, Colin Camerer, and P. Read Montague, "A Framework for Studying the Neurobiology of Value-Based Decision-Making," *Nature Reviews Neuroscience* 9（2008）: 6; Paul W. Glimcher, Ernst Fehr, Colin Camerer, and Russell A. Poldrack, eds., *Neuroeconomics: Decision-Making and the Brain*（San Diego, CA: Academic Press, 2009）; Paul W. Glimcher, *Foundations of Neuroeconomic Analysis*（New York: Oxford University Press, 2011）; and Nick Lee, Amanda J. Broderick, and Laura hamberlain, "What Is 'Neuromarketing'? A Discussion and Agenda for Future Research," *International Journal of Psychophysiology* 63（2007）: 199-204 を参照のこと。今では、ニューロマーケティングの教科書もある。Leon Zurawicki, *Neuromarketing: Exploring the Brain of the Consumer* (Berlin: Springer, 2010). プラスマンの実験については、Hilke Plassmann et al., "Marketing Actions Can Modulate Neural Representations of Experienced Utility," *Proceedings of the National Academy of Sciences* 105, no. 3（2008）: 1050-1054 を参照のこと。

（20）Samuel M. McClure et al., "Neural Correlates of Behavioral Preference for Culturally Familiar Drinks," *Neuron* 44（2004）: 379-387. おそらく最初のものと思われる飲み比べ実験については、N. H. Pronko and J. W. Bowles Jr., "Identification of Cola Beverages. I. First Study," *Journal of Applied Psychology* 32, no. 3（1948）: 304-312 を参照のこと。

（21）これは特筆に値するが、コカ・コーラとペプシの一連の飲み比べ検査では、情動にとって重要な前頭前皮質腹内側部（VMPC）にはっきり限定して損傷を負った患者は、ブランド情報を提示されたときに通常の好みのバイアスを示さないことが明らかになった。VMPC の損傷が「ペプシ・パラドックス」を解消するという結果からは、VMPC が、商業的画像をブランドの好みに翻訳するための神経基質にとって重要な部分であることが窺われる。Michael Koenigs and Daniel Tranel, "Prefrontal Cortex Damage Abolishes Brand-Cued Changes in Cola Preference," *Social Cognitive Affective Neuroscience* 3, no. 1（2008）: 1-6. モンタギューの言葉は、Steve Connor, "Official: Coke Takes Over Parts of the Brain That Pepsi Can't Reach," *Independent*, October 17,

self and Protect Consumers," Dana Foundation, December 2011, http://www.dana.org/media/detail.aspx?id=34744 を参照のこと。カーネマンの研究については、Daniel Kahneman, *Thinking Fast and Slow* (New York: Farrar, Strauss and Giroux, 2011)［『ファスト＆スロー――あなたの意思はどのように決まるか？』上下巻、村井章子訳、ハヤカワ文庫、2014 年、他］を参照のこと。

(17) Kahneman, *Thinking Fast and Slow*, 278, 367.［前掲『ファスト＆スロー』］

(18) カーネマンは、もともとキース・E. スタノヴィッチとリチャード・F. ウェストが記述したシステム 1 と 2 の区別に基づいている。Stanovich and West, "Individual Differences in Reasoning: Implications for the Rationality Debate," *Behavioral and Brain Sciences* 23, no. 5 (2000) : 645-726, http://www.keithstanovich.com/Site/Research_on_Reasoning_files/bbs2000_1.pdf を参照のこと。ジャーナリストのマルコム・グラッドウェルのベストセラー、*Blink: The Power of Thinking Without Thinking* (New York: Little, Brown and Company, 2005)［『第 1 感――「最初の 2 秒」の「なんとなく」が正しい』沢田博・阿部尚美訳、光文社、2006 年］は、自分の直観に従うことを勧めるスローガンとなった。だが、やがて直観に対する反発を招いた。Christopher F. Chabris and Daniel J. Simons, *The Invisible Gorilla — and Other Ways Our Intuition Deceives Us* (New York: Random House, 2010)［『錯覚の科学』木村博江訳、文春文庫、2014 年、他］; Wray Herbert, *On Second Thought: Outsmarting Your Mind's Hard-Wired Habits* (New York: Crown, 2010)［『思い違いの法則――じぶんの脳にだまされない 20 の法則』渡会圭子訳、インターシフト、2012 年］; Daniel Kahneman, "Don't Blink: The Hazards of Confidence," *New York Times Magazine*, October 19, 2011.　ルーシド・システムズ社のウェブサイトのホームページ http://www.lucidsystems.com/ を参照のこと。ニューロセンス社の共同創立者で常務取締役のジェマ・カルヴァートは、こう言っている。「本当にやりたいのは、ブラックボックスの中を覗いて、脳の中で実際に何が起こっているのかを突き止めることだ。……このテクニックを使えば、フォーカスグループではとうてい説明のしようのない洞察を手に入れられる」。カルヴァートの言葉は、Eric Pfanner, "On Advertising: Better Ads with MRIs?," *New York Times*, March 26, 2006, http://www.nytimes.com/2006/03/26/business/worldbusiness/26iht-ad27.html?r=0 での引用。「人々の意思決定の背後にあるメカニズムは、単に質問したり行動を眺めたりするだけでは捉えにくいことが多いが、脳画像法を使えば、そのメカニズムに関する洞察を得られる」と、エモリー大学の精神医学者グレゴリー・バーンズ博士は言う。バーンズの言葉は、Alice Park, "The Brain: Marketing to Your Mind," *Time*, January 29, 2007, http://www.time.com/time/magazine/article/0,9171,1580370,00.html#ixzz1h1q7UYIc での引用。「従来のやり方のみに頼り、意識のレベルだけに的を絞る会社は、購買行動を起こさせる決定的に重要な要素を見落としている」と、インナースコープ・リサーチのカール・マーシ博士は「ファースト・カンパニー」誌に語った。「脳の処理の大半（75 ～ 95 パーセント）は、意識的自覚よりも下のレベルでなされる。情動的反応は無意識なので、何がそれを引き起こしたかは、意識調査やフォーカスグループのような意識的手段では十分に見極めることは、ほぼ不可能だ」。Jennifer Williams, "Campbell's Soup

Lateralization: Implications for Understanding Consumer Behavior," *Journal of Consumer Research* 8, no. 1 (1981): 23-36 を参照のこと。電気的な非対称性が大きければ、それは製品への親近感あるいは反感の表れであり、左脳前部が盛んに活性化すれば、その製品への親近感が大きいことが窺われ、右脳前部があまり活性化しなければ、その刺激が気に入らないことを示しているという。 Richard J. Davidson, "Affect, Cognition and Hemispheric Specialization," in *Emotions, Cognition and Behavior*, ed. Carroll E. Izard, Jerome Kagan, and Robert B. Zajonc (Cambridge: Cambridge University Press, 1984), 320-365. 定常状態トポグラフィーについては、Max Sutherland, "Neuromarketing: What's It All About?"(もともとは、2007年2月にメルボルンのスウィンバーン大学で行なわれた講演), http://www.sutherland.com/Column_pages/Neuromarketing_whats_it_all_about.htm を参照のこと。以下のアンソニー・プラトカニスの言葉は、2012年5月15日付けの著者への私信より。「生理学的研究は、広告の成功を予想するのは得意ではなく、言葉のデータに優ることは確実にないが、それより劣ることもないかもしれない」。 Herbert E. Krugman, "A Personal Retrospective on the Use of Physiological Measures of Advertising Response," undated manuscript, ca. 1986, in Edward P. Krugman, *The Selected Works of Herbert E. Krugman: Consumer Behavior and Advertising Involvement* (London: Routledge, 2008), 217.

(15) 1997年にザルトマンはハーヴァード・ビジネススクールで市場心脳研究所を創設し、企業の資金提供を受けて脳画像研究を行ない、その結果をスポンサーに伝えた。2010年10月28日付けのサリー・サテルへの私信より。2000年には、ザルトマンと同僚の心理学者スティーヴン・コスリンは、広告やコミュニケーションや製品などの刺激が、情動や好み、記憶のような特定の心的反応を喚起するかどうかを実証したり、のちの行動への刺激の影響を予想したりするために脳画像法を使う特許の認可を受けた。http://www.google.com/patents?vid=USPAT6099319. この特許は2000年に認められ、2008年、コスリンがニューロフォーカス社の科学顧問員会に加わったときに、同社に売却された。"Neuromarketing Patent Changes Hands," *Neuromarketing*, September 4, 2008, http://www.neurosciencemarketing.com/blog/articles/neuromarketing-patent-changes-hands.htm を参照のこと。この実験については、Gerald Zaltman, *How Customers Think* (Boston: Harvard Business School Press, 2003), 119-121 [前掲『心脳マーケティング』] を参照のこと。その後ザルトマンは、いわゆる「ザルトマン隠喩誘出テクニック」に焦点を移した。このテクニックは、製品やマーケティング・キャンペーンに対する消費者の反応の根底にある無意識の価値観を探る、面接の手順だ。さらに詳しくは、Olson Zaltman Associates website, http://www.olsonzaltman.com/ を参照のこと。「脳に依拠した研究は、個人の選択を導く意味や動機については、深みのあることはほとんど語ってくれない」。ザルトマンは2010年10月28日付けの著者への私信でそう語った。

(16) ニューロフォーカス社は、広告調査財団が年次会議で研究成果を発表するのに先回りし、独自の「基準」を公表することまでしたので、広告業界の反感を買った。http://www.mediapost.com/publications/article/166128/ad-industry-release-final-neuromarketing-report.html#ixzz1jx0w4Xap. Ann Parson, "Neuromarketing: Prove Thy-

会行動研究会訳、誠信書房、1998年〕を全般的に参照のこと。

(12) 広告業界は1950年代に、大衆追随の右へ倣えのメッセージを発信する伝統と訣別し、特定の製品やブランド、サービスのために、特定集団(たとえば、若い独身男性、高齢の女性、高収入の高齢者)に狙いを絞った。消費者の物の考え方の種類を区別するにあたって、広告業者は、教育水準の高い消費者は手の込んだ扱いをした。「広告業者は、派手な見出しや、まくし立てるようなコピーで顧客を強制するかわりに、控えめなユーモアや穏やかな口調、魅力的な技法で顧客を引き止めている」。"The Sophisticated Sell: Advertisers' Swing to Subtlety," *Time*, September 3, 1956, 68-69, http://www.time.com/time/magazine/article/0,9171,824378,00.html. 広告の目的を定め、その結果を測定するモデルが1961年に確立され、大きな影響力を揮った。それは、「予測広告効果に対する目標設定方式」というモデルで、頭文字をつなぎ合わせて「DAGMAR(ダグマー)」と略称される。その背後にあるのは、広告は、気づいていない段階から気づいている段階、製品とその恩恵を理解する段階、実際にその製品を買う段階という、四つの漸進的理解のレベルを経るように消費者を導く必要があるという発想だ。Solomon Dutka and Russell Colley, *DAGMAR: Defining Advertising Goals for Measured Advertising Results* (Lincolnwood, IL: NTC Business Books, 1995)〔『目標による広告管理—— DAGMAR(ダグマー)の新展開』八巻俊雄訳、ダイヤモンド社、1998年〕を参照のこと。フォーカスグループについては、"Lexicon Valley Takes on Mad Men," in *On the Media*, National Public Radio, June 16, 2012, http://www.onthemedia.org/2012/jun/15/lexicon-valley-takes-mad-men/ を参照のこと。

(13) ジェラルド・ザルトマンの発言は、2010年10月28日付けの著者との私信より。「消費者が自分の世界を経験したりそれについて考えたりするやり方と、この情報を収集するためにマーケターが使用する方法との間には、大きな食い違いがある」とザルトマンは *How Customers Think*, 37〔前掲『心脳マーケティング』〕に書いている。「市場心脳研究所」は1997年にハーヴァード・ビジネススクールに創設され、ザルトマンが退職した2003年に閉鎖された。私たちは、自分の思考や欲求の中身の内省は得意だが、なぜそう考えるか、どうしてそれが欲しいのかといったことは説明できない場合が多い。これについての古典的な小論に Richard Nisbett and Timothy Wilson, "Telling More Than We Can Know: Verbal Reports on Mental Processes," *Psychological Review* 84 (1977): 231-259 がある。広告業界の大立者、故デイヴィッド・オグルヴィがかつて述べたように、「人は自分がどう感じているかを考えず、何を考えているかは語らず、語るとおりには行動しない」。Sharif Sakr, "Market Research and the Primitive Mind of the Consumer," BBC News, March 11, 2006, http://www.bbc.co.uk/news/mobile/business-12581446.

(14) Herbert E. Krugman, "Some Applications of Pupil Mea sure ment," *Journal of Marketing Research* 1, no. 4 (1964): 15, 19. 代理店のレオ・バーネットは、新たに録画したテレビ・コマーシャルに対する反応を試すために、主婦たちの指をポリグラフ〔呼吸や脈拍、血圧など、さまざまな生体現象を同時に記録する装置で、嘘発見器としても使用される〕につなぎさえした。 Stuart Ewen, "Leo Burnett, Sultan of Sell," *Time*, December 7, 1998. EEGの使用については、Flemming Hansen, "Hemispheral

の広告業界を描いたテレビドラマ「マッドメン」のファンなら覚えているかもしれないが、第1回のエピソード（2007年7月19日）で、喫煙者のドン・ドレイパーは、所属代理店の研究部門の責任者でドイツ語訛《なま》りで話す女性に、フロイト理論の死の願望を効果的に使って、ラッキーストライクの煙草を売るように助言される。するとドンは死の願望という考えに嫌悪を覚え、「なんという邪悪なやり口だ」と言って、彼女の報告書をゴミ箱に放り込む。ディヒターについては、"How Ernest Dichter, an Acolyte of Sigmund Freud, Revolutionised Marketing," *Economist*, December 17, 2011, www.economist.com/node/21541706 を参照のこと。「彼はもっと包括的な考えを持っていた。すなわち、快楽に耽るための製品を売ろうとするマーケターは、その製品に伴う罪悪感を和らげてやらなければならないというのだ」。Morton Hunt, *The History of Psychology* (New York: Doubleday, 1993), 620.

(10) Ernest Dichter, *The Strategy of Desire* (Garden City, NY: Doubleday and Company, 1960; repr., New Brunswick, NJ: Transaction Publishers, 2004), 31. [『欲望を創り出す戦略』多湖輝訳、ダイヤモンド社、1967年] たとえばディヒターは、こんな主張をしている。喫煙者がライターを使いたがるのは、「火をおこす」ことを望む人間の欲求「……支配と力への欲求」をライターが満たすからだ。「それは、性的能力という考え方とも結びついている」(*Strategy of Desire,* xi).「彼に言わせれば禁欲的伝統は消費、とりわけ、快楽に耽るための製品の消費を道徳的逸脱と同一視するので、彼はそれを大衆から取り除くことを求めた」。Daniel Horowitz, *The Anxieties of Affluence* (Amherst: University of Massachusetts Press, 2004), 61. Ernest Dichter, *Handbook of Consumer Motivation: The Psychology of the World of Objects* (New York: McGraw-Hill, 1964); and "How Ernest Dichter, an Acolyte of Sigmund Freud, Revolutionised Marketing" を全般的に参照のこと。1950年代のベティー・クロッカーのコマーシャルで「新鮮な卵」がどれだけ強調されたかは、http://www.youtube.com/watch?v=KxdXWw94NgY で閲覧可能。フェミニストの著述家ベティ・フリーダンはのちに、「ビジネス上の必要性を満たすためにアメリカの女性の情動を操作するのに自分の専門的サービスを提供して、毎年およそ100万ドルを受け取って」いたとして、ディヒターを非難した。 Betty Friedan, *The Feminine Mystique* (New York: W. W. Norton and Company, 1963; New York: W. W. Norton and Company, 2001), 300. [『新しい女性の創造　改訂版』三浦冨美子訳、大和書房、2004年] 引用は、2001 Tenth Anniversary edition より。

(11)「あらゆる広告が、エディプス・コンプレックスや死の本能、用便の躾《しつけ》というテーマの単なるバリエーションにでもならないかぎり、私たちは自分が取り扱う動機は操作可能であるはずだということに気づかなければならない」。1950年代なかばに、フィラデルフィアの著名な実業家で市場研究者のアルバート・J. ウッドはアメリカ・マーケティング協会にそう語った。Vance Packard, *The Hidden Persuaders* (Philadelphia: D. McKay Company, 1957), 246 [『かくれた説得者』林周二訳、ダイヤモンド社、1958年] での引用。　Anthony Pratkanis and Elliot Aronson, *Age of Propaganda: The Everyday Use and Abuse of Persuasion* (New York: W. H. Freeman and Co., New York, 1992), 22 [『プロパガンダ――広告・政治宣伝のからくりを見抜く』社

手法に害を及ぼしている集団浅慮などのバイアスの影響を受けずに、何かに対する消費者の真の反応を観察して定量化できるようになるところを想像してほしい」と言っている。Scott LaFee, “Brain Sales: Through Imaging, Marketers Hope to Peer Inside Consumers' Minds,” *San Diego Union Tribune*, July 28, 2004, http://legacy.utsandiego.com/news/.../20040728-9999-lz1c28brain.html での引用。

(5) Michael Brammer, “Brain Scam?,” *Nature Neuroscience* 7, no. 7 (2004) : 683, http://www.nature.com/neuro/journal/v7/n7/pdf/nn0704-683.pdf. ブラマーは、「分子科学者が財を成すのを脇で眺めていた認知科学者も多いから、彼らは今や商業路線に乗り遅れまいと必死のようだ」と述べている。文献の不在については、“NeuroStandards Project White Paper,” *Advertising Research Foundation NeuroStandards Collaboration Project* 1.0, October 2011, 7, http://neurospire.com/pdfs/arfwhitepaper.pdf を参照のこと。ニューロフォーカスの顧問委員には、2000 年にノーベル生理学・医学賞を受賞したエリック・カンデルがいる。

(6) Lisa Terry, “Learning What Motivates Shoppers (Quarterly Trend Report) ,” *Advertising Age*, July 25, 2011, 2-19 は「グリーンブック・インダストリー・トレンズ・リポート」による 2001 年春の調査を引用している。ヨーロッパ世論・市場調査協会（国際的なマーケット調査団体）総裁は、2011 年に次のように述べている。「[われわれの] 関知するかぎりでは、脳科学が商業的利用者と商業的利用法を増やしているのは明白だが、まだ重要な疑問が数多く残っている。そのうち、おもなものは 3 つある。このトピックに関して、専門家に査読された文献がなぜほとんどないのか？　これらの方法は主観性やバイアスの影響を本当に受けていないのか？　脳科学的研究には真の金銭的価値がどれだけあるのか？」2011 年 6 月 8 日、ヨーロッパ世論・市場調査協会のフィン・レーベン総裁の発言。http://rwconnect.esomar.org/2011/06/08/neuroscience-seminar-2012/. ロジャー・ドゥーリーの発言は、2010 年 9 月 17 日付けの著者との私信からの引用。http://www.neurosciencemarketing.com/blog/.

(7) Martin Lindstrom, “10 Points Business Leaders Can Learn from Steve Jobs,” *Fast Company*, October 15, 2011, http://www.martinlindstrom.com/fast-company-10-points-business-leaders-can-learn-from-steve-jobs/; Martin Lindstrom, “You Love Your iPhone, Literally,” *New York Times*, September 30, 2011; Ben R. Newell and David R. Shanks, “Unconscious Influences on Decision Making: A Critical Review,” *Behavioral and Brain Sciences* (近刊) .

(8) P. J. Kreshel, “John B. Watson at J. Walter Thompson: The Legitimation of ‘Science’ in Advertising,” *Journal of Advertising* 19, no. 2 (1990) : 49-59.

(9) Melvin Thomas Copeland, *Principles of Merchandising* (Chicago: A. W. Shaw Company, 1924) , 162. マーケティングの分野におけるフロイト理論については、Lawrence R. Samuel, *Freud on Madison Avenue: Motivation Research and Subliminal Advertising in America* (Philadelphia: University of Pennsylvania Press, 2010) ; and Stephen Fox, *The Mirror Makers* (Urbana: University of Illinois Press, 1997) . [『ミラーメーカーズ――フォックスの広告世相 100 年史』小川彰訳、講談社、1985 年] を参照のこと。ニューヨーク

ちは、ニューロマーケティング企業16社のウェブサイトを調べ、以下のように報告している。13社が「自社の方法論を説明しているが、その記述は、何が行なわれているのかを断定するのには不十分なことが多かった」。フィッシャーらは、企業のサイトには専門家の評価を受けた報告が「不足」していると結論した。11社のサイトにそうした報告はまったくなく、「具体的な主張を裏づけるための引用を提供している」企業は1社だけだった。それでも、9社は科学の修士号や博士号を持つスタッフの名前を挙げていた。Fisher, Chin, and Klitzman, "Defining Neuromarketing" を参照のこと。Pradeep, *Buying Brain*〔前掲『マーケターの知らない「95%」』〕も参照のこと。2011年5月、メディアリサーチ会社のニールセンがニューロフォーカスを買収したので、内部事情に通じている人々は、「これは、マーケット調査会社と広告代理店の大手が、われもわれもと自らのニューロマーケティング部門を持つ傾向の始まりなのだろうか？」と問わずにはいられなかった。Roger Dooley, "Nielsen to Acquire Neurofocus," May 20, 2011, http://www.neurosciencemarketing.com/blog/articles/nielsen-to-acquire-neurofocus.htm を参照のこと。FKFは、脳の機能的構造について、はなはだしく単純化したレッスンを提供している。「そのデータのカギを握る部分は、腹側線条体《ふくそくせんじょうたい》（報酬）、眼窩前頭前皮質《がんかぜんとうぜんひしつ》（欠乏）、内側《ないそく》前頭前皮質（つながりの感覚）、前帯状皮質（矛盾）、扁桃体（脅威／難題）といった、9つのよく知られ、位置もしっかり確認された領域での脳の反応の仕方です」。http://www.fkfappliedresearch.com/AboutUs.html を参照のこと。Thomas Mucha, "This Is Your Brain on Advertising," August 1, 2005, http://money.cnn.com/magazines/business2/business2_archive/2005/08/01/8269671/index.htm の中で、イギリスのニューロマーケティング会社ニューロコのデイヴィッド・ルイスは「ニューロマーケティングは、人間がどう選択するかについての研究であり、その選択は生物学的プロセスであることを免れえない」と述べている。

（4） Adam L. Penenberg, "NeuroFocus Uses Neuromarketing to Hack Your Brain," *Fast Company*, August 8, 2011, http://www.fastcompany.com/magazine/158/neuromarketing-intel-paypal. Stuart Elliott, "Is the Ad a Success? Brainwaves Tell All," *New York Times*, March 31, 2008; and Nick Carr, "Neuromarketing Could Make Mind Reading the Ad-Man's Ultimate Tool," *Guardian,* April 2, 2008, http://www.guardian.co.uk/technology/2008/apr/03/news.advertising も参照のこと。「購入ボタン」については、Clint Witchalls, "Pushing the Buy Button," *Newsweek*, March 22, 2004 を参照のこと。セールスブレインについては、"Neuromarketing: Understanding the Buy Buttons in Your Customer's Brain," http://www.salesbrain.com/are-you-delivering-with-impact-on-the-brain/speaking-engagements/ を参照のこと。「思考科学のためのブライトハウス研究所」はエモリー大学の一流の脳科学教授たちと組んで、人間の思考の理解を深め、その知識を社会やビジネスの問題に応用しようとしている。プロモーション用の説明によると、ブライトハウスはエモリー大学所有のfMRIスキャナーを使い、「消費者心理を解き明かす」ことを目指しているという。Bright House Institute for Thought Sciences news release, June 22, 2002, http://www.prweb.com/releases/2002/06/prweb40936.htm.　ブライトハウス社長のブライアン・ハンキンは、「現行の研究

などがある。リンストロームの言葉は、*Buyology,* 11; and Martin Lindstrom, "Our Buyology: The Personal Coach," http://thepersonalcoach.ca/documents/Buyology_chapter_1 (4).pdf からの引用。リンストロームが「タイム」誌の上位 100 人に挙げられたことについては、"*Time* Top 100, 2009," http://www.martinlindstrom.com/index.php/cmsid_buyology_TIME100 を参照のこと。コカ・コーラ・ノースアメリカの最高マーケティング責任者ケイティ・ベインは、Steve McClellan, "Mind over Matter," *Adweek*, February 18, 2008, http://www.adweek.com/news/television/mind-over-matter-94955 の中で、「自分がどう感じるかを知らせる認知的ループを人にたどらせることで得られるよりも自然で編集されていない反応を提供してくれる」として、ニューロマーケティングを称讃している。Rachel Kaufman, "Neuromarketers Get Inside Buyers' Brains," *CNNMoney.com*, March 18, 2010, http://money.cnn.com/2010/03/17/smallbusiness/neuromarketing/index.htm?section=money_smbusiness; and Joseph Plambeck, "Brain Waves and Newsstands," *New York Times*, September 5, 2010, http://mediadecoder.blogs.nytimes.com/2010/09/05/brain-waves-and-newsstands/ も参照のこと。

(2) Thomas K. Grose, "Marketing: What Makes Us Buy?," *Time*, September 17, 2006 によれば、「ニューロマーケティング」という言葉は、ロッテルダムのエラスムス大学のマーケティング教授アーレ・スミッツの造語だと広く認められているという。脳科学の道具の応用については、Carl Erik Fisher, L. Chin, and Robert Klitzman, "Marketing: Practices and Professional Challenges," *Harvard Review of Psychiatry* 18 (2010): 230-237; Laurie Burkitt, "Neuromarketing: Companies Use Neuroscience for Consumer Insights," *Forbes*, November 16, 2009, http://www.allbusiness.com/marketing-advertising/market-research-analysis/13397400-1.html; and Graham Lawton and Clare Wilson, "Mind-Reading Marketers Have Ways of Making You Buy," *New Scientist* 2772 (2010), http://www.newscientist.com/article/mg20727721.300-mindreading-marketers-have-ways-of-making-you-buy.html?page=1 を参照のこと。ワナメイカーの言葉は、Edward L. Lach Jr., "Wanamaker, John," *American National Biography Online*, February 2000, http://www.anb.org/articles/10/10-01706.html での引用。テレビ、インターネット、ラジオ、印刷物のための広告費については、"Kantar Media Reports U.S. Advertising Expenditures Increased 0.8 Percent in 2011," March 12, 2012, http://www.kantarmedia.com/sites/default/files/press/Kantar_Media_2011_Q4_US_Ad_Spend_.pdf を参照のこと。新製品の失敗率については、Gerald Zaltman, How Customers Think: Essential Insights into the Mind of the Market (Boston: Harvard Business Review Press, 2003), 3 [『心脳マーケティング——顧客の無意識を解き明かす』藤川佳則・阿久津聡訳、ダイヤモンド社、2005 年] を参照のこと。

(3) Natasha Singer, "Making Ads That Whisper to the Brain," *New York Times*, November 13, 2010, http://www.nytimes.com/2010/11/14/business/14stream.html; Kevin Randall, "Neuromarketing Hope and Hype: 5 Brands Conducting Brain Research," *Fast Company*, September 15, 2009, http://www.fastcompany.com/1357239/neuromarketing-hope-and-hype-5-brands-conducting-brain-research. カール・E. フィッシャーと共同研究者た

藤治・安西信雄・福田正人訳、紀伊國屋書店、1986年]

(40) Herbert Pardes, "Psychiatric Researchers, Current and Future," *Journal of Clinical Psychopharmacology* 6 (1986) : A13-A14, at A13.

(41) Thomas R. Insel, "Translating Science into Opportunity," *Archives of General Psychiatry* 66, no. 2 (2009) : 128-133.

(42) Neely Tucker, "Daniel Amen Is the Most Popular Psychiatrist in America. To Most Researchers and Scientists, That's a Very Bad Thing," *Washington Post*, August 9, 2012, http://articles.washingtonpost.com/2012-08-09/lifestyle/35493561_1_psychiatric-practices-psychiatrist-clinics. ただしSPECTは、癲癇や脳卒中、心的外傷、認知症の一部など、他の症状を発見する役には立ちうる。Daniel Carlat, "Brain Scans as Mind Readers: Don't Believe the Hype," *Wired*, May 19, 2008, http://www.wired.com/medtech/health/magazine/16-06/mf_neurohacks?currentPage=all; Martha J. Farah and Seth J. Gillihan, "The Puzzle of Neuroimaging and Psychiatric Diagnosis: Technology and Nosology in an Evolving Discipline," *American Journal of Bioethics—Neuroscience* 3 (2012) : 1-11.

(43)「今後優に20年間は、みな非常に忙しい思いをするだろう」とピーター・バンデッティーニは述べている。「私に言わせれば、fMRI研究は多くの面でまだ本格的に始まってさえいないから」。Kerri Smith, "Brain Imaging: fMRI 2.0," *Nature* 484 (2012) : 24-26の26での引用。

第2章 買《バイ》オロジスト参上

(1) Martin Lindstrom, *Buyology: Truth and Lies About Why We Buy* (New York: Broadway Books, 2008), 15.［『買い物する脳——驚くべきニューロマーケティングの世界』千葉敏生訳、早川書房、2008年］ リンストロームは続いて *Brandwashed: Tricks Companies Use to Manipulate Our Minds and Persuade Us to Buy* (New York: Crown Business, 2011)［『なぜ、それを買わずにはいられないのか——ブランド仕掛け人の告白』木村博江訳、文藝春秋、2012年］を出している。最近のニューロマーケティングの書籍には、Erik du Plessis, *The Branded Mind: What Neuroscience Really Tells Us About the Puzzle of the Brain and the Brand* (London: Kogan Page, 2011) ; Roger Dooley, *Brainfluence: 100 Ways to Persuade and Convince Consumers with Neuromarketing* (Hoboken, NJ: Wiley, 2011)［『脳科学マーケティング100の心理技術——顧客の購買欲求を生み出す脳と心の科学』ダイレクト出版、2013年］; A. K. Pradeep, *The Buying Brain: Secrets for Selling to the Subconscious Mind* (New York: Wiley, 2010)［『マーケターの知らない「95%」——消費者の「買いたい!」を作り出す実践脳科学』ニールセンジャパン監訳、仲達志訳、阪急コミュニケーションズ、2011年］; Susan M. Weinschenk, *Neuro Web Design: What Makes Them Click?* (Indianapolis, IN: New Riders Press, 2009) ; and Patrick Renvoisé and Christophe Morin, *Neuromarketing: Is There a "Buy Button" in the Brain? Selling to the Old Brain for Instant Success* (San Francisco, CA: SalesBrain, 2005)

(33) Jon Bardin, "The Voodoo That Scientists Do," *Seed*, February 24, 2009, http://seedmagazine.com/content/article/that_voodoo_that_scientists_do/.

(34) Edward Vul et al., "Puzzlingly High Correlations in fMRI Studies of Emotion, Personality, and Social Cognition," *Perspectives on Psychological Science* 4, no. 3 (2009) : 274-290.

(35) ヴァルとその共同研究者たちの論文が 2009 年 5 月に印刷物のかたちで出されたときには、彼らの求めに応じて書かれた長い論評がいくつか添えられていた。

(36) 脳画像とは何ではないかについては、Adina L. Roskies, "Are Neuroimages Like Photographs of the Brain?," *Philosophy of Science* 74 (2007) : 860-872; Racine et al., "Brain Imaging" ; and A. Bosja and Scott O. Lilienfeld, "College Students' Misconceptions About Abnormal Psychology," poster presented at Undergraduate SIRE Conference, Emory University, April 2010 を参照のこと。

(37) Eric Racine, Ofek Bar-Ilan, Judy Illes, "fMRI in the Public Eye," *Nature Reviews Neuroscience* 6, no. 2 (2005) : 159-164, 160. Jean Decety and John Cacioppo, "Frontiers in Human Neuroscience: The Golden Triangle and Beyond," *Perspectives on Psychological Science* 5, no. 6 (2010) : 767-771 も参照のこと。彼らは「この概念は、特定の課題に対する［反応として］脳の活性化の変化と推定されるものを視覚化できたら、何か実在するものを捉えたことになるというものらしい。……自己報告や行動の正当性についてはもはや懸念する必要はないようだ――脳の中で目にできれば、本当に違いないというわけだ。脳画像法の魅惑的なアピールには、たいていの人が目撃証言について抱いている思いに通じるものがあるし、脳画像は目撃証言と少なくとも同程度に誤りに満ちている」(767)。ポール・ザックの言葉は、Eryn Brown, "The Brain Science Behind Economics," *Los Angeles Times*, March 3, 2012, A13 での引用。Randy Dotinga, "People Love Talking About Themselves, Brain Scans Show," *U.S. News & World Report*, May 7, 2012, http://health.usnews.com/health-news/news/articles/2012/05/07/people-love-talking-about-themselves-brain-scans-show; Mark Thompson, "Study Points at a Clear-Cut Way to Diagnose PTSD," *Time*, January 25, 2010, www.time.com/time/nation/article/0,8599,1956315,00.html; Ian Sample and Polly Curtis, "Hell Hath No Fury Like a Man Scorned, Revenge Tests Reveal," *Guardian*, January 18, 2006, http://www.guardian.co.uk/science/2006/jan/19/research.highereducation を参照のこと。脳科学関係の造語については、Judy Illes, "Neurologisms," *American Journal of Bioethics*, 9, no. 9 (2009) : 1 を参照のこと。

(38) "White House Conference on Early Childhood Development and Learning," April 17, 1997, http://clinton3.nara.gov/WH/New/ECDC/. 諸州政府教育協議会とチャールズ・A. ダナ財団は、1996 年に同様の会合を開き (Education Commission of the States, "Bridging the Gap Between Neuroscience and Education," September 1996, http://www.ecs.org/clearinghouse/11/98/1198.htm を参照のこと)、「倫理と公共政策センター」は 1998 年にもっと批判的な会議を開いた ("Neuroscience and the Human Spirit," Washington, DC, September 24-25, 1998)。

(39) Nancy C. Andreasen, *The Broken Brain: The Biological Revolution in Psychiatry* (New York: Harper and Row, 1984) , 260. ［『故障した脳――脳から心の病をみる』岡崎祐士・斎

な情報が得られるほど精度が高くないのだ。こうした弱点を克服する試みの簡潔な概観については、Alan Jasanoff, "Adventures in Neurobioengineering," *ACS Chemical Neuroscience* 3, no. 8（2012）: 575を参照のこと。彼はとくに、磁気的属性が周囲の血管ではなくニューロン自体の中での事象によって変化するような新しい造影剤の発明に力を注いでいる。もしそのような手法が確立されれば、展開中の脳活動に関する前代未聞の情報がリアルタイムで明らかになりうる。

(30) 記憶のコード化の場合には、散在するわずかな数のニューロンしかかかわっていないかもしれない。研究者たちがマウスで外側扁桃体内の、ある特定のタンパク質の含有度が高いニューロンを破壊したら、聴覚的恐れのコード化を妨げることができた。ところが、そのタンパク質の含有度が低い近隣のニューロンの活動を抑えても、コード化に支障は出なかった。この実験からは、特定の構造内の、小さいけれども重要なニューロンの小集団を検知するには、高い空間分解能（ことによると、一部のfMRI装置が持つ分解能よりも高いもの）が必要かもしれないことが窺われる。Jin-Hee Han et al., "Selective Erasure of a Fear Memory," *Science* 323, no. 5920（2009）: 1492-1496, http://localhopf.cns.nyu.edu/events/spf/SPF_papers/Han%20Josselyn%202009%20Creb%20and%20fear%20memory.pdfを参照のこと。練習抑制効果については、Jason M. Chein and Walter Schneider, "Neuroimaging Studies of Practice-Related Change: fMRI and Meta-analytic Evidence of a Domain-General Control Network for Learning," *Cognitive Brain Research* 25（2005）: 607-623, https://www.ewi-ssl.pitt.edu/psychology/admin/faculty-publications/200702011518450.fMRI.pdf を参照のこと。

(31) パシュラーの言葉は、Laura Sanders, "Trawling the Brain: New Findings Raise Questions About Reliability of fMRI as Gauge of Neural Activity," *Science News* 176, no. 13（2009）: 16, http://laplab.ucsd.edu/news/trawling_the_brain_-_science.pdf での引用。この誤りは、脳画像データの分析に特有のものではない。天体物理学や遺伝子マッピングのような他の学問分野でも、研究者は概念的前提や統計的前提におおいに頼るが、たまたま脳画像研究は大衆紙の大好物であり、その重要性を誤って伝えられることがあまりに多い。Craig M. Bennett and Michael B. Miller, "How Reliable Are the Results from Functional Magnetic Resonance Imaging?," *Annals of the New York Academy of Sciences* 1191（2010）: 133-155.　ベネットとミラーは、たとえ同じ人であっても、脳の構造と機能は時間の経過とともにミクロのレベルで変化し、十分な時間を与えられればマクロのレベルでも変化すると述べている。この基本的な複雑さと可塑性によって、fMRI実験の再現が困難に見える理由が説明できるかもしれない。Joshua Carp, "On the Plurality of（Methodological）Worlds: Estimating the Analytic Flexibility of fMRI Experiments," *Frontiers in Neuroscience* 6（2012）: 1-13も参照のこと。

(32) Craig M. Bennett et al., "Neural Correlates of Interspecies Perspective Taking in the Postmortem Atlantic Salmon: An Argument for Multiple Comparisons Correction," *Journal of Serendipitous and Unexpected Results* 1, no. 1（2010）: 1-5, http://prefrontal.org/files/posters/Bennett-Salmon-2009.pdf.

り除くことにより、記憶、視覚的知覚、注意といった、見たところ一体化した作業を、その構成要素である機能と部位に分解し、因果関係の理解の端緒にすることができる。V. Walsh and A. Cowey, "Transcranial Magnetic Stimulation and Cognitive Neuroscience," *Nature Neuroscience Reviews* 1（2000）: 73-79; D. Knoch, "Disruption of Right Prefrontal Cortex by Low-Frequency Repetitive Transcranial Magnetic Stimulation Induces Risk-Taking Behavior," *Journal of Neuroscience* 26, no. 24（2006）: 6469-6472; S. Tassy et al., "Disrupting the Right Prefrontal Cortex Alters Moral Judgment," *Social Cognitive and Affective Neuroscience* 7, no. 3（2012）: 282-288, http://scan.oxfordjournals.org/content/early/2011/04/22/scan.nsr008.full.pdf+html.

（26）パターン分析は「マルチボクセルパターン分析」とも呼ばれる。Frank Tong and Michael S. Pratte, "Decoding Patterns of Human Brain Activity," *Annual Review of Psychology* 63（2012）: 483-509; and Sebastian Seung, *Connectome: How the Brain's Wiring Makes Us Who We Are*（Boston: Houghton Mifflin Harcourt, 2012）, 39-59 を全般的に参照のこと。2010 年にメリーランド州ベセズダにある合衆国国立衛生研究所の資金提供で始まった、4000 万ドル規模の 5 か年プロジェクトである、「ヒト・コネクトーム・プロジェクト」は、fMRI を含む多様な技術を使って人間の脳の配線をマッピングすることを目指している。J. Bardin, "Neuroscience: Making Connections," *Nature* 483（2012）: 394-396. ラッセル・ポルドラックは、ロムニーの例を Miller, "Growing Pains for fMRI," 1414 で説明している。

（27）*Frontline*, "Interview: Deborah Yurgelun Todd," interview on "Inside the Teenage Brain," PBS, January 31, 2002, http://www.pbs.org/wgbh/pages/frontline/shows/teenbrain/interviews/todd.html.

（28）David Dobbs, "Fact or Phrenology? Medical Imaging Forces the Debate over Whether the Brain Equals Mind," *Scientific American*, April 2005, http://daviddobbs.net/articles/fact-or-phrenology-medical-imaging-forces-the-debate-over-wh.html; Amanda Schaffer, "Head Case: Roper v. Simmons Asks How Adolescent and Adult Brains Differ," *Slate*, October 15, 2004, http://www.slate.com/articles/health_and_science/medical_examiner/2004/10/head_case.html.

（29）fMRI の比較的低い時間分解能を補うために、多くの研究者が EEG の測定値や、ニューロン自体に挿入してリアルタイムにずっと近いかたちでニューロンの活動を捉える深部電極を併用する。空間分解能に関しては、EEG は fMRI に劣るので、両者は互いの短所を補完する。脳磁計測法という、もっと新しい科学技術は、ニューロンの活動の計測法として EEG を凌ぐ。時間分解能に関しては、実際に脳の組織から直接記録をとる電極に匹敵する。テンソル拡散画像法と呼ばれる比較的新しい非侵襲性の方法を使えば、活性化した諸領域を接続する大規模な神経路の拡がりを視覚化できる。概観については、*Human Functional Brain Imaging*, 1990-2009, 35 を参照のこと。fMRI からはこれまで貴重な情報が多く得られたが、fMRI には根本的な弱点が 2 つある。まず、血流の変化は神経活動の速度に比べて遅いので、急速な脳内の事象は測定できない。第二に、活動の源は、最寄りの血管までしか突き止められない。fMRI は、特定のニューロンや回路での活動についての詳細

cal Science 5 (2010) : 762-766; Eric Racine et al., "Contemporary Neuroscience in the Media," *Social Science and Medicine* 71, no. 4 (2010) : 725-733; Julie M. Robillard and Judy Illes, "Lost in Translation: Neuroscience and the Public," *Nature Reviews Neuroscience* 12 (2011) : 118.　島《とう》の役割については、A. D. Craig, "How Do You Feel Now? The Anterior Insula and Human Awareness," *Nature Reviews Neuroscience* 10, no. 1 (2009) : 59-70 を参照のこと。空間分解能・時間分解能の点で以前より優れた技術が登場すると、何らかの統一された処理を実行するともともと考えられていた領域が、もっと雑多な部分から成ることが判明するというのが、一般原則だ。

(23) Adam Aron et al., "Politics and the Brain," *New York Times*, November 14, 2007, and "Editorial: Mind Games: How Not to Mix Politics and Science," *Nature* 450 (2007) , http://www.nature.com/nature/journal/v450/n7169/full/450457a.html; Vaughan Bell, "Election Brain Scan Nonsense," *Mind Hacks* (blog) , November 13, 2007, http://www.mindhacks.com/blog/2007/11/election_brain_scan.html. Neuropundits: Daniel Engber, "Neuropundits Gone Wild," *Slate*, November 14, 2007, www.slate.com/articles/health_and.../neuropundits_gone_wild.html. 「脳画像に散在する活性化の点は、茶碗の底の茶殻のようでもありうる。曖昧で、多くの可能性を提供するから」と、ペンシルヴェニア大学の認知神経科学者マーサ・ファラーは言う。　Adam Kolber, "This Is Your Brain on Politics (Farah Guest Post) ," *Neuroethics & Law Blog*, November 12, 2007, http://kolber.typepad.com/ethics_law_blog/2007/11/this-is-your-br.html. 実験の行ない方と、実験をどう解釈すべき(でない)かの概観については、Teneille Brown and Emily Murphy, "Through a Scanner Darkly: Functional Neuroimaging as Evidence of a Criminal Defendant's Past Mental States," *Stanford Law Review* 62, no. 4 (2010) : 1119-1208, 1142, http://legalworkshop.org/wp-content/uploads/2010/04/Brown-Murphy.pdf を参照のこと。

(24) Rene Weber, Ute Ritterfeld, and Klaus Mathiak, "Does Playing Violent Video Games Induce Aggression? Empirical Evidence of a Functional Magnetic Resonance Imaging Study," *Media Psychology* 8 (2006) : 39-60.　この論文の著者たちは、代替案として、因果関係に頼らない説明も提示するとともに、サンプルに偏りがあったという警告も添えている。彼らはゲームセンターやコンピューターの店の広告を使ったのだ。被験者は平均すると毎週 15 時間、ゲームに費やしていた。プレスリリースで、ウェーバーはこう述べたとされている。「暴力的なテレビゲームは、攻撃的な認知、攻撃的な感情、攻撃的な行動のような、攻撃的な反応を高めるとして、しばしば批判されてきた。私たちは神経生物学的レベルで、そのつながりが存在することを示した」。わずか 13 人の男性をサンプルとするこの研究で検討されなかった重要な疑問は、彼らが現に、より暴力的に振る舞ったかどうかだ。そして、仮に振る舞ったとしても、さらに研究を重ねなければ、ゲームがその原因だったと推断することはできない。

(25) 現在は、経頭蓋磁気刺激法 (TMS) という手段も使える。研究者は魔法の杖のような TMS 装置を頭の周りで動かし、痛みを伴わずに磁場の変化を起こし、脳の特定領域の電流を一時的・可逆的に弱める。研究者は束の間、脳の一領域を事実上取

and Minimally Conscious States," in *From Birth to Death and Bench to Clinic: The Hastings Center Bioethics Briefing Book for Journalists, Policymakers, and Campaigns*, ed. Mary Crowley (Garrison, NY: Hastings Center, 2008), 15-20, http://www.thehastingscenter.org/Publications/BriefingBook/Detail.aspx?id=2166 を参照のこと。

(18) Aaron J. Newman et al., "Dissociating Neural Subsystems for Grammar by Contrasting Word Order and Inflection," *Proceedings of the National Academy of Sciences* 107, no. 16 (2010): 7539-7544; Daniel A. Abrams et al., "Multivariate Activation and Connectivity Patterns Discriminate Speech Intelligibility in Wernicke's, Broca's, and Geschwind's Areas," *Cerebral Cortex*, 2012, http://cercor.oxfordjournals.org/content/early/2012/06/12/cercor.bhs165.abstract; Nancy Kanwisher, "Functional Specificity in the Human Brain: A Window into the Functional Architecture of the Mind," *Proceedings of the National Academy of Sciences* 107, no. 25 (2010): 11163-11170; Lofti B. Merabet and Alvaro Pascual-Leone, "Neural Reorganization Following Sensory Loss — The Opportunity for Change," *Nature Reviews Neuroscience* 11 (2012): 44-53; Luke A. Henderson et al., "Functional Reorganization of the Brain in Humans Following Spinal Cord Injury: Evidence for Underlying Changes in Cortical Anatomy," *Journal of Neuroscience* 31, no. 7 (2011): 2630-2637; M. Ptito et al., "TMS of the Occipital Cortex Induces Tactile Sensations in the Fingers of Braille Readers," *Experimental Brain Research* 184 (2008): 193-200, http://www.ncbi.nlm.nih.gov/pubmed/17717652.

(19) ラッセル・ポルドラックとマルコ・イアコボーニは、Adam Kolber, "Poldrack Replies to Iacoboni Neuropolitics Discussion," *Neuroethics & Law Blog*, June 3, 2008, http://kolber.typepad.com/ethics_law_blog/2008/06/poldrack-replie.html, and Adam Kolber, "Iacoboni Responds to Neuropolitics Criticism," *Neuroethics & Law Blog*, June 3, 2008, http://kolber.typepad.com/ethics_law_blog/2008/06/iacoboni-respon.html の中で、浮動票投票者調査から FKF が導いた結論の科学的正当性について議論している。扁桃体の機能については、Shermer, "Five Ways Brain Scans Mislead Us"; Elizabeth A. Phelps and Joseph E. LeDoux, "Contributions of the Amygdala to Emotion Processing: From Animal Models to Human Behavior," *Neuron* 48, no. 2 (2005): 175-187; and Turhan Canli and John D. E. Gabrieli, "Imaging Gender Differences in Sexual Arousal," *Nature Neuroscience* 7, no. 4 (2004): 325-326 を参照のこと。

(20) 扁桃体は、注意や警戒、記憶にかかわっているので、多くの課題の実行に貢献する。William A. Cunningham and Tobias Brosch, "Motivational Salience: Amygdala Tuning from Traits, Needs, Values, and Goals," *Current Directions in Psychological Science* 21 (2012): 54-59. 食べ物の写真に対する扁桃体の反応については、A. Mohanty et al., "The Spatial Attention Network Interacts with Limbic and Monoaminergic Systems to Modulate Motivation-Induced Attention Shifts," *Cerebral Cortex* 18, no. 11 (2008): 2604-2613 を参照のこと。

(21) Russell Poldrack, "Can Cognitive Processes Be Inferred from Neuroimaging Data?," *Trends in Cognitive Sciences* 10, no. 2 (2006): 59-63.

(22) Diane M. Beck, "The Appeal of the Brain in the Popular Press," *Perspectives on Psychologi-*

彼は “Project for a Scientific Psychology”（1895）, in *The Complete Psychological Works of Sigmund Freud*, trans. James Strachey（London: Hogarth Press, 1886-1899）, 1:299 に書いている。

（11）Paul Bloom, “Seduced by the Flickering Lights of the Brain,” *Seed*, June 27, 2006, http://seedmagazine.com/content/article/seduced_by_the_flickering_lights_of_the_brain/.

（12）Finger, *Origins of Neuroscience*, 32-43.

（13）Malcolm MacMillan, *An Odd Kind of Fame: Stories of Phineas Gage*（Cambridge, MA: MIT Press, 2000）．少数の熱心な専門家の間では、ゲイジは12年後に亡くなるまでにどの程度回復したのかや、負傷後の症状が実際にはどれだけ深刻だったのかについてさえ、議論が戦わされている。

（14）John Van Wyhe, *Phrenology and the Origins of Victorian Scientific Naturalism*（Aldershot, UK: Ashgate, 2004）を全般的に参照のこと。歴史的脚注として付け加えると、ゲイジを負傷させたタンピング・アイアン（岩を爆破するときに、裂け目や穴の中に爆薬を詰め込むために使う棒）は、「『情け深さ』［の器官］の近くで、『尊敬』［の器官］の前部」を突き破って頭蓋骨の外へ飛び出した。MacMillan, *Odd Kind of Fame*, 350.

（15）Max Neuburger, “Briefe Galls an Andreas und Nannette Streicher,” *Archiv für Geschichte der Medizin* 10（1917）: 3-70, 10, cited in John Van Wyhe, “The Authority of Human Nature: The Schädellehre［skull reading］of Franz Joseph Gall,” *British Journal for the History of Science* 35（2002）: 17-42, 27; Steven Shapin, “The Politics of Observation: Cerebral Anatomy and Social Interests in the Edinburgh Phrenology Disputes,” in *On the Margins of Science: The Social Construction of Rejected Knowledge,* ed. R. Wallis（Keele, UK: University Press of Keele, 1979）, 139-178. John D. Davies, *Phrenology, Fad and Science*（New Haven, CT: Yale University Press, 1955）を全般的に参照のこと。

（16）Mark Twain, *The Autobiography of Mark Twain*, ed. Charles Neider（New York: HarperCollins, 2000）［この邦訳ではないが、原著の邦訳に『マーク・トウェイン自伝』勝浦吉雄訳、筑摩書房、1984年がある］,「愕然となった」85;「窪み」と「屈辱を覚え」86;「エヴェレスト山」87; Delano José Lopez, “Snaring the Fowler: Mark Twain Debunks Phrenology,” *Skeptical Inquirer* 26, no. 1（2002）, http://www.csicop.org/si/show/snaring_the_fowler_mark_twain_debunks_phrenology/.

（17）Shaheen E. Lakhan and Enoch Callaway, “Deep Brain Stimulation for Obsessive-Compulsive Disorder and Treatment-Resistant Depression: Systematic Review,” BMC *Research Notes* 3（2010）: 60, http://www.biomedcentral.com/1756-0500/3/60/. 鬱で治療を受けたことのある人の再発を予想するうえで、fMRIが役立つ可能性については、Norman A. S. Farb et al., “Mood-Linked Responses in Medial Prefrontal Cortex Predict Relapse in Patients with Recurrent Unipolar Depression,” *Biological Psychiatry* 70, no. 4（2011）: 366-372; and Oliver Doehrmann et al., “Predicting Treatment Response in Social Anxiety Disorder from Functional Magnetic Resonance Imaging,” *Archives of General Psychiatry* 70, no. 1（2013）: 87-97を参照のこと。昏睡状態にある患者の治療におけるfMRIの使用については、David Cyranowski, “Neuroscience: The Mind Reader,” *Nature* 486（2012）: 178-180; and Joseph J. Fins, “Brain Injury: The Vegetative

高度なＸ線技術だ。ＣＡＴスキャナーでは、この技術を使って体の横断面の画像を撮影する。Ｘ線が提供する情報をコンピューターで処理し、単一の回転軸の周りで撮影した一連の多数の二次元Ｘ線画像から、物体内部の三次元画像を生み出す。

(6) 単一光子放射断層撮影法（SPECT）も放射性物質を使う技術だ。あらゆる機能的画像技術の完全な概観については、*Human Functional Brain Imaging*, 1990-2009 を参照のこと。PET は、トレーサーを作るサイクロトロンを含め、途方もなく高額な基礎設備を必要とする。また、時間分解能が非常に低く、１つの画像を得るのに 30 秒ほどかかる。fMRI では普通、薄切りの画像が２～４秒に１つの割合で得られる。トレーサーは急速に崩壊するので、実験は時間制限下で行なわざるをえない。ある領域への血流量を測定するのに、PET では１分近くかかるが、fMRI なら２秒ごとにできる。また、空間分解能が fMRI では３ミリメートル以下であるのに対して、PET では６～９ミリメートルなので、ぼんやりした画像しか得られない。

(7) 脳スキャンの解説に関する卓越した一般資料としては、以下を参照のこと。Russell A. Poldrack, Jeanette A. Mumford, and Thomas E. Nichols, *Handbook of Functional MRI Data Analysis*（Cambridge: Cambridge University Press, 2011）; Peter Bandettini, ed., "20 Years of fMRI," *Neuroimage* 62, no. 2（2012）: 575-588; and Nikos K. Logothetis, "What We Can Do and What We Cannot Do with fMRI," *Nature* 453（2008）: 869-878.　脳スキャンに使われる磁石は地球の磁場の６万倍も強いので、検査を受ける人は腕時計や指輪を外さなければならない。この種の磁石は、クレジットカードのデータを一掃し、固定していない点滴スタンドを引き寄せ、金属を含む体内埋め込み型医療機器を所定の場所から移動させ、誤作動させたり、ことによると周囲の組織を傷つけたりする。Robert S. Porter, ed., "Magnetic Resonance Imaging," in *Merck Manual Home Health Handbook*, 2008, http://www.merckmanuals.com/home/special_subjects/common_imaging_tests/magnetic_resonance_imaging.html.

(8) 紀元前 400 年ごろに書かれた、Hippocrates, "The Sacred Disease." Bob Kentridge, "S2 Psychopathology: Lecture 1," 1995, http://www.dur.ac.uk/robert.kentridge/ppath1.html での引用。エピクロス学派については、"Epicurus," *Stanford Encyclopedia of Philosophy*, February 18, 2009, http://plato.stanford.edu/entries/epicurus/#3 を全般的に参照のこと。Carl Zimmer, *Soul Made Flesh: The Discovery of the Brain and How It Changed the World*（New York: Free Press, 2004）も参照のこと。

(9) Stanley Finger, *Origins of Neuroscience: A History of Explorations into Brain Function*（Oxford: Oxford University Press, 2001）; Raymond E. Fancher, *Pioneers of Psychology*, 3rd ed.（New York: Norton, 1996）, 25-26; and Zimmer, *Soul Made Flesh*, 31-41.

(10) William James, *Psychology: The Briefer Course*（1892; Mineola, NY: Dover, 2001）, 335. ジグムント・フロイトも、心的プロセスを、特定可能な物質的要素の定量的に明確な状態として表すことを望んでいた。はなはだしい技術的障害に直面した彼は、神経科学を放棄し、無意識の抽象的領域に転じた。「この試みの狙いは、自然科学たりうる心理学を私たちに提供することである。すなわち、その目的は、心的プロセスを、特定可能な物質的要素の定量的に明確な状態として表すことである」と、

第１章 これがアフマディネジャードについて考えているあなたの脳です

（1） Jeffrey Goldberg, "Re-thinking Jeffrey Goldberg," *Atlantic*, July-August 2008, http://www.theatlantic.com/doc/200807/mri/2; http://www.theatlantic.com/daily-dish/archive/2008/06/jeffrey-goldberg-closet-shiite/215362/.

（2） 頭が動いたり、唾液を呑み込んだり、歯を食いしばったり、呼吸をしたり、はては頸動脈が脈動したりしても、コンピューター・プログラムが補正してくれる。スキャナーは閉所恐怖症も引き起こしうる。「2割もの被験者がそうした影響を受ける。円筒状の空間の中に押し込められれば、誰もが比較的リラックスしていられるわけではないから、fMRI研究は選択バイアスにつきまとわれる。被験者のサンプルは完全にランダムにはなりえないので、あらゆる脳を公正に反映しているとは言えない」。Michael Shermer, "Five Ways Brain Scans Mislead Us," *Scientific American*, November 5, 2008, http://www.scientificamerican.com/article.cfm?id=five-ways-brain-scans-mislead-us. スキャンのときには多くの音が出る。エコープラナー撮像法（EPI――機能的スキャンを行なうシーケンス）は、甲高いうなりを発する。金属製スパイクのついたゴルフシューズの立てるような音は、スキャナーが解剖学上あるいは構造上の平均的テンプレート（セッションの最初の時点での、被験者の脳の磁気共鳴画像）の情報を収集しているときの典型的な音。多くのMRI音の優れた情報源として挙げられるのが、York Neuroimaging Center, "MRI Sounds," https://www.ynic.york.ac.uk/information/mri/sounds/ だ。

（3） Goldberg, "Re-thinking Jeffrey Goldberg"; William R. Uttal, *The New Phrenology: The Limits of Localizing Cognitive Processes in the Brain* (Cambridge, MA: MIT Press, 2001); Greg Miller, "Growing Pains for fMRI," *Science* 320, no. 5882 (2008): 1412-1414, www.scribd.com/doc/3634406/Growing-pains-for-fMRI; Hanna Damasio, "Beware the Neo Phrenologist: Modern Brain Imaging Needs to Avoid the Mistakes of Its Predecessor," USC *Trojan Magazine*, Summer 2006, http://www.usc.edu/dept/pubrel/trojanfamily/summer06/BewareNeo.html.

（4） 画像法の歴史については、Bettyann H. Kevles, *Naked to the Bone: Medical Imaging in the Twentieth Century* (New Brunswick, NJ: Rutgers University Press, 1997) を参照のこと。この新しい科学技術によって、自分の解剖学的構造のデリケートな部分が公衆の目にさらされるのを心配したヴィクトリア女王時代の市民の不安を解消するために、1896年、あるロンドンの会社が抗X線肌着を販売した。Brian Lentle and John Aldrich, "Radiological Sciences, Past and Present," *Lancet* 350, no. 9073 (1997): 280-285, http://www.umdnj.edu/idsweb/shared/radiology_past_present.html を参照のこと。バラデュックについては、Elmar Schenkel and Stefan Welz, eds., *Magical Objects: Things and Beyond* (Berlin: Galda and Wilch Verlag, 2007), 140 を参照のこと。

（5） 脳画像法の卓越した概観については、*Human Functional Brain Imaging*, 1990-2009 (London: Wellcome Trust, 2011), http://www.wellcome.ac.uk/stellent/groups/corporatesite/@policy_communications/documents/web_document/WTVM052606.pdf を参照のこと。コンピューター断層撮影法あるいはコンピューター体軸断層撮影法は、

The Cognitive Neurosciences, 4th ed. (Cambridge, MA: MIT Press, 2009) を参照のこと。画像法の専門技術が事実上、必要条件となっていることについては、Gregory A. Miller, "Mistreating Psychology in the Decades of the Brain," *Perspectives on Psychological Science* 5, no. 6 (2010): 716-743 を参照のこと。ハーヴァードの心理学者ジェローム・ケイガンは、大学院生がわざわざ画像法にかかわる要素を含めるように博士論文を企画するのがごく普通であることを指摘している。「脳科学は『高教会』〔儀式や典礼、教会の権威を重視する、イギリス国教会の一派〕であり、脳の研究は上級聖職者の地位を授けられることを望む者全員に求められる儀式だった」。Jerome Kagan, *An Argument for Mind* (New Haven, CT: Yale University Press, 2006), 17-18. Paul Bloom, "Seduced by the Flickering Lights," *Seed*, June 26, 2006, http://seedmagazine.com/content/article/seduced_by_the_flickering_lights_of_the_brain/ も参照のこと。

(23) 脳に夢中になった文化という文脈で「神経中心主義」という用語を最初に使ったのは、生物学者のスティーヴン・ローズだったかもしれない。Steven P. R. Rose, "Human Agency in the Neurocentric Age," *EMBO Reports* 6 (2006): 1001-1005. 著者は本書でそれとはいくぶん異なる意味でこの語を使っている。

(24) David Linden, " 'Compass of Pleasure' : Why Some Things Feel So Good," NPR, June 23, 2011, http://www.npr.org/2011/06/23/137348338/compass-of-pleasure-why-some-things-feel-so-good.

(25)「報復したいという衝動なるものは、人間の行動の根底にある原因が目に入らないから想定される」。Sam Harris, *Free Will* (New York: Free Press, 2012), 55. 脳に依拠した説明と責任能力との関係については、Stephen Morse, "Brain Overclaim Syndrome and Criminal Responsibility," *Ohio State Journal of Criminal Law* 3 (2006): 397-412 を参照のこと。

(26) マイケル・ガザニガに対する個人的論評の中で引き合いに出され、Michael S. Gazzaniga, *Who's In Charge? Free Will and the Science of the Brain* (New York: Ecco, 2011), 188 [『〈わたし〉はどこにあるのか——ガザニガ脳科学講義』藤井留美訳、紀伊國屋書店、2014 年] で引用されたロバート・M. サポルスキーの言葉。Sapolsky, "The Frontal Cortex and the Criminal Justice System," *Philosophical Transactions of the Royal Society of London* 359 (2004): 1787-1796 も参照のこと。

(27) ニューロマーケティングについては、Neurofocus, neurofocus.com を参照のこと (2011 年 7 月 7 日にアクセス)。嘘検知サービスについては、No Lie MRI, http://www.noliemri.com/ を参照のこと (2012 年 9 月 3 日にアクセス)。政治コンサルティングについては、Westen Strategies, http://www.westenstrategies.com/ を参照のこと (2012 年 9 月 3 日にアクセス)。このサイトには、「人を動かすには、相手の頭の中にあるアイディアやイメージ、情動を結びつける神経ネットワークを理解しなければならない」と明言されている。

1 (2008) : 1-26, http://www.cns.nyu.edu/~nava/MyPubs/Hasson-etal_NeuroCinematics2008.pdf. Paul M. Matthews and Jeffrey McQuain, *The Bard on the Brain: Understanding the Mind Through the Art of Shakespeare and the Science of Brain Imaging* (New York: Dana Press, 2003) ; Patricia Cohen, "Next Big Thing in English: Knowing They Know That You Know," *New York Times*, March 31, 2010, http://www.nytimes.com/2010/04/01/books/01lit.html?pagewanted=all; and Paul Harris and Alison Flood, "Literary Critics Scan the Brain to Find Out Why We Love to Read," *Guardian*, April 11, 2010, http://www.guardian.co.uk/science/2010/apr/11/brain-scans-probe-books-imagination も参照のこと。「神経文学」の価値を巡って競合する見解に関する論考については、Roger Scruton, "Brain Drain: Neuroscience Wants to Be the Answer to Everything — It Isn't," *Spectator*, March 17, 2012, http://www.spectator.co.uk/essays/all/7714533/brain-drain.thtml; "Can Neuro-Lit Save the Humanities?," Room for Debate, *New York Times*, April 5, 2012, http://roomfordebate.blogs.nytimes.com/2010/04/05/can-neuro-lit-crit-save-the-humanities/; and Alva Noë, "Art and the Limit of Neuroscience," Opinionator, *New York Times*, December 4, 2011, http://opinionator.blogs.nytimes.com/2011/12/04/art-and-the-limits-of-neuroscience/?pagemode=print を参照のこと。

(3) 文化的所産としての脳については、たとえば、Olivia Solon, "3D-Printed Brain Scan Just One Exhibit at London 'Bio-Art' Show," *Wired*, July 20, 2011, http://www.wired.co.uk/news/archive/2011-07/20/art-science-gv-gallery; Bill Harbaugh, "Bachy's Figured Maple Brains," personal website, http://harbaugh.uoregon.edu/Brain/Bachy/index.htm; and Sara Asnagi, "What Have You Got in Your Head? Human Brains Made with Different Foods," Behance, August 1, 2012, http://www.behance.net/gallery/What-have-you-got-in-your-head/614949 を参照のこと。陽電子放射断層撮影法と呼ばれる脳スキャンの形態の文化的分析については、Joseph Dumit, *Picturing Personhood: Brain Scans and Biomedical Identity* (Prince ton, NJ: Prince ton University Press, 2003)を参照のこと。Tom Wolfe, *I Am Charlotte Simmons* (New York: Farrar, Straus and Giroux, 2004) , 392; Ian Mc-Ewan, *Saturday* (New York: Nan A. Talese, 2005) [『土曜日』小山太一訳、新潮社、2007 年] ; and A. S. Byatt, "Observe the Neurones: Between, Below, Above John Donne," *Times Literary Supplement*, September 22, 2006 も参照のこと。アンディ・ウォーホルについての引用は、Jonah Lehrer, "The Rhetoric of Neuroscience," *Wired*, August 11, 2011, http://www.wired.com/wiredscience/2011/08/the-rhetoric-of-neuroscience/ より。レーラーは、歌手で作詞作曲家のボブ・ディランの発言を捏造して引用したために「ニューヨーカー」誌に解雇されたが、私たちの知るかぎりでは、この引用は完全に彼のオリジナルだ。

(4) 脳科学が「派手に誇大広告」されていることについての卓越した論評が、過去数年間に相次いで発表されている。Diane M. Beck, "The Appeal of the Brain in the Popular Press," *Perspectives on Psychological Science* 5 (2010) : 762-766. Eric Racine et al., "Contemporary Neuroscience in the Media," *Social Science and Medicine* 71, no. 4 (2010) : 725-733; Julie M. Robillard and Judy Illes, "Lost in Translation: Neuroscience and the Public," *Nature Reviews Neuroscience* 12 (2011) : 118; Matthew B. Crawford, "On the

Limits of Neuro-Talk," *The New Atlantis*, no. 19, Winter 2008, http://www.thenewatlantis.com/publications/the-limits-of-neuro-talk; Raymond, *Aping Mankind: Neuromania, Darwinitis, and the Misrepresentation of Humanity* (Durham, UK: Acumen, 2011); Alva Noë, *Out of Our Heads: Why You Are Not Your Brain and Other Lessons from the Biology of Consciousness* (New York: Hill and Wang, 2010); Paolo Legrenzi and Carlo Umilta, *Neuromania: On the Limits of Brain Science* (Oxford: Oxford University Press, 2011); and Gary Marcus, "Neuroscience Fiction," *New Yorker*, December 2, 2012, http://www.newyorker.com/online/blogs/newsdesk/2012/12/what-neuroscience-really-teaches-us-and-what-it-doesnt.html を参照のこと。科学の象徴としての脳画像については、Martha J. Farah, "A Picture Is Worth a Thousand Dollars," *Journal of Cognitive Neuroscience* 21, no. 4 (2009): 623-624 を参照のこと。脳に対する一般大衆の関心は、fMRI 以前にさかのぼる。1980 年代には、陽電子放射断層撮影法（PET）と呼ばれる、もっと初期の脳画像法もやはり目くるめく脳画像を生み出したが、この手法は高価で放射性であるため、使用が限られている。

(5) Tom Wolfe, "Sorry, but Your Soul Just Died," in *Hooking Up* (New York: Picador, 2000), 90. Jacques Steinberg, "Commencement Speeches," *New York Times*, June 2, 2002, http://www.nytimes.com/2002/06/02/nyregion/commencement-speeches-along-with-best-wishes-9-11-is-a-familiar-graduation-theme.html?pagewanted=all&src=pm 所収の、脳科学の文化的意義を表明したウルフによる卒業式のスピーチと、Zack Lynch, *The Neuro Revolution: How Brain Science Is Changing Our World* (New York: St. Martin's Press, 2009)［『ニューロ・ウォーズ――脳が操作される世界』杉本詠美訳、イースト・プレス、2010 年］も参照のこと。

(6) Roberto Lent et al., "How Many Neurons Do You Have? Some Dogmas of Quantitative Neuroscience Under Revision," *European Journal of Neuroscience* 35, no. 1 (2012): 1-9.

(7) ガリレオについては、Gerald James Holton, *Thematic Origins of Scientific Thought: Kepler to Einstein* (Cambridge, MA: Harvard University Press, 1988), 43-44 を参照のこと。

(8) 視覚的な心的イメージが喚起されなかった場合と比べて、脳スキャン画像で目にしたときのほうが、そこに写っているものがいくぶん本物らしく思えたり真実味を増したりする現象を言い表すために、エリック・ラシーンは、「神経リアリズム」という言葉を作り出した。Eric Racine, Ofek Bar-Ilan, Judy Illes, "fMRI in the Public Eye," *Nature Reviews Neuroscience* 6, no. 2 (2005): 159-164, 160 を参照のこと。

(9) Marco Iacoboni et al., "This Is Your Brain on Politics," *New York Times*, November 11, 2007, http://www.nytimes.com/2007/11/11/opinion/11freedman.html?pagewanted=all.

(10) Semir Zeki and John Paul Romaya, "Neural Correlates of Hate," *PLoS One* 3, no. 10 (2008). これらの脳科学者たちは、ユニヴァーシティ・カレッジのプレスリリースでの言葉を借りれば「憎しみの回路」なるものを、明るみに出したということになっている。その論文は、http://www.plosone.org/article/info%3Adoi%2F10.1371%2Fjournal.pone.0003556 で閲覧可能 ; Graham Tibbetts and Sarah Brealey, " 'Hate Circuit' Found in Brain," *The Telegraph*, October 28, 2008, http://www.telegraph.co.uk/news/newstopics/howaboutthat/3274018/Hate-circuit-found-in-brain.html. David Robson, " 'Hate' Cir-

cuit Discovered in Brain," *New Scientist*, October 28, 2008, http://www.newscientist.com/article/dn15060-hate-circuit-discovered-in-brain.html.

(11) Andreas Bartels and Semir Zeki, "The Neural Basis of Romantic Love," *NeuroReport* 11, no. 17 (2000): 3829-3834; William Harbaugh, Ulrich Mayr, and Dan Burghart, "Neural Responses to Taxation and Voluntary Giving Reveal Motives for Charitable Donations," *Science* 316, no. 5831 (2007) : 1622-1625.

(12) 脳科学者が脳を過大評価した文章の優れた概観としては、Garret O'Connell et al., "The Brain, the Science and the Media: The Legal, Corporate, Social and Security Implications of Neuroimaging and the Impact of Media Coverage," *European Molecular Biology Organization Reports* 12 no. 7 (2011) : 630-636 を参照のこと。神経科学のブロガー、ヴォーン・ベルは、「脳画像法実験の最中に起こっていることを完全に理解するには、統計学と神経生理学と心理学の大海を旅しつつ、一方では量子物理学を、他方では心の哲学を把握できなくてはならない。独力でこれを成し遂げうる科学者が、いたとしてもごく稀《まれ》であることは、言を待たない。……厖大な概念的負荷にさらされたジャーナリストはパニックを起こし、『脳の冒険中枢発見』などと口走る」と述べている。Vaughn Bell, "The fMRI Smackdown Cometh," Mind Hacks, June 26, 2008, http://mindhacks.com/2008/06/26/the-fmri-smackdown-cometh/. Beck, "Appeal of the Brain in the Popular Press" も参照のこと。通俗的な脳科学に貼られたレッテルについては、Raymond Tallis, *Aping Mankind: Neuromania, Darwinitis and the Misrepresentation of Humanity* (Durham, UK: Acumen, 2011) ; Andrew Linklater, "Incognito: The Secret Lives of the Brain by David Eagleman? Review," *Guardian*, April 23, 2011, http://www.guardian.co.uk/books/2011/apr/24/incognito-secret-brain-david-eagleman (「神経過信」) ; and Vaughn Bell, "Don't Believe the Neurohype," May 22, 2008, http://mindhacks.com/2008/05/22/dont-believe-the-neurohype/; and Steven Poole, "Your Brain on Pseudoscience: The Rise of Popular Neurobollocks," *New Statesman*, September 6, 2012, http://www.newstatesman.com/culture/books/2012/09/your-brain-pseudoscience を参照のこと。大衆向けの書き直しの例としては、Elizabeth Landau, CNN Health, February 19, 2009, http://articles.cnn.com/2009-02-19/health/women.bikinis.objects_1_bikini-strip-clubs-sexism?_s=PM:HEALTH を参照のこと。

(13) Poole, "Your Brain on Pseudoscience."

(14) Srinivasan S. Pillay, *Your Brain and Business: The Neuroscience of Great Leaders* (Upper Saddle River, NJ: FT Press, 2011) , 15. 脳に依拠した教育テクニックの例は、"What Is Brain- Based Learning?," Jensen Learning: Practical Teaching with the Brain in Mind, http://www.jensenlearning.com/what-is-brain-based-research.php; E. E. Boyd, "Why Brain Gyms Might Be the Next Big Business," *Fast Company*, June 16, 2011, http://www.fastcompany.com/1760312/why-brain-gyms-may-be-next-big-business; and Daniel A. Hughes et al., *Brain-Based Parenting: The Neuroscience of Caregiving for Healthy Attachment* (New York: W. W. Norton, 2012) を参照のこと。「脳に依拠した」教育に対する論評は、Daniel T. Willingham, "Three Problems in the Marriage of Neuroscience and Education," *Cortex* 45 (2009) : 544-545; and Larry Cuban, "Brain-Based Education? Run from

It," *Washington Post*, February 28, 2011, http://voices.washingtonpost.com/answer-sheet/guest-bloggers/brain-based-education-run-from.html を参照のこと。このあてこすりは、Keith R. Laws, Twitter post, January 28, 2012, 3:13 a.m., http://twitter.com/KeithLaws/statuses/163218019449962496 からの引用。

(15) David Eagleman, "The Brain on Trial," *The Atlantic*, July/ August, 2011, http://www.theatlantic.com/magazine/archive/2011/07/the-brain-on-trial/308520/.

(16) David Eagleman, *Incognito: The Secret Lives of the Brain* (New York: Pantheon, 2011), 176. [『意識は傍観者である――脳の知られざる営み』大田直子訳、早川書房、2012 年]

(17) フランシス・ベーコンは科学を、「経験を分析し、分解する」方法と評した。Francis Bacon, *The Plan of the Instauratio Magna*, Bartleby.com, http://www.bartleby.com/39/21.html.　ウィリアム・ジェイムズは、「心の科学は、（行動の）複雑さをその諸要素へと……還元しなくてはならない。脳の科学は、その諸要素の機能を指摘しなくてはならない。心と脳の関係の科学は、前者の基本構成要素が後者の基本機能とどう対応するかを示さなければならない」と記している。William James, *The Principles of Psychology* (Mineola, NY: Dover, 1950), 28. [『現代思想新書第 6 巻――心理学の根本問題』（松浦孝作訳、三笠書房、1940 年）]　階層制のレベルについては、Kenneth S. Kendler, "Toward a Philosophical Structure for Psychiatry," *American Journal of Psychiatry* 162, no. 3 (2005): 433-440; and Carl F. Craver, *Explaining the Brain* (Oxford: Oxford University Press, 2009): 107-162 を参照のこと。

(18) このたとえは、David Watson, Lee Anna Clark, Allan R. Harkness, "Structures of Personality and Their Relevance to Psychopathology," *Journal of Abnormal Psychology*, 103 (1994): 18-31 から拝借した。

(19) 手に負えないことで有名なこの謎の答えは、今のところまったく見当たらない。Colin McGinn, "Can We Solve the Mind-Body Problem?," *Mind* 98 (1989): 349-366.

(20) Sam Harris, *The Moral Landscape: How Science Can Determine Human Values* (New York: Free Press, 2010); Semir Zeki and Oliver Goodenough, *Law and the Brain* (Oxford: Oxford University Press, 2006), xiv; Michael S. Gazzaniga, *The Ethical Brain* (New York: Dana Press, 2005), xv, xix. [『脳のなかの倫理――脳倫理学序説』梶山あゆみ訳、紀伊國屋書店、2006 年] Arne Rasmusson, "Neuroethics as a Brain-Based Philosophy of Life —— The Case of Michael S. Gazzaniga," *Neuroethics* 2 (2009): 3-11 も参照のこと。

(21) Ron Rosenbaum, "The End of Evil? Neuroscientists Suggest There Is No Such Thing. Are They Right?," *Slate*, September 30, 2011, http://www.slate.com/articles/health_and_science/the_spectator/2011/09/does_evil_exist_neuroscientists_say_no_.html.

(22) Neuroskeptic, "fMRI Reveals the True Nature of Hatred," October 30, 2008, http://neuroskeptic.blogspot.com/2008/10/fmri-reveals-true-nature-of-hatred.html.　画像技術は、1991 年に「サイエンス」誌に掲載された研究で初めて発表された。その研究は、標準的な MRI スキャナーを使って酸素が豊富な血液と乏しい血液が脳内のどの部位を流れるかを探知できることを実証するものだった。J. W. Belliveau et al., "Functional Mapping of the Human Visual Cortex by Magnetic Resonance Imaging," *Science* 254 (1991): 716-719.　これまでの業績の全般的概観は、Michael Gazzaniga,

原注

序 脳科学の時代にあって見失われる“心”

(1) “Research into Brain's ‘God Spot’ Reveals Areas of Brain Involved in Religious Belief,” *Daily Mail*, March 10, 2009, http://www.dailymail.co.uk/sciencetech/article-1160904/Research-brains-God-spot-reveals-areas-brain-involved-religious-belief.html; Susan Brink, “Brains in Love,” *Los Angeles Times*, July 30, 2007, http://articles.latimes.com/2007/jul/30/health/he-attraction30; Gabrielle LeBlanc, “This Is Your Brain on Happiness,” *Oprah Magazine*, March 2008, http://psyphz.psych.wisc.edu/web/News/OprahMar2008.pdf; Matt Danzico, “Brains of Buddhist Monks Scanned in Meditation Study,” BBC, April 23, 2011, http://www.bbc.co.uk/news/world-us-canada-12661646; “Addiction, Bad Habits Can ‘Hijack’ the Brain,” ABC News, January 31, 2012, http://abcnews.go.com/GMA/MindMoodNews/addictions-hardwired-brain/story?id=9699738; Alice Park, “The Brain: Marketing to Your Mind,” *Time*, January 29, 2007, http://www.time.com/time/magazine/article/0,9171,1580370-1,00.html; Chris Arnold, “Madoff's Alleged Ponzi Scheme Scams Smart Money,” NPR, December 6, 2008, http://www.npr.org/templates/story/story.php?storyId=98321037（バーナード・マドフの巨額の投資詐欺事件）; “You Love Your iPhone. Literally,” *New York Times*, September 30, 2011, http://www.nytimes.com/2011/10/01/opinion/you-love-your-iphone-literally.html（iPhone 崇拝）; David J. Linden, “Anthony Weiner, Straus-Kahn, Arnold Schwarzenegger: Are They Just Bad Boy Politicians or Is It Their DNA?,” *Huffington Post*, June 14, 2011, http://www.huffingtonpost.com/david-j-linden/notorious-politicans_b_876428.html#s291507&title=Anthony_Weiner（政治家の身持ちの悪さ）; Chris Mooney, *The Republican Brain: The Science of Why They Deny Science? and Reality*（Hoboken, NJ: Wiley, 2012）（保守派による地球温暖化否定）; and C. R. Harrington et al., “Activation of the Mesostriatal Reward Pathway with Exposure to Ultraviolet Radiation（UVR）vs. Sham UVR in Frequent Tanners: A Pilot Study,” *Addiction Biology* 3（2011）: 680-686.

(2) 神経経済学の地位と発展の考証については、Josh Fischman, “The Marketplace in Your Brain,” *The Chronicle Review*, September 24, 2012, http://chronicle.com/article/The-Marketplace-in-Your-Brain/134524/; “What Is Neurohistory,” Neurohistory, http://www.neurohistory.ucla.edu/neurohistory-web-about も参照のこと。これは特筆に値するが、神経音楽学は興味深い理論研究を成し遂げている。脳科学と音楽の含蓄に富んだ展望については、Daniel Levitin, *This Is Your Brain on Music: The Science of a Human Obsession*（New York: Dutton, 2006）［『音楽好きな脳——人はなぜ音楽に夢中になるのか』西田美緒子訳、白揚社、2010年］を参照のこと。総合的な傑作として、Eric R. Kandel, *The Age of Insight: The Quest to Understand the Unconscious in Art, Mind, and Brain, from Vienna 1900 to the Present*（New York: Random House, 2012）を参照のこと。Uri Hasson et al., “Neurocinematics: The Neuroscience of Film,” *Projections* 2, no.